BASTEI
LÜBBE
TASCHENBUCH

Über die Autorin:

Amanda Webster wuchs in Kalgoorlie, West-Australien, auf und studierte an der University of Western Australia Medizin. Als sie mit ihrem Mann eine Familie gründete, gab sie ihren Beruf jedoch auf. Nach der Krankheit ihres Sohnes begann Amanda mit dem Schreiben; ihre Artikel sind inzwischen in mehreren amerikanischen Fachzeitschriften veröffentlicht worden. Sie lebt zusammen mit ihrem Mann und zweien ihrer drei Kinder in Sydney.

Amanda Webster

Der Junge, der Äpfel liebte

Wie mein Sohn seine
Magersucht besiegte

Aus dem australischen Englisch von
Axel Plantiko

BASTEI
LÜBBE
TASCHENBUCH

BASTEI LÜBBE TASCHENBUCH
Band 60797

1. Auflage: September 2014

Anmerkung der Autorin:
Zum Schutze der Persönlichkeitsrechte wurden bestimmte Details verändert.

FSC
www.fsc.org
MIX
Papier aus verantwortungsvollen Quellen
FSC® C006701

Dieser Titel ist auch als E-Book erschienen.

Vollständige Taschenbuchausgabe

Deutsche Erstausgabe

Titel der Originalausgabe: »The Boy Who Loved Apples«
Originalverlag: The Text Publishing Company

Textredaktion: Lisa Bitzer, Landau
Umschlagmotiv: © Thinkstock/Sergey Matveev
Umschlaggestaltung: Tanja Østlyngen
Satz: hanseatenSatz-bremen, Bremen
Gesetzt aus der Adobe Garamond Pro
Druck und Verarbeitung: CPI – Ebner & Spiegel, Ulm
Printed in Germany
ISBN 978-3-404-60797-6

Für Kevin, Riche, Andy und Louise.
Und zum Andenken an Ava Margaret Webster.

1

Riche blickte auf den hohen Reisigzaun, als läge dahinter ein Gulag.

»Da gehe ich nicht rein«, sagte er, und in seinen Gesichtszügen spiegelte sich Angst wider. »Dazu kannst du mich nicht zwingen.«

Ich zögerte. Mir war, als durchlebte ich einen dieser unwirklichen Träume, in denen man sich plötzlich splitternackt auf offener Straße befindet oder in der Öffentlichkeit pinkelt. Tatsächlich stand ich mit meinem elfjährigen Sohn in Brisbane vor einer Klinik für Essstörungen, die sich »Footprints of Angels« nannte. Es war Januar 2003, und meine anderen Kinder, der neunjährige Andy und die sechsjährige Louise, befanden sich zu Hause in Mullumbimby, hundertfünfzig Kilometer weiter südlich. Ich hatte sie bei ihrem Vater, meinem Ehemann, gelassen, mit dem ich damals erhebliche Probleme hatte.

Das Anwesen wirkte nicht wie eine Klinik. Der Zaun, ein unbeschrifteter Briefkasten und der diskrete Seiteneingang erweckten eher den Eindruck eines Vorort-Bordells oder einer anderen Örtlichkeit, der irgendwie ein Stigma anhaftete. Doch jetzt war nicht der Zeitpunkt für zimperliches Zaudern. Seit drei Monaten war Riche gefährlich dünn und zeigte erste Anzeichen von Herzrhythmusstörungen. Seine Pulsfrequenz war zurückgegangen; im Stehen wurde ihm häufig schwindlig. Dank meiner

Ausbildung als Medizinerin wusste ich, dass er Gefahr lief, urplötzlich an Herzstillstand zu sterben.

Ich öffnete das Tor. »Also los!« Ich versuchte, entschlossen zu klingen, und bemühte mich, so zu handeln, als fühlte sich meine Haut, dünn und straff um meinen Körper gespannt, nicht wie das Einzige an, was mich noch aufrecht hielt.

Mein Sohn schob sich eine Strähne seines aschblonden Haars aus dem leichenblassen Gesicht und schüttelte den Kopf, der Gesichtsausdruck leer, unerreichbar: ein gespenstisches Irrlicht. Sein T-Shirt schlotterte um die Kleiderbügelschultern, und die kurze hellgraue Hose, auf die er seit seinem achten Lebensjahr schwor, betonte die hervorstehenden Knochen seiner Hüften und herausragenden Höcker der Fußgelenke. Es war vertraute Kleidung, eine seiner Magersuchtuniformen, steril und kalorienfrei. An den Füßen trug er braune Ledersandalen, bequem an- und auszuziehen, ohne eine Schnalle zu berühren.

»Entweder dies oder das Krankenhaus.« Ich versuchte, es nur mahnend klingen zu lassen, doch selbst mir entging der drohende Unterton in meiner Stimme nicht.

Riche ließ sein Haar wieder nach vorn fallen, um sein Gesicht zu bedecken, und schlurfte durch das Tor. Ich folgte ihm in einen gepflegten Garten. Schwerer Duft von Jasmin und Gardenien hing über dem sorgfältig gemähten Rasen. Auf der anderen Seite spendete ein alter Jacarandabaum einem Picknicktisch Schatten. Rechts von uns stand das Haus in klassischer Queensland-Architektur, auf hohen Pfählen über dem Grund ruhend. Der freie Raum darunter war zu einem zusätzlichen Zimmer verwandelt worden. Hinter der Fensterscheibe sah ich einige bequem wirkende Sessel und einen großen Arbeitstisch.

Über einen Weg aus roten Pflastersteinen kamen wir zu einer

Treppe, die entlang der Vorderseite des Hauses angebracht war. Das Ächzen des Holzes unter meinen Füßen, als wir zum Empfang gingen, hätte Ausdruck meiner Angst sein können.

Auch wenn das Gebäude von außen wie ein Bordell wirkte, die Inneneinrichtung entsprach eher der eines spießigen Vorort-Schönheitssalons. Beruhigende Pastelltöne wie Rosa, Taubenblau und blasses Zitronengelb zierten die Wände. Engelfiguren tummelten sich auf dem Schreibtisch, saßen im Bücherregal, baumelten an den Türklinken und beäugten mich unbekümmert von einem Tisch aus. Eine himmlische Heerschar, alle weiblich. Weit und breit war kein einziger Erzengel zu sehen.

Riche blickte finster drein, als er die mädchenhafte Ausstattung bemerkte. Eine Empfangsdame bestätigte unsere Anmeldung und bat uns zu warten. Ich setzte mich auf eine Sofaecke unter dem ruhig-heiteren Blick eines Engels. Riche blieb zitternd stehen. Mir war sofort klar, dass ich durch nichts seinen unerschütterlichen Glauben ins Wanken bringen konnte, frühere Besucher – vermutlich Fleischesser – hätten das Sofa leichtfertig mit heimlichen Kalorien übersät. Riche war überzeugt, diese mikroskopisch kleinen Energie-Streubomben würden seine Haut durchdringen und sich in den Zellen einnisten, sobald er sich setzte, und dann würde er wie ein von Fliegenlarven befallener Kadaver aufquellen. Um das nicht zu riskieren, tigerte er im Raum auf und ab und verbrannte Kalorien. Der Triumphmarsch seiner Krankheit, die das Leben aus ihm sog.

Geisterhaft anmutende Mädchen mit beängstigend hervorstehenden Schlüsselbeinen huschten durch den Raum, ihre Schritte verursachten lediglich ein Wispern auf den dunklen Holzdielen. Es waren allesamt Teenager, älter als Riche; Jungs waren nicht darunter. Voller Entsetzen starrte ich auf ihre spindeldürren Körper, ihren angespannten, verkniffenen Gesichtsausdruck. *Kontrolliert, aufgesetzt, unecht.* Die meisten schulmedizinischen Stereotype, die ich während meiner Ausbildung in den Achtzigerjahren gelernt hatte, hatte ich über Bord geworfen, nachdem ich den Verfall meines eigenen Sohnes verfolgt hatte; jetzt erhoben sie wieder ihre hässlichen und irreführenden Köpfe. Ich wäre fast an die Decke gegangen. In diese Schublade passte Riche nicht.

Doch so, wie er im Raum herumwanderte und nur einmal innehielt, um ein Mädchen vorbeizulassen, sprach sein Körper eine andere Sprache. Er wirkte genauso gebrechlich wie all die anderen, als könnte ihn die leiseste Berührung hinstrecken. Er war einer von ihnen. Er entsprach nicht den Stereotypen, da die Stereotype falsch waren. Ich ließ mich in die Kissen zurückfallen und konzentrierte mich auf meine regelmäßige Atmung.

Das Klackern von Absätzen erklang im Flur, und eine Frau tauchte auf. Sie schien Mitte oder Ende vierzig zu sein, ungefähr mein Alter, gehörte aber zu einer reizvolleren Art Frauen. Sie besaß jenes selbstsichere Auftreten, das ich mit Frauen assoziiere, deren körperliche Attribute – blondes Haar, üppiger Busen – Aufmerksamkeit auf sich ziehen. Ebenfalls eine Mutter, dachte ich zunächst, doch ihr helles buntes Baumwollkleid und das seidige Haar ließen keinen Zweifel, dass ihre Tochter nicht so krank war wie Riche. Betreuung und Sorge um ihn ließen mir weder Zeit noch Kraft für Wimperntusche und Nagellack. Mein zerknautschtes Hemd, die zerschlissenen Jeans und dunklen Haaransätze zeugten von meiner Vernachlässigung mir selbst gegenüber. Die Frau betrachtete mich und warf mir ein Lippenstift-Lächeln zu. »Ich bin Jan«, sagte sie und reichte mir die Hand, »die Direktorin.«

Ich spürte ein inneres Beben, als das fragile Gerüst von Hoffnung in mir zusammenbrach. Jan war nicht die Anzug tragende Fachfrau, mit der ich gerechnet hatte. Sie wirkte eher wie jemand, mit dem ich zum Essen gehen würde. Wie sollte ausgerechnet sie meinem Sohn helfen können? Irgendjemand musste es aber. Ich rappelte mich hoch und erwiderte die Begrüßung.

Jan führte uns in ein grünes Zimmer, wo ein grüner Stoffengel an der grünen Tür hing, zu mickrig, als dass er ein Wunder welcher Art auch immer hätte vollbringen können. Die Farbabstimmung in diesem Gebäude war überwältigend. Das gedämpfte Licht und die ungezügelte Blumenpracht der grünen Polstermöbel-Bezüge verliehen dem Raum eine Atmosphäre unbestimmter Bedrohung. Riche lungerte in der Nähe der Tür herum. Seine übergroßen stumpfen Augen erfassten das Zimmer.

»Keine Angst, du kannst dich setzen, Riche«, sagte Jan. »Die Couch tut dir nichts.«

Jans Verständnis für Riches unausgesprochene Angst flößte mir ein wenig Vertrauen ein. Riche starrte sie unwillig an, bequemte sich aber schließlich, neben mir auf dem Sofa Platz zu nehmen, mit genügend Abstand zu der Rückenlehne. Wer wusste schließlich, wie viele Kalorien in all diesen Rüschen lauerten? Mit einem Magersüchtigen zusammenzuleben, so hatte ich gelernt, war vergleichbar mit einem Aufenthalt in Frankreich: ein paar Monate des Eintauchens in die fremde Kultur, und schon beherrschte man die Sprache fließend.

In einer Ecke des Zimmers saß eine junge Frau in einem Sessel. Ihr Gesicht wirkte frisch und glatt, die beinahe ebenso blonden Haare wie die von Jan waren zu einem Pferdeschwanz hochgebunden.

»Sonia«, stellte sie Jan vor, »eine unserer Therapeutinnen.«

Dann wandte sich Jan an Riche: »Also, weshalb hat dich deine Mutter zu mir gebracht?«

Riche zuckte mit der Schulter und starrte auf seine Füße. Ich setzte mich aufrechter hin, um es nicht so aussehen zu lassen, als sei Riches Schweigen als Verweigerung zu deuten. Als ich vor ein paar Tagen angerufen hatte, hatte mir die Empfangsdame gesagt, die Klinik nehme nur Patienten auf, die sich eingestanden, dass sie krank waren. Das leuchtete mir überhaupt nicht ein – war Ablehnung nicht gerade ein charakteristisches Merkmal dieser Krankheit? Ich unterdrückte den Gedanken, ähnlich einem Kind, das den Springteufel in seinen Kasten presst und die kinetische Energie dadurch erhöht, nur damit dieser dann später herausschnellen kann. Mir stand es nicht zu, die Regeln der Klinik zu bestimmen. Und in diesem Moment sah es ganz danach aus, als sei das Spiel verloren.

Riche schwieg beharrlich. Ich blieb still, da ich nicht eines dieser Elternteile sein wollte, die für ihre Kinder reden. Mindestens drei Sekunden.

Dann blubberte es aus mir heraus. »Er ist abgemagert. Er isst nicht.«

Jan nickte und beugte sich nach vorn. »Du bist ausgezehrt, Riche.« Sie sprach mit normaler, nahezu heiterer Stimme. Warum die Fakten nicht gleich auf den grünen (*ja!*) Tisch legen? »Vielleicht erzählt mir deine Mutter besser, was passiert ist.«

Ich holte tief Luft und räusperte mich. »Es ist etwas kompliziert«, sagte ich. »Wir haben sehr viele Fehler gemacht.«

Ich hatte mich schnell von der Vorstellung gelöst, Riches Krankheit sei durch ein kontrollierendes, manipulatives Temperament ausgelöst worden, denn er war nie diese Art Kind gewesen – eher das Gegenteil. Doch ein anderer Denkansatz der

Schulmedizin, dass gestörte Eltern Magersucht verursachen können, war weniger leicht von der Hand zu weisen. Es ist ein verbreiteter Glaube, das Verhalten eines Kindes spiegele die Erziehungskompetenz wider – jede Mutter mit einem Zweijährigen im Supermarkt kann ein Lied davon singen. Und wie jede Mutter kam ich natürlich zu dem Schluss, mein Mann und ich hätten es vermasselt. Ich gestand es Jan. Jeder Streit, jeder Todesfall, jede Ernährungsmarotte und jeder Wohnungswechsel, an die ich mich erinnern konnte, kam zur Sprache.

Ein Medizinprofessor sagte uns mal, Stethoskop, Mikroskop, Laparoskop und Kolonoskop seien schön und gut als diagnostische Hilfsmittel, aber nichts im Vergleich zum Retrospektoskop: Hinterher ist man immer schlauer. Heute, in der Retrospektive, muten die Details meiner Geständnisse ziemlich banal und nebensächlich an. Sicher würden mir viele Eltern ohne krankes Kind beipflichten, dass es sich nur um kleine Schnitzer handelte, und die sind höchstens ein Teil der Geschichte. Doch damals betrachtete ich meine Schuld als offensichtlich und erdrückend.

Nachdem ich geendet hatte, fragte ich: »Leidet er wirklich an Magersucht?« Trotz des ausgemergelten Beweises, der neben mir saß, keimte noch immer ein unsicheres Gefühl der Hoffnung in mir.

»Ein klassischer Fall«, sagte Jan, ohne einen Moment zu zögern. »Aber Ihnen und Ihrem Mann Kevin ist kein Vorwurf zu machen. Dass Sie ein Kind mit Magersucht haben, macht Sie nicht zu schlechten Eltern.«

Nicht meine Schuld? Auch nicht Kevins? Ich hätte ihr gern geglaubt, aber Riche war schließlich nicht in einem Vakuum aufgewachsen. Bestimmt gab es da noch ein paar alte offene

Rechnungen aus seiner Kindheit. Außerdem, wenn wir für Riches Magersucht nicht verantwortlich waren, wer oder was war es dann? Diese Frage würde mich ewig verfolgen. Das jahrelange Schuldgefühl – auf mich selbst und auf Kevin gerichtet – lastete tonnenschwer auf mir.

Vorerst sagte ich nichts.

Jan wandte sich an Riche: »Ich weiß, du hast eine Stimme im Kopf, die dir sagt, dass du dick oder fett bist, aber die lügt. Diese Stimme nennen wir ›negatives Denken‹. Kannst du sie hören?«

Riche schüttelte den Kopf, und ich bereitete mich innerlich auf Jans Ablehnung vor, die unweigerlich folgen würde.

Sie sagte: »Wir können Riche in unser Programm aufnehmen.«

»Aber Sie nehmen doch niemanden, der seine Krankheit verleugnet.«

»Gewöhnlich nicht, doch Riche steht kurz davor, sie zu akzeptieren, und ganz ehrlich, wir müssen schnell handeln. Es ist ein Wettlauf gegen die Zeit.«

Völlig überrascht, aber erfüllt von tiefer Dankbarkeit, wurde mir klar, dass ich einen Ort gefunden hatte, an dem Riche behandelt werden konnte – und zwar *mitfühlend* behandelt –, ohne in eine geschlossene Einrichtung eingewiesen zu werden. Aus Erfahrung wusste ich allerdings, wie verhängnisvoll es sein konnte, sich auf die Fachkompetenz einer fremden Person zu verlassen. In Bezug auf Magersucht gab es zu viele Unbekannte, zu wenig Fachleute und zu viele nicht validierte Theorien. Ich war nicht gewillt, die Verantwortung für mein Kind einfach abzugeben und zu hoffen, es werde sich schon alles zum Guten wenden.

Im Moment allerdings war Footprints meine beste Option.

Und so begannen die Verhandlungen, während Riche schweigend neben mir saß.

Jan sagte mir, Riche benötige wöchentlich vier Therapiestunden mit Sonia und eine Sitzung mit dem Ernährungsberater. Ich schlug vor, mit zwei Therapiesitzungen zu beginnen und fragte, ob er den Ernährungsberater wirklich nötig habe.

Jan sagte: »Ja.«

Ich meinte, mir würde das bei einem elfjährigen Jungen nicht einleuchten, schließlich bereite er das Essen ja nicht selbst zu; das erledigte ich. Außerdem scheine mir Unkenntnis von Kalorien und Ernährung bei Riche wahrlich nicht das Problem zu sein. Ganz im Gegenteil – er studiere Nährwerttabellen und Lebensmittelkennzeichnungen wie ein Profi.

Jan erklärte, der Ernährungsberater sei in der Lage, Riches Einstellung zum Essen zu verbessern. Ich dachte: *Quatsch!* Doch ich sagte *ja*, was bereits andeutet, dass ich entweder die Grundprinzipien der Prämisse »Der Kunde ist König« nicht kapiert hatte oder total eingeschüchtert war.

Ohne staatliche Unterstützung hat individuelle Behandlung ihren Preis. Jede Sitzung kostete 100 Dollar. Das Tagesprogramm, an dem Riche derzeit wegen seiner Angst vor frei agierenden Kalorien nicht teilnehmen konnte, würde zusätzliche 50 Dollar pro Tag bedeuten. Proteinpulver für Getränke machten, falls erforderlich, weitere 40 Dollar pro Woche aus. Unsere private Krankenversicherung würde die Kosten für den Ernährungsberater übernehmen, nicht aber die Therapietermine mit Sonia.

Die Gesamtkosten beliefen sich also auf wöchentlich 750 Dollar, die privat zu finanzieren waren – und dies in einem Land mit einem kostenlosen staatlichen Gesundheitssystem, allerdings mit großen schwarzen Löchern in der Versorgung und mit nur einer Handvoll Ambulanz-Einrichtungen, in denen Magersucht-Patienten behandelt und deren Familien unterstützt werden konnten. Nicht gerade ein Pappenstiel, aber wir konnten das Geld aufbringen. Ich hätte sogar meine Seele verpfändet, um meinen Riche zurückzubekommen. Den glücklichen, gesunden Riche.

Jan fuhr fort, wir dürften an Riches Sitzungen nicht teilnehmen und bekämen auch keinerlei Feedback. Erneut gelang es mir nicht, ihre Logik zu begreifen. Wenn man mir nicht die Schuld gab, weshalb wurde ich dann ausgeschlossen? Vor allem, wenn Riche dreiundzwanzig Stunden am Tag von mir versorgt wurde. Ihn zu bitten, ein Käse- und Vegemite-Sandwich zu essen, hatte eine ähnlich hohe Aussicht auf Erfolg, wie meinen Mann dazu zu bringen, ein mit Zyanid gewürztes Steak zu sich zu nehmen. Inzwischen glaubte ich, selbst auch etwas Hilfe zu benötigen. Stattdessen erweckte das Vorgehen den Anschein, als wollte man mich völlig im Ungewissen lassen, ausgegrenzt und in die Rolle einer Köchin, Chauffeurin und Claqueurin gedrängt.

Aber das wird nicht passieren, versprach ich mir selbst. Nicht, solange ich noch irgendetwas anderes tun konnte. Zumindest konnte ich mich weiterbilden. Selbst wenn ich kurz davorstand, mich als absolute Randfigur zu betrachten.

Wir wechselten zu logistischen Fragen. Ob ich nach Brisbane umziehen würde? Nein, das würde ich nicht; ich hatte zwei weitere Kinder. Ob ich nicht der Meinung sei, dass die Fahrten für Riche zu ermüdend seien? Wie sollte er ohne die tägliche Therapie mit Sonia sein negatives Denken kontrollieren lernen? Ich wollte es darauf ankommen lassen.

Wenn eine etwas über Zwanzigjährige dies nach einem zwölfmonatigen Beratungskurs schafft, weshalb sollte ich, eine Ärztin mit sechsjähriger Ausbildung, es nicht auch können? So dachte ich. Und ich würde Riche schließlich auch an den Wochenenden helfen.

»Wie sieht es mit den Hausaufgaben für die Schule aus?«, fragte ich.

»Keine Schule.« Jan schüttelte den Kopf. »Riche braucht seine ganze Kraft, um die Krankheit zu bekämpfen.«

Der Ratschlag war richtig, doch der Grund war falsch, wie ich herausfinden sollte.

»Wie lange wird es dauern?«

»Es können fünf Jahre sein, vielleicht auch länger.«

Ich schloss die Augen und ließ mich in das Dunkel hinter meinen Augenlidern fallen. Mein Körper fühlte sich schwer und stumpf an. Fünf Jahre? Riches Krankheit würde ihn seiner Kindheit berauben. Er würde nie wieder mit ›glitzernden Augen die ganze Welt um sich herum bestaunen‹, wie es Roald Dahl in »Das Konrädchen bei den Klitzekleinen« beschreibt, einem Buch, das Riches Patentante ihm schon sehr früh schenkte. Wie sollte er die ›größten Geheimnisse‹ entdecken? Wie sollte er die Magie finden?

Ich schaute Jan an. »Magersucht verändert unser Leben, stimmt's?«

»Für immer.« Jan erwiderte meinen Blick, ohne zu lächeln. »Diese Krankheit kann Ehen zerstören.«

2

Als sieben Monate zuvor die Haustür unseres Cottages in Mullumbimby aufgemacht wurde und wieder zuknallte, schloss sich unbeobachtet eine andere Tür – die Tür zu unserem alten Leben. Mir fielen nur der Geruch von brennendem Holz durch das Feuer auf dem Grundstück unseres Nachbarn und das unverkennbare Geräusch von Riches Rückkehr auf – zwei dumpfe Schläge, als seine achtlos weggeschleuderten Sandalen auf den Boden knallten. Er sauste, ein Gebilde aus schlaksigen Armen und Beinen, am Esstisch vorbei und tauchte neben mir am Herd auf.

»Ich bekomme die Pest!«, stammelte er wild dreinblickend und japsend. Er fuhr sich durch das dichte blonde Haar und hinterließ eine dunkelgraue Schmutzspur auf der Stirn. »Das Feuer des Nachbarn hat ein Rattennest zerstört, und Sally hat eine erwischt.«

»Ratten? Das erklärt das Bellen.« Ich drehte das Gas herunter, damit der Reis nicht überkochte.

»Du hast nicht verstanden, worum es geht – Sally hat mir die Ratte vor die Füße gelegt und mich dann geleckt!« Riche rückte dichter an mich heran. »Menschen sterben an der Pest, ist dir das klar?«

Seine Eindringlichkeit überraschte mich. Ich betrachtete ihn. Für einen Elfjährigen war er klein, hager und sehnig, und er machte einen rastlosen Eindruck, permanent in Bewegung, wie eine von einer steifen Brise angetriebene Windmühle. Der winterlichen Kälte zum Trotz trug er halblange Shorts, die seine knochigen Knie freiließen, und eines seiner kurzärmligen T-Shirts mit knallbuntem Aufdruck, die bald zu seiner Uniform werden sollten. Auf seinen Wangen leuchteten rote Flecken, und feuchte Haarsträhnen klebten auf seiner Stirn. Nach lediglich drei Monaten Leben auf dem Lande sah er aus, als habe er hier schon immer gelebt. Nichts hätte ihn von der Versuchung abhalten können, sich dem Feuer zu nähern, mit einem Stock darin herumzustochern und das Spektakel benzinbeflügelter Flammen zu genießen, die von der Koppel hoch in die sternenklare Nacht schossen.

»Dieser Hund ist eine Landplage für die Wildtiere«, sagte ich. »Und was hast du mit deinem Bruder und deiner Schwester gemacht?«

»Andy meinte, er würde Louise nach Hause bringen.« Riche schaute mich ernst an. »Sally kann nichts dafür, dass sie die Wallabys jagt, Mama. Es ist ihr Instinkt. Aber was, wenn ich die Pest bekommen habe?«

Typisch mein Sohn: immer bereit, ein Tier zu verteidigen, aber jederzeit in der Lage, seine jüngeren Geschwister im Stich zu lassen.

»Was für eine Pest? Du weichst mir aus.«

»Sie sah aus wie eine Wildratte. *Rattus norvegicus*. Die übertragen Bakterien, die die Pest verursachen!«

Der Reis war gar, und das Wasser musste abgegossen werden. Ich stellte das Gas ab und nahm den Kochtopf vom Herd.

»Du hörst mir nicht zu!«

»Entschuldige.« Ich schüttete den Reis in ein Sieb. »Ich kann dir einfach nicht folgen.«

»Sally hat an mir geleckt!« Riche sprach langsam und betonte jede Silbe. »Und sie hat diese Bakterien in ihrem Speichel, weil sie die Ratte im Maul hatte.«

Er steckte den rechten Zeigefinger in den Mund und zog ihn ploppend wieder zwischen den Lippen hervor. Er wiederholte es ein ums andere Mal. Das Ploppen war eine neue und nur geringfügig weniger lästige Angewohnheit als ihr Vorgänger, das Auftitschenlassen eines Tennisballs. Wochenlang hatte unser hundert Jahre altes Holz-Cottage bis zu einer Stunde lang bei jedem Aufprall gezittert, und das gleich mehrmals täglich.

»Dir passiert schon nichts«, sagte ich. »Aber ich kriege gleich einen Föhn, wenn du so weitermachst. Du machst mich ganz nervös!«

Riche begann rastlos auf und ab zu gehen und öffnete und ballte dabei unaufhörlich seine Fäuste. Ich stellte das Sieb mit dem Reis auf dem Kochtopfrand ab und schaute zu meinem Sohn hinüber. Er starrte mich an, ohne mit der Wimper zu zucken, und seine geweiteten Pupillen waren schwarze Seen blanker Angst.

»Riche, wir schreiben das Jahr 2002, nicht 1602. Und das passierte damals in Europa. In Australien ist noch keiner an der Pest gestorben.« Ich bemühte mich, möglichst viel Autorität in meine Worte zu legen; als Ärztin musste ich es schließlich wissen. Doch nach zwölf Jahren Muttersein im Hauptberuf waren meine Kenntnisse in Bezug auf medizinisches Datenmaterial wie Bevölkerungsstatistiken über die Pest natürlich eingerostet.

Riche hingegen schien Experte in Sachen Epidemien der Vergangenheit zu sein. »Das ist nicht wahr.« Er schlug einen sachlichen Ton an. »Anfang des 20. Jahrhunderts wurden in Australien mehrere Pest-Todesfälle gemeldet.«

Seine Sachkompetenz durfte mich kaum überraschen. Als er im Alter von fünf Jahren aufgefordert worden war, seine Lieblingstiere zu nennen, zählte er neben Dinosauriern und Haien einzellige Organismen auf.

Ein vertrautes Kratzen und Schlurfen war zu hören, als meine Mutter mit ihrem Gehgestell in der Küchentür erschien. Sie kam herein, hob die Gehhilfe an und steuerte auf den schweren Holzsessel zu, den wir allein wegen seiner Stabilität gewählt hatten. Sie torkelte die letzten ein oder zwei Schritte, griff nach den breiten flachen Armlehnen und ließ ihren widerspenstigen Körper in die Polster sinken. Ich nahm Teller aus dem Geschirrschrank und eine Handvoll Besteck aus der Schublade neben dem Spülbecken. Als ich zu Riche hinüberschaute, sah ich, dass er meine Mutter mit zusammengekniffenen Augen beobachtete. In seinem Gesichtsausdruck lag Furcht. Oder Abscheu – ich hätte es nicht genau sagen können.

»Mach dir keine Gedanken«, sagte ich. »Wir reden später darüber. Dein Vater kommt jeden Moment nach Hause.«

»Toll.« Ärgerlich zog er die Stirn kraus. »Wieder ein Wochenende mit Krach!« Er drehte sich um und verschwand im Badezimmer.

Toll, dachte auch ich. Mir stand eine Fortsetzung des Kleinkriegs zwischen meinem Mann Kevin und seinem pfiffigeren und sensibleren Sohn bevor. Meine Mutter schaute sich um, als sähe sie die Küche zum ersten Mal. Im vergangenen Jahr war sie aufgrund heftiger Kopfschmerzen und Erbrechen ins Krankenhaus eingeliefert worden. Die Ärzte hatten im Gehirn eine Blutung infolge einer Arterienerweiterung diagnostiziert und die Aussicht auf eine neue, dann fatale Blutung auf fünfzig Prozent eingeschätzt. Ich hatte die Kinder bei Kevin gelassen und war nach Perth geflogen, wo meine Eltern wohnten. Die Ärzte planten, eine Spirale in die undichte Ader einzusetzen, und legten Wert auf die Einwilligung meines Vaters, der selbst Arzt ist, statt sie nur von meiner Mutter einzuholen, obwohl diese immer noch bei Bewusstsein und klarem Verstand war. Eine Geste des Respekts, wie ich vermute. Mein Vater bat mich um meine Meinung, ich stimmte zu und flog zu ihnen.

Meine Mutter lag auf einem Rollwagen, in einen Operationskittel gekleidet, das Haar unter einer Papiermütze versteckt. Sie lächelte, als sie mich sah, und bat mich, ihr nach dem Eingriff ihre Enthaarungscreme auf die Oberlippe zu schmieren. Die Hormonbehandlung habe den Haarwuchs gefördert, sagte sie. Dies war der letzte vernünftige Satz, den sie mir gegenüber äußerte.

In Medizinerkreisen gilt es als Binsenweisheit, dass bei Arztfamilien Behandlungen häufig schieflaufen, und im Fall meiner Mutter traf das ganz gewiss zu. Später berichtete uns der Arzt, der Eingriff sei äußerst schwierig gewesen. Mehr als sieben Stunden lang hatte er sich immer wieder bemüht, die Platin-Spirale einzuführen, und letztendlich habe er sich dann nicht anders zu helfen gewusst, als die verletzte Ader mit einer Art Klebstoff zu verstopfen. Meine Mutter hatte dabei über einen längeren Zeitraum unter ernsthafter Bradykardie gelitten, einer dramatischen Reduzierung des Herzschlags auf unter sechzig Schläge pro Minute, wodurch das Gehirn nicht ausreichend mit Sauerstoff versorgt wurde.

Danach lag sie mehrere Wochen im Koma und wachte mit leichten Hirnschäden auf. Ich war stocksauer auf den Arzt, der den Eingriff meiner Meinung nach erheblich länger, als allgemein empfohlen wurde, durchgezogen hatte, wenn man die

Kreislaufprobleme und Krankengeschichte meiner Mutter, die schon immer unter Bluthochdruck litt, zugrunde legte.

Als nächste Maßnahme stand Neurochirurgie an, um den erhöhten Druck in ihrem Schädel zu senken. Postoperativ stellten sich dabei Komplikationen durch eine Meningitis ein. Vom Pflegepersonal hörte ich, die Temperatur meiner Mutter sei bis auf 43 Grad Celsius gestiegen, die höchste mit dem Thermometer messbare Temperatur. Sie blieb bewusstlos, und ich ging davon aus, dass sie durch die Infektion und das Fieber weitere Hirnschädigungen erlitten hatte.

Zu diesem Zeitpunkt machte ich mir ernsthafte Gedanken, wie es weitergehen sollte. Ich dachte an das Alter meiner Mutter und die massive Beeinträchtigung ihrer Lebensqualität. Sie war eine sehr aktive Frau gewesen, ständig in diese oder jene Gemeindeaktion eingebunden, und damit war es jetzt eindeutig vorbei. Ich plädierte für eine Beschränkung auf unterstützende Behandlung: Flüssigkeit und Schmerzmittel, die Gabe intravenöser Antibiotika nur im äußersten Notfall. Ich wollte, dass die Ärzte ihr die Möglichkeit gaben, selbst zu kämpfen; auf keinen Fall aber wollte ich, dass sie sich in medizinischen Heldentaten versuchten.

Der Arzt entschied sich jedoch für eine aggressive Behandlung – die Injektion von Antibiotika direkt in die Rückenmarksflüssigkeit. Wieder kam es zu einer lang andauernden Bewusstlosigkeit, gefolgt von einer langwierigen Rehabilitation. Meine Mutter kam mit Windeln nach Hause zurück, unsicheren Schrittes, und ihr Gedächtnis war so zuverlässig wie eine Kerze im Schneesturm. Der Hoffnungsschimmer, den der Neurochirurg zu bieten hatte, bestand darin, dass sie auf lange Sicht in der Lage sein würde, sich mithilfe eines Gehgestells im Haus bewegen zu können.

Zu Weihnachten hat dieser Mensch keine Karte von mir bekommen. Und er war auch nicht da, um meinem Vater bei der Pflege meiner Mutter in ihrem Vorstadthäuschen in Perth zu helfen. Ein Pflegeheim kam nicht infrage – meine Mutter hatte stets behauptet, der Teufel selbst habe sie erfunden –, und ich lebte viertausend Kilometer entfernt auf der anderen Seite des Kontinents. Die einzige Lösung, die mir einfiel, war der Umzug meiner Eltern von Perth zu mir. Ich wollte für sie sorgen, teilweise auch, um mich für meine besonders zickige »Pubertät« zu revanchieren, die spät einsetzte, als ich bereits über zwanzig war, und die sich zuletzt mit über dreißig geäußert hatte.

Doch das extravagante mehrstöckige Terrassenhaus in Sydney, in dem ich mit meinem Mann und meinen Kindern wohnte, war absolut ungeeignet für jemanden mit Gehgestell. Und da übersteigerte Emotionen jedweder Art (Freude, Wut, Stolz, Trauer: Suchen Sie sich etwas aus!) einem den Blick versperren und zu ungewöhnlichen Entscheidungen treiben können, beschloss ich, einen vollständigen Umzug der gesamten Familie vorzunehmen. Jahre später erzählte mir meine Tochter, ich habe gesagt: »Packt eure Sachen, und dann ab ins Auto!« Und ich denke, so muss es in etwa gewesen sein. Von Gefühlen überwältigt, verstand ich kaum noch etwas, fluchtartig gab ich mein früheres Leben auf, ein Leben mit Firmenessen und protzigen Partys, die urplötzlich keine Bedeutung mehr zu haben schienen. Ich zog mit den Kindern in unser Bungalow-Ferienhaus im Buschland nahe Mullumbimby im Byron Shire.

Byron ist alternatives Territorium: eine Momentaufnahme der Sechzigerjahre, wo die Leute in der Morgendämmerung am Strand ihre Yoga-Übungen machen und in der Abenddämmerung zum Takt der Bongotrommel tantrischen Sex haben. Ein

Gebiet, in dem einem vegane Hippies den Börsenschlusskurs der Technologiewerte nennen können und ein Junge mit Downsyndrom an der Kasse des örtlichen Supermarkts die Lebensmittel einpackt. Hier war Platz für jeden, einschließlich einer alten Frau, die auf ein Gehgestell angewiesen und deren IQ um einige Punkte abgesunken war. Hier konnte meine Mutter in den unbeschwerten goldenen Sonnenuntergang ihres Lebens segeln, umgeben von ihrem Mann, ihrer Tochter und ihren drei Enkeln in einer nach Patschuli duftenden Umgebung eines Landhauses mit drei Schlafzimmern. Kevin musste jede Woche zwischen Sydney und Mullumbimby pendeln, indem er am Wochenende die siebenhundertachtzig Kilometer von seinem Büro zu uns ins Ferienhaus flog und am Montag an seinen Arbeitsplatz zurückkehrte.

Das war doch nicht zu viel verlangt, oder?

*

Mein Ehemann erschien in seinem Zweireiher und gestärktem Hemd, als ich gerade die Hähnchen-Tajine servierte. Er sah aus, als wäre er geradewegs aus einer Hugo-Boss-Plakatwand herabgestiegen. Er stellte seinen Aktenkoffer an der Tür ab und betrat die Küche. Minnie, unser Cockerspaniel, geriet in einen Rausch aus Kläffen und Sprüngen.

»Würdest du bitte mal deinen Hund wegrufen?«, wandte sich Kevin an mich. »Ich möchte nicht, dass er mir den Anzug versaut.«

Mit einem Arm hob er Louise auf seine Hüfte, mit der anderen hielt er Andy an sich gedrückt, und die drei tauschten schnatternd Neuigkeiten aus. Ich bändigte Minnie und widmete mich wieder der Kasserolle. Riche vermied es, Kevin anzuschauen, und schob ein Stück Hähnchenfleisch auf seinem Teller herum. Am liebsten hätte ich die Erkenntnis in Kevins hübschen Kopf eingehämmert: Weshalb konnte er den Streit mit seinem ältesten Sohn nicht endlich begraben? Schließlich war er nicht Zeuge der Auseinandersetzung zwischen seiner Mutter und Riche gewesen. Was machte ihn so sicher, dass Riche es war, der sich falsch benommen und sich bei ihr zu entschuldigen hatte?

Andy grinste seinen Vater an. Die äußerliche Ähnlichkeit zwischen den beiden fiel mir immer wieder aufs Neue auf. Kleine dunkle Augen, eine dicke Unterlippe und ein kräftiger Knochenbau, doch Andys Haut war olivfarben, wie die meiner Mutter. Riche hingegen ähnelte mir; und Louise war eine Mischung aus Kevin und mir. So ist das halt mit der Genetik: Jeder bekommt das Seine.

Kevin blickte zu seinem Ältesten und sagte so laut, dass Riche merken musste, wer gemeint war: »Na, wie war deine Woche, Kumpel?«

Riche schaute nicht hoch. »Bestens.«

Kevins Gesichtsausdruck wurde hart, und ich warf ihm einen warnenden Blick zu. Er zuckte mit der Schulter und gab mir einen Kuss, den ich mit einem halbherzigen Wangehinstrecken erwiderte. »Hunger?«

»Total.« Er schnüffelte an dem würzigen Dampf, der in kleinen Spiralen aus der Kasserolle aufstieg. »Aber bitte keinen Reis. Sonst geht mein Surfbrett unter, wenn ich mich draufstelle.«

Ich schnaubte. Kevins neueste Leidenschaft für die kohlenhydratarme Atkins-Diät ging mir gegen den Strich. Weshalb eine ganze Gruppe von Nahrungsmitteln weglassen, wenn er lediglich auf einen Snack und die zweite Portion zu verzichten brauchte?

Ich füllte den Teller für meinen Vater mit etwas Reis und Fleisch aus der Kasserolle. »Hier kommt dein Essen.« Dann wartete ich, bis er sein Kreuzworträtsel zur Seite gelegt hatte, und stellte ihm den Teller hin.

»Ist das für mich?«, fragte mein Vater. »Es sieht fantastisch aus, was auch immer es sein mag. Aber ich brauche noch etwas süße Chilisoße.«

Mein Vater brauchte für alles noch etwas süße Chilisoße. Er kippte dicke orangefarbene Klumpen über das Hähnchen. Zufrieden betrachtete ich seine schlanke Figur. In den acht Monaten, in denen er für meine kranke Mutter in ihrem Haus in Perth gesorgt hatte, hatte er furchtbar zugenommen, und ich war entsetzt gewesen. Für mich war es ein Zeichen der Vernachlässigung seiner selbst gewesen, das darauf hinauslaufen würde, ein gesundheitliches Problem zu werden, daher hatte ich nach seiner Ankunft in Byron die Rolle seiner Diät-Polizistin übernommen. Da ich darauf bestand, nahm er jetzt Süßstoff statt der drei Teelöffel Zucker in den Tee, strich sich Vegemite – jede Menge kalorienarme B-Vitamine – auf den Frühstückstoast, aber keine Butter (»Die solltest du dir nicht wie Frischkäse aufs Brot schmieren, Paps!«), und aß alles light statt mit voller Sahne-Power. Innerhalb von drei Monaten hatte ich meinen Vater auf eine Konfektionsgröße gebracht, die er zuletzt als Dreißigjähriger besessen hatte. Ich dachte ständig an die Botschaft, die dadurch meinen Kindern vermittelt wurde.

Meine Mutter saß am anderen Ende des Tisches. Als ich noch klein war, hatte sie streng auf Hygiene geachtet – »Wasch dir vor dem Essen die Hände, und bring den Hund raus!« –, doch jetzt gab es einen Bissen für sie und einen für Minnie, die das Stück Hähnchen genussvoll von derselben Gabel schleckte.

Riche beobachtete es über den Tisch hinweg. Die Krankheit meiner Mutter beunruhigte ihn mehr als Andy oder Louise, vielleicht weil er älter war. Das unsinnige Gerede, das Gehgestell, die vollgeschissenen Erwachsenenwindeln, die den Abfalleimer im Badezimmer füllten: All das registrierte er. »Ich will nie in ein Krankenhaus kommen«, sagte er zuweilen. »Du siehst doch, was es aus Oma gemacht hat.« Er hatte recht. Mein Vater und ich waren beide Ärzte, doch meine Mutter war alles andere als Werbung für unseren Berufsstand.

Eine volle Stunde verstrich, bevor ich mich mit Kevin allein unterhalten konnte. Wir räumten die Küche auf.

»Ich mache mir Sorgen wegen Riche«, sagte ich.

»Kann ich das hier mit Stahlwolle scheuern?« Kevin begann zu schrubben. »Wieso, was ist denn los?«

»Du kennst ihn doch, wenn er sich mal in eine Idee verrannt hat, gibt er sie nicht mehr auf.«

Kevin machte ein spöttisches Geräusch. »Ph! Er ist starrköpfig – wie seine Mutter.«

»Lass den Quatsch.« Ich schlug mit dem Geschirrtuch nach ihm. »Heute Abend war es verdammt heftig, selbst für Riches Verhältnisse.« Ich lieferte ihm die Rattengeschichte in Form einer gekürzten Nachrichtenmeldung.

»Was gedenkst du zu tun?«

»Keine Ahnung. Aber ich finde, du solltest dich etwas zurückhalten – wenigstens für eine Zeit. Okay?«

Kevin zog die Schultern bis zu den Ohren hoch und senkte den Kopf. »In Ordnung«, sagte er mit einer Miene wie Minnie, wenn sie spielen wollte.

»Sehr witzig!« Mein alles andere als amüsierter Blick prallte an Kevins dickem Fell ab. »Weshalb sollte sich Riche bei deiner

Mutter entschuldigen? Sie war es doch, die sich danebenbenommen hat!«

»Sag mir noch mal, was sie gesagt hat.« Kevin zog den Stöpsel an der Spüle heraus und streifte die Gummihandschuhe ab.

»Du weißt ganz genau, was sie gesagt hat, und du weißt auch, dass ihr das ganz ähnlich sieht. Es gibt keinen Grund für die Annahme, dass Riche gelogen hat. Außerdem haben Andy und Louise das Ganze mitbekommen, und die beiden sind sich einig, dass er die Wahrheit gesagt hat.«

Kevin öffnete die Küchentür und ging auf die Veranda. Ich folgte ihm. Wir lehnten uns an das Geländer und schauten zu den Sternen hinauf. Der Geruch brennenden Holzes vom Feuer des Nachbarn war hier intensiver. Flughunde segelten über uns hinweg, gespenstisch leise, abgesehen vom Schlag der Flügel. Ich konnte durch die u-förmige Architektur des Ferienhauses in zwei Schlafzimmer blicken, Szenen im Licht der Lampen: Mein Vater half meiner Mutter ins Bett, Andy und Louise spielten mit Plastikdinosauriern auf dem Boden des Zimmers, das sie sich teilten. Von Riche war nichts zu sehen.

»Kann sich Riche nicht um des lieben Friedens willen einfach bei ihr entschuldigen?«, sagte Kevin. »Seit Monaten hat keiner von euch mehr mit meinen Eltern gesprochen. Das ist doch lächerlich!«

»Du bist lächerlich. Bring *sie* dazu, sich zu entschuldigen, und lass bitte Riche in Ruhe.«

Kevin holte tief Luft und atmete mit einem zischenden Geräusch ganz langsam aus, als würde die Luft aus einem Reifen gelassen. »Alles klar«, sagte er. »Ich werde ihn nicht mehr darum bitten. Versprochen!«

3

Am Tag nach Riches vermeintlichem Kontakt mit den mittelalterlichen Pestbazillen kam ich vom Einkaufen zurück und entdeckte ihn zusammen mit Kevin neben dem Carport. Riche schimpfte fürchterlich und stieß mit hochgezogenen Schultern die Faust in die Luft. Kevin stand breitbeinig gegen einen Holzpfosten gelehnt, die Hände in die Hüften gestemmt, und blickte auf seinen Sohn hinab. Ich stieg aus dem Auto. Kevin warf mir ein Lächeln zu, das allerdings nicht bis zu den Augen reichte.

»Soll ich dir beim Auspacken helfen?«, fragte er mit einer Stimme, als sei nichts geschehen.

Ich schaute ihn fragend an, als Botschaft unter Eheleuten, doch entweder übersah oder ignorierte er es und trug die Einkaufstaschen ins Haus.

Riche versetzte dem Holzpfosten einen Fußtritt. »Papa hat mich gefragt, warum ich nicht erwachsen genug sein kann, um mich zu entschuldigen.« Er schaute hoch zu mir. »Weshalb kann er zur Abwechslung nicht mal Partei *für mich* ergreifen?«

So viel zu Kevins Versprechen, er würde Riche nicht mehr um eine Entschuldigung bei Grandma bitten. Ich fühlte mich wie jemand vom Straßendienst, der mit einer Wagenladung Sand erscheint, um die Ölspur eines anderen zu beseitigen.

»Er hält doch zu dir. Er kann eben Auseinandersetzungen nicht ausstehen. Besonders mit seiner Mutter.«

»Das ist gemein.« Riche griff nach seinem Fahrrad und stieg auf. »Ich geh Rad fahren.«

Ich stürmte zu Kevin ins Haus. »Erwachsen genug, um sich zu entschuldigen?«, schimpfte ich. »Das ist fantastisch! Musstest du erst warten, bis ich weg bin, bevor du ihn herunterputzt?«

»Hör auf zu schreien«, sagte Kevin und grinste. Es war eine unbewusste Angewohnheit. Als Kind hatte er häufig zu hören bekommen: »Nimm dieses verdammte Lachen aus deinem Gesicht, oder ich sorge selbst dafür!«

»Hast du etwas dagegen, wenn ich surfen gehe?«

Etwas dagegen?, dachte ich. Tu dir keinen Zwang an. Meinetwegen kannst du den ganzen Tag wegbleiben!

Was er dann auch tat. Den Rest des Wochenendes begegneten wir einander mit vorsichtiger Distanz. Riche kurvte mit dem Rad herum oder blieb allein auf seinem Zimmer.

In den folgenden Wochen fand kein Streit mehr zwischen Riche und Kevin statt, soweit ich weiß. Allerdings war ich zu beschäftigt, um mir viele Gedanken darüber zu machen. Das goldene Sonnenuntergangsleben meiner Mutter schien unmäßig viel Scheiße, gelegentlich Kotze und jede Menge Zeitaufwand mit sich zu bringen – allein jeden Morgen eine Stunde, um sie zu duschen und anzuziehen. Daneben sorgten drei kleine Schlafzimmer für sechs Personen, an den Wochenenden sieben, für extreme Enge, selbst wenn Riche im ehemaligen Arbeitszimmer von der Größe eines Kleiderschranks schlief.

Eines Tages putzte ich Karotten an der Spüle und träumte von einem anderen Leben für mich, zu dem durchtanzte Nächte im Cipriani in Abendkleidern von Missoni gehörten. Ich war gerade damit beschäftigt, meine Garderobe auszuwählen, als mich Riches Stimme in die Welt der zerkratzten Holzschränke und fettverschmierten Gasbrenner meiner Küche zurückrief. Er saß am Esstisch.

»Ich glaube, ich habe Depressionen.« Finster dreinblickend deutete er auf eine vor ihm liegende Zeitschrift. »Hier steht, Kinder mit Depressionen essen zu viel, damit sie sich besser fühlen. Das endet dann damit, dass sie adipös werden – fettleibig.«

»Wie kommst du denn darauf?«

Seine Bemerkung irritierte mich. Ich erinnerte mich daran, mich in seinem Alter für längere Zeit ängstlich und depressiv gefühlt zu haben, aber Riche machte keinen depressiven Eindruck auf mich. Seine übersteigerte Reaktion auf die Ratte hatte mich ein paar Wochen zuvor beunruhigt, doch seine Angst, an der Pest zu erkranken, schien sich mittlerweile gelegt zu haben. Vielleicht lachte er in letzter Zeit etwas weniger, aber er hockte wenigstens nicht mehr zu Hause rum und blies Trübsal. Ganz im Gegenteil. Stundenlang trieb er sich draußen herum, zu Fuß oder mit dem Fahrrad, und das entsprach ja nun gewiss nicht dem Verhalten eines depressiven Menschen.

Jetzt jedoch wirkte Riches Gesichtsausdruck zerknittert. »Ich fühle mich innerlich nicht gut«, sagte er und rieb sich die Tränen aus den Augen. »Mir geht es schlecht wegen Papa. Ich fühle mich, als würde ich draußen auf dem Meer mit ihm segeln, und er schmeißt mich über Bord, lässt mich da ganz allein, und ich habe keine Chance, wieder an Land zu kommen.«

Ich ging zu ihm und schloss ihn in die Arme. »Er merkt gar nicht, was er tut«, sagte ich. »Ich werde noch mal mit ihm reden.«

Ich überlegte, ob ich mit Riche zum Arzt gehen sollte, um ihm Antidepressiva verschreiben zu lassen. Ein furchtbarer Gedanke. Ich hoffte, es sei nur eine vorübergehende Phase. Riche machte ja nicht nur keinen depressiven Eindruck, er führte auch ein privilegiertes Leben und besaß hingebungsvolle Eltern. Abgesehen von seinem momentanen Verhalten hatte sich Kevin seit jenem Frühjahrsmorgen in der Geburtsabteilung des New York Hospital immer als vollkommen vernarrt in Riche gezeigt. Während der ersten Monate hatte er sich jedes Wochenende für wertvolle Stunden von seiner Arbeit bei Merrill Lynch davongestohlen, um mit Riche in einem vor seine Brust gebundenen blauen und weißen Kindertragesitz durch den Central Park zum Metropolitan Museum zu marschieren. Später hatte er die Modelleisenbahn über endlose Weichenstellungen von Holzschienen geschoben und am Strand von Balmoral Beach, in der Nähe unseres Hauses in Sydney, zahllose Sandburgen gebaut. Derzeit schien Kevin allerdings entschlossen zu sein, seine Beziehung zu Riche aufs Spiel zu setzen. Aber mal ehrlich – klinisch depressiv? Mein so sehr geliebter Sohn? Unmöglich.

Riche wand sich aus meinen Armen und trat einen Schritt zurück. »Und was, wenn ich fett werde?«

»Da gibt es doch nichts, weswegen du dir Sorgen machen musst«, sagte ich. »Du isst gesund, du bewegst dich viel, und du hast gute Gene.«

Heute, in der Retrospektive, wäre es wohl angebracht, einen genaueren Blick auf jene Frau und Mutter zu werfen, deren Kopf voller Träume und deren Hände voller Karotten waren, und sie der kompletten Idiotie und Selbstverleugnung zu überführen. Doch wer wusste schon, ob Jungen Magersucht bekommen konnten? Während des Medizinstudiums war nie die Rede davon gewesen. Die bekannten männlichen Erkrankten, der Schauspieler Dennis Quaid und der Sänger Daniel Johns, hatten sich gerade erst vor Kurzem zu ihrer Krankheit geäußert.

Und wie hätte man ahnen können, dass ein derartiger Artikel in den Fingern meines Sohns für die Magersucht wie der Abzug einer Pistole war, die auf seinen Kopf zielte?

Ungefähr eine Woche später kam Riche mit einer Zeitungsannonce zu mir: ein Einführungstag in die Pflege von Wildtieren in Northern Rivers.

»Es ist im Schulungsheim«, erklärte er. »Können wir da hingehen?«

»Das ist eine super Idee«, sagte ich und war froh, etwas von seinem alten Enthusiasmus bei ihm wiederzuentdecken. Ich meldete uns an, und wir verbrachten mehrere Wochenenden in staubigen Landhäusern und Ställen und lernten viel über die Pflege von Vögeln, Wallabys, Kusus, Schlangen und Fledermäusen. Innerhalb weniger Wochen tauchten verletzte und verwaiste Würgatzeln, Regenbogenpapageien und Krähen in einer Flut von Federn und quäkenden Mäulern bei uns auf, Opfer von Haustieren und Zusammenstößen mit Autos oder Fenstern. Die meisten starben. Jeder Todesfall schien Riche tief zu treffen.

Eines Tages fuhren Riche und ich von unserem Haus ins nahegelegene Mullumbimby, die selbst ernannte ›größte kleine Stadt in Australien‹. In der Ferne flimmerte das Zuckerrohr, und vor uns zeichnete sich der Mount Chincogan ab, ein spitzer Berggipfel im Gegenlicht eines freundlichen Himmels. An der höchsten Stelle des Hügels kamen wir am Kadaver eines Wallabys vorbei. Riche wimmerte. Aus dem Augenwinkel sah ich, wie er zuckte.

»Die Regierung müsste alle Autos verbieten«, sagte er. »Wir sollten uns nur noch zu Fuß oder mit dem Pferd fortbewegen.«

Ich fragte ihn, ob das nicht ein bisschen übertrieben sei.

»Nein«, erwiderte er. »Die Menschen sind Speziesisten.«

»Was?«

»Wie Rassisten.« Riche kauerte sich in seinem Sitz zusammen. »Der einzige Unterschied ist, dass es eine Überlegenheitshaltung gegenüber anderen Spezies ist statt gegenüber anderen Rassen.«

Ich fragte mich, ob ich den heiligen Franziskus unserer Tage neben mir sitzen hatte oder ob Heiligkeit an sich eine verklärte Art zwanghaften Verhaltens war. Falls ja, sollte es mich nicht unbedingt beunruhigen. Riches augenblickliche Besorgnisse würden den gleichen Weg nehmen wie die früheren Manien und Begeisterungsstürme auslösende Figuren, die jetzt vergessen unter all den anderen Sachen im Spielzeugkasten lagen, nachdem sie eine lange und tyrannische Herrschaft über den Fußboden des Wohnzimmers ausgeübt hatten. Was mir nicht in den Sinn kam, war die Tatsache, dass Riches übersteigerte Sorge um das Wohlergehen der Tiere einen seismischen Wandel in seinem Denken markierte. Es spiegelte Änderungen in der Chemie seines Gehirns wider, die vertrauten Dingen eine fremdartige Bedeutung zuwies.

Als wir nach Hause kamen, legte ich das Steak, das wir gerade gekauft hatten, auf den Küchentisch und säuberte das Fleischbrett. Der elfjährige Asket neben mir wich mit angewiderter Miene zurück. Mit seinen langen Gliedmaßen und hager, wie er war, stand er neben mir, trug wie immer Shorts und ein knallbuntes T-Shirt. Sein kurz geschnittenes blondes Haar stand in Stoppeln vom Kopf ab, fast wie bei einer Comicfigur, die in die Steckdose gefasst hat.

Ich griff nach dem Steak, das eine Blutlache auf dem Küchentisch hinterließ. Riche stöhnte und schaute weg.

»Das ist ekelhaft«, sagte er. »Ich werde Vegetarier. Weißt du, wie viele Kühe die Amerikaner jeden Tag fressen?«

Ich schüttelte den Kopf. Er nannte eine Zahl und die Quelle, dann fragte er mich, ob ich wüsste, wie viele Hektar benötigt würden, um Kühe zu züchten. Wieder stand ich auf dem Schlauch, und er nannte eine andere Zahl. Ich packte das Fleischbrett wieder weg und wischte den Tisch ab. Dabei gab ich mir wirklich die allergrößte Mühe, interessiert zu wirken. Unbeeindruckt dessen klärte mich Riche darüber auf, dass das Problem des Hungers in der Welt gelöst werden könne, wenn auf den gleichen Flächen Getreide für den menschlichen Verzehr angebaut würde.

Jahre später, als ich nach Fakten zur Bestätigung seiner Behauptung suchte, stieß ich auf entsprechende Daten von David Pimentel, eines Professors für Ökologie und Landwirtschaft. Rinder in den USA kauen wirklich genügend Getreide, um damit annähernd 800 Millionen Menschen zu ernähren (immerhin dank des Wiederkauens sogar mehrmals). Riche hatte recht.

Damals dachte ich: Ich versorge meine Familie doch nur mit Essen, und ich sagte meinem Sohn, Fleisch enthalte wertvolles Eisen und Protein. Durch unser Gebiss, so fuhr ich fort, hätten wir uns zu Allesfressern entwickelt. Im Gegensatz zu Riche konnte ich nicht auf irgendwelche längst vergessene Quellen verweisen, wenn es sie denn je gegeben hatte. Ich war auch nicht beunruhigt, als er anfing, meine Kochbücher zu studieren. Im Gegenteil, seine Gewissenhaftigkeit imponierte mir, und ich betrachtete seine Aktivitäten als Teil des Lehrplans in Persönlichkeitsentwicklung und gesundheitsbewusstem Lebenswandel, eines staatlichen Programmangebots für den Hausunterricht, mit dem wir Anfang des Jahres begonnen hatten. Seine Begeisterung für die Kalorientabellen im Anhang der Kochbücher erschien zwar ungewöhnlich für einen elfjährigen Jungen, doch ich schrieb es seiner überragenden Intelligenz und seinem Forscherdrang zu. Als die Liste der verbotenen Lebensmittel allerdings immer länger wurde, begann leise Angst wie Zahnschmerz am mütterlichen Stolz zu nagen – so jung und schon ein Kreuzritter wider Junkfood und Krieger im Kampf für die Umwelt.

Aber war das wirklich ein Problem? Es gab ja noch genügend gehaltvolle Nahrungsmittel auf seinem Speiseplan. Zum Beispiel Tofu. Im Kühlschrank badeten jede Menge glitzernde gummiartige Blöcke in ihrer molkeähnlichen Flüssigkeit. Cheddarkäse (obwohl ich darauf achtete, dass es der fettarme war). Reis. Brot. Linsen, die ich in einer mit Gelbwurz, Ingwer und Kümmel gewürzten Brühe köchelte. Und natürlich Äpfel. Riche liebte Äpfel, seit er zu krabbeln begonnen hatte. Pink Ladys, Red Delicious, Lady Williams und vor allem Fujis: Riche liebte sie alle. Er aß zwei oder drei auf einmal. Solange Äpfel auf Bäumen wuchsen, würde er niemals Hunger leiden.

Riches Beschäftigung mit den Sünden der Menschheit nahm zu und weitete sich auf den schulischen Bereich aus. Als ich unbedruckte T-Shirts für die Jungen kaufen wollte, die sie als Teil eines Naturkunde-Projekts mit Umwelt-Slogans dekorieren sollten, reichte es bei Andy zu einem ziemlich gewöhnlichen ›Rettet-die-Bäume‹-Entwurf. Riche hingegen malte einen schwarzen Totenkopf über einem weißen Kreuz und schrieb mit schwarzem Filzstift darunter:

Regen tropfte mir aufs Haupt
Leider war es saurer Regen
Und jetzt bin ich tot

Später würde ich dies als Signal betrachten, eines der nicht zu leugnenden Symptome von Riches Depression. Zu jener Zeit aber ließ ich mich durch seine frühreife Sensibilität verleiten und blenden. Außerdem schien er dies durch zunehmende Begeisterung für körperliche Aktivitäten auszugleichen. Er war Mitglied der Jugendabteilung des Sportklubs von Mullumbimby und der Universal-Selbstverteidigungs-Schule. Und er gehörte bereits dem Ensemble des Spaghetti Circus an. Zu Hause übte er das Jonglieren mit Orangen, die er aus der Obstschale geklaut hatte, und sein Engagement bescherte ihm einen Auftritt bei der jährlichen Show.

»Bei einer der Akrobatik-Nummern darf ich auch mitmachen«, jubelte er. »Ich bin Teil einer menschlichen Pyramide. Der Typ, auf dem ich stehe, meint, ich wäre schön leicht.«

In jener Nacht lag ich im Bett, lauschte dem an den Fenstern rüttelnden Wind und dachte darüber nach, was er gesagt hatte. Schön leicht. Elfjährige Jungen sollten nicht finden, dass ein leichtes Gewicht schön ist. Sie sollten sich überhaupt keine Gedanken über ihr Gewicht machen. Soweit ich das beurteilen konnte, war Riches Ernährung gesund, doch reichte die Nahrungsaufnahme aus, ihn mit genügend Brennstoff für sein ganzes Training zu versorgen?

Ich überlegte, ob ich mit ihm reden sollte – und ich entschied mich dagegen. Ich wollte nicht künstlich ein Problem herbeireden. Oder war es, weil ich glaubte, das Problem existierte nicht, solange man kein Wort darüber verlor?

Drei Monate nach dem Pest-Ratten-Angstschub ereignete sich im Wartezimmer der Tierklinik von Mullumbimby etwas, was man nicht einfach ausblenden konnte. Ich hatte die Hunde gewogen, um die richtige Dosierung für ihre Wurmmittel zu berechnen, und die Kinder meinten, es wäre doch toll, sich auch zu wiegen.

Andy war als Erster dran. Er sprang auf die Gummimatte und beobachtete, wie die Ziffern flackerten. »Sechsundzwanzig Kilo.« Er schaute seinen Bruder an. »Jetzt bist du dran.«

Riche stieg auf die Waage. Wir alle beobachteten die Skala. Ich war genauso gespannt wie er, wie viel er wog. Die Ziffern kletterten auf sechsundzwanzig und stiegen weiter. Riche richtete sich auf.

»Du wiegst neunundzwanzig Kilogramm«, sagte Andy in sachlichem Ton. »Drei mehr als ich.«

Schweigend verließ Riche die Waage und wendete sich von seinem Bruder ab. Er schaute mich an, seine Miene war blass und geschockt. »Das ist zu viel.«

Die Panik ergriff auch mich. »Du müsstest mehr wiegen«, sagte ich. »Du bist neunzehn Monate älter als dein Bruder.«

Riche starrte an mir vorbei, mit leerem Blick. Er ging aus dem Wartezimmer und begann auf dem Weg auf und ab zu marschieren. Louise warf mir einen unsicheren Blick zu und stellte sich dann auf die Waage.

Zum ersten Mal betrachtete ich meinen Sohn so, wie ihn vielleicht ein Außenstehender sehen mochte: als mageren Jungen, der der irrationalen Überzeugung war, zu dick zu sein, und der mit aller Macht versuchte, weiter abzunehmen, um noch dünner zu werden. Ich wusste, dass es dafür eine Bezeichnung gab. Ich erlaubte mir sogar, dieses Wort im Zusammenhang mit Riche zu denken.

Es klang paranoid. Kevin gegenüber äußerte ich meinen Verdacht deswegen nicht.

Doch von nun an war Riches Absicht, noch mehr abzunehmen, offensichtlich. Er trainierte wie ein Besessener. Tagsüber übte er Weitsprung in der Sandgrube und schlug auf dem Rasen vor dem Haus Rad. Abends machte er Liegestützen in der Diele und Rumpfbeugen vor dem Fernseher. Er hörte nicht eher auf, bis er ins Bett ging.

Die Essenszubereitung wurde zum Albtraum. Riche aß kein Fleisch, alle anderen keinen Tofu oder Linsen. Louise wollte Hähnchen, aber kein dunkles Fleisch. Mein Vater mochte kein Fleisch mit Knochen oder Reis (zu fad, selbst mit süßer Chilisoße). Und keiner stand auf Gemüse. Meine Mutter war die Einzige, die aß, was ihr in die Quere kam. Und dann gab es da natürlich noch Minnie, die geduldig neben ihr auf den Bissen von der Gabel wartete.

Das Ende vom Lied war, dass ich, als Riche viermal pro Woche Tofu verlangte, den Weg des geringsten Widerstands ging und gesondertes Essen für ihn kochte. Mir war durchaus bewusst, dass ich dadurch, mich auf seine zunehmend rigideren Essenswünsche einzulassen, seine Krankheit beförderte und unterstützte, die ein Essen nach dem anderen auf die Embargo-Liste setzte, und letztendlich erhöhte dies die Gefahr, aufgrund von Nährstoffunterversorgung zu verhungern. Ich marinierte den Tofu in Sojasoße, Rohrzucker und Ingwer, ummantelte ihn mit Sesamsamen und Mehl, buk ihn in der Pfanne und servierte ihn mit gedünstetem Reis und Salatbouquet.

Gewöhnlich aß Riche alles auf. Dann ließ er eines Abends drei Stücke auf seinem Teller liegen. Am nächsten Abend und am Abend darauf wiederholte sich das Prozedere, bis ich ihn fragte, was mit dem Tofu nicht stimme.

»Du hast mir mehr als üblich gegeben.« Er wich meinem Blick aus und ließ sich durch meine Beteuerungen nicht überzeugen.

Ich hätte nur zu gern herausgefunden, was mit ihm los war. Meine medizinischen Kenntnisse hätten beim Großziehen einer jungen Familie eigentlich hilfreich sein müssen, selbst wenn ich seit vielen Jahren nicht als Ärztin praktiziert hatte, doch dem war nicht so. Ich wusste, dass ich zuweilen überreagierte. Einmal hatte ich versucht, die lokalen Behörden in St. Kitts in der Karibik dazu zu bringen, mitten in der Nacht den Flugplatz zu öffnen, um den damals achtzehn Monate alten Andy zu evakuieren, nachdem der Arzt ohne Hilfe eines Auroskops eine Mittelohrentzündung diagnostiziert hatte. Bei so hohem Fieber muss es eine Meningitis sein, dachte ich. (Ansonsten ließ meine Reaktion aber offensichtlich manchmal zu wünschen übrig: Kevin meinte, er müsste dem Tode nahe sein, um meine Aufmerksamkeit auf sich zu ziehen.) So schob ich den Gedanken einer Magersucht erneut beiseite und diagnostizierte mir selbst eine nicht heilbare Form der Überreaktion. Wir waren eben genau die gestörte Familie, die in den medizinischen Fachbüchern immer beschrieben wurde. Außerdem dachte ich, Jungen bekommen keine Magersucht.

Doch als Riche auf Äpfel zu verzichten begann, wurde mir mulmig. Es hatte ihm immer gefallen, wenn ich ihm seine geliebten Äpfel vorbereitete. Ich schälte sie mit einem Messer, wobei ich die Schale nur ganz dünn entfernte, und teilte sie in acht genau gleich große Stücke. Nach jahrelanger Übung schälte ich wie ein Profi, im Gegensatz zu Kevin, der einen Kartoffelschäler benutzte und große Brocken absäbelte, wenn er mit dem gleichen Elan daranging wie auf seinem Surfbrett beim Durchschneiden der Wellen. Nur Muskeln und Bewegung, keinerlei Finesse. Riche hasste Verschwendung. Daher musste bei ihm etwas nicht stimmen, wenn er drei Apfelschnitzen zurückließ.

»Sie sind auf den Boden gefallen.« Er starrte mich mit leerem Blick an, und seine Augen schienen in seinem trotz all der Stunden an der frischen Luft farblosen Gesicht dominierender geworden zu sein. Seine niedlichen Hamsterbacken waren verschwunden, und sein Haar (das er aus mir unerfindlichen Gründen zu schneiden sich weigerte) hing stumpf und leblos bis zur Mitte seines schwanengleichen Halses. An seiner lockeren Kleidung erkannte ich, dass er an Gewicht verloren hatte, obwohl ich mir nicht sicher war, wie viel es war. Es war noch nie meine Stärke, solche Daten festzuhalten.

Riches Ausreden änderten sich von Tag zu Tag – ein Hund hatte am Apfel geleckt. Eine Fliege hatte sich darauf gesetzt. Er schmeckte nicht. Jahre später sah ich mir im hinteren Teil eines meiner Kochbücher den Kohlenhydrat-, Ballaststoff- und Fett-Gehalt eines Apfels an. Ein roher geschälter Apfel (100 Gramm) enthielt laut Liste zwölf Gramm Kohlenhydrate, ein Gramm Ballaststoffe, null Gramm Fett und – zur Krönung – 205 Kilojoule oder neunundvierzig Kalorien. Elf Kalorien wurden bei Riche bereits mit der Schale geopfert. Ich rechnete. Drei Apfelstücke enthielten etwa neunzehn Kalorien. In der Magersucht-Mythologie bedeutete das: Neunzehn Kalorien machen dich fett.

Zu jener Zeit verbrachte Riche jeden Tag fünf Stunden damit, auf dem Pfad durch den Regenwald hinter unserem Cottage hin- und herzulaufen, wobei er nur selten das Haus betrat, um etwas zu trinken. Und das bei frühsommerlichen Temperaturen von weit über dreißig Grad.

»Hast du heute Morgen gefrühstückt?«, fragte ich ihn einmal nach einem dieser Märsche.

»Ja. Bevor du aufgestanden bist. Zwei Stück Toast mit Aufstrich.«

Ich hatte kein schmutziges Geschirr in der Spüle gesehen, doch ich wusste, dass Riche ein ehrliches Kind war, und sah keinen Grund, ihm nicht zu glauben.

Als Nächstes verlangte er, getrennt vom Rest der Familie zu essen. »Ich mag es nicht, mein Essen in der Nähe von Fleischessern zu mir zu nehmen.«

»Das kommt nicht infrage«, sagte ich. »Damit gibst du uns das Gefühl, Aussätzige zu sein.«

Riche folgte mir während der Diskussion durchs ganze Haus und brachte seine Gründe vor: Fleisch sähe scheußlich aus, es raubte ihm den Appetit, und Omas Essgewohnheiten widerten ihn an – was teilweise nachzuvollziehen war, da sie mich auch aufregten. Plötzlich platzten Andy und Louise dazwischen und wollten wissen, was es zu essen gebe, mein Vater erkundigte sich, ob er meine Mutter schon zum Esstisch bringen solle, und die Hunde verlangten winselnd ihr Futter. Ich gab nach. Wenn dadurch gesichert war, dass Riche überhaupt etwas zu sich nahm, dann sollte er eben allein essen. Wenn nötig, sollte er sich dafür aufs Dach setzen.

Wieder spielte ich der Magersucht, die die Herrschaft über Riches Verstand zu diesem Zeitpunkt bereits gewonnen hatte, ungewollt in die Karten. Indem ich ihm erlaubte allein zu essen, ließ ich der Krankheit freien Lauf, ihn während des Essens zu quälen und ihn davon zu überzeugen, er müsse sich vor seiner Nahrung schützen oder sie entsorgen. Und natürlich aß Riche nicht allein. Er aß mit einem hungrigen Hund an seiner Seite.

*

An einem Oktobermorgen gab ich Riche und Andy einige Schulaufgaben und packte Louise, mit ihrem Barbie-Rucksack in der Hand, ins Auto. Eine quirlige Sechsjährige brauchte die Gesellschaft von Menschen, die ihre Vorliebe für Pink teilten. Sie schwatzte unentwegt, während ich entlang der Zuckerrohrfelder nach Mullumbimby und danach zur Shearwater-Schule tuckerte. Normalerweise fuhr ich diese Strecke gern. Doch heute dachte ich, als ich die Zuckerrohrpflanzen sah, über einen Vortrag von Riche über das Übel des Zuckerrohrs nach. Es zerstöre ursprünglichen Lebensraum (»Stell dir nur all die toten Wallabys und Ameisenigel vor!«), verbrauche zu viel Wasser in einem Land, das von saisonalen Trockenperioden heimgesucht wurde, und sei sinnbildlich für unsere hemmungslose Habgier. Wir reicherten unser Essen mit Zucker an, saßen herum und würden fett.

Die Shearwater-Schule war in einem umgebauten Bauernhaus untergebracht, das von Rasen, Zitronenbäumen, einem Klettergerüst, einem Sandkasten und kleinen Holzhäusern umgeben war. Während Louises Altersgenossen in anderen Schulen an ihre Schulbänke gefesselt saßen und gegen den Schreibstift und das Alphabet kämpften, spielte Louise im Garten, malte mit Wasserfarben Bilder auf teures deutsches Zeichenpapier, nähte ein Pferd aus Filzstoff und handgefärbter Wolle, hörte sich Geschichten an und sang Lieder über Gnome, die sich in die Unterwelt aufmachten.

Wir gingen durch die Eingangspforte. Um uns herum hüpften ausgelassen barfüßige Kinder herum, mit zerzaustem Haar und Regenbogen-Kleidung. Louise ließ ihre molligen kleinen Finger aus meiner Hand gleiten, schob mir den Rucksack entgegen und flitzte davon, um sich kopfüber vom Klettergerüst hängen zu lassen. Ich ließ Barbie zurück, um das Chaos der Garderobe zu überwachen, und ging auf die Veranda. Eine befreundete Mutter kam zu mir, und wir sahen zu, wie eine der Betreuerinnen an einem Tisch zu unserer Rechten Obst für den Morgentee der Kinder in kleine Teile schnitt.

»Riche könnte uns die genaue Kalorienzahl dieser Äpfel und Orangen nennen«, bemerkte ich. »Wahrscheinlich könnte er uns sogar sagen, wie viele Kalorien in jeder einzelnen Weintraube stecken. Der Bursche hat ein Gedächtnis wie ein Elefant.«

»Das ist seltsam.« Sie lachte nicht. »Was macht er denn sonst noch?«

Sie fixierte mich unablässig, während ich den Rest von Riches Verhalten beschrieb: sein Training, seinen vegetarischen Tick, den gehetzten Blick, seinen Gewichtsverlust.

»Er hat Anorexie. Magersucht.« Meine Freundin klang unmissverständlich. Und beunruhigt. »Vor Jahren habe ich selbst darunter gelitten. Du solltest mit ihm zum Arzt gehen.«

Genau das war es, was ich gebraucht hatte – jemanden, der das Wort offen aussprach, jemanden, der klug war und die Krankheit aus eigener Erfahrung kannte. Es bedeutete, dass ich nicht überreagierte. Und es bedeutete, dass Riche ernsthaft krank war.

Meine Freundin fuhr mit einer Geschichte über einen Trip nach Europa fort, und wie das Essen mit ihren Eltern in französischen und italienischen Cafés zu ihrer Genesung geführt hatte. Während sie redete, dachte ich darüber nach, was mit Riche geschehen war. Ich konnte keine genaue Zeitangabe machen – die Stunde, der Tag, nicht einmal der Monat – und sagen, dies sei der Zeitpunkt gewesen, als die Magersucht begonnen hatte. Doch die psychischen Veränderungen, die Heftigkeit, die ich zur Zeit des Feuers beim Nachbarn an ihm bemerkt hatte, und die Depression in Verbindung mit der fortdauernden Auseinandersetzung mit Kevin, all dies schien den körperlichen Anstrengungen vorausgegangen zu sein, was wiederum der verringerten Nahrungsaufnahme vorausgegangen sein musste.

Ich verstand die Zusammenhänge nicht. Doch ich wusste, dass ich zu meinem Sohn zurückmusste, und dass er Hilfe brauchte. Daher verabschiedete ich mich von meiner Freundin und rief Louise zu, ich müsse gehen.

Ihr Kopf fuhr zu mir herum: »Guck mal, Mama, freihändig!«

Sie stand oben auf dem Klettergerüst, je ein Fuß auf einer langen Stange, die Arme weit ausgebreitet. Ihre Wangen glühten, und sie lachte triumphierend. Selbst aus vier Metern Entfernung sah ich das Funkeln in ihren großen Augen (wie die von Riche, aber ein helleres Blau), und die angespannten Beinmuskeln, als sich ihre Zehen um die silbernen Stangen wanden. Ich winkte und unterdrückte den Zwang, ihr zuzurufen: Fall nicht!

Während der Heimfahrt schienen mich die Kühe auf den Weiden vorwurfsvoll anzustarren. Arme dumme Tiere, die sich genüsslich zum Schlachthof durchfraßen. Ich schauderte, gab Gas und versuchte, mir Kevins Antwort vorzustellen, wenn ich ihm erzählte, meiner Meinung habe Riche wirklich die Pest – in ihrer modernsten und westlichsten Form.

4

Das Cottage ächzte und stöhnte, als es zur Nacht kühler wurde. Meine Eltern und die Kinder waren bereits im Bett. Minnie döste auf dem Sofa im Wohnzimmer, ihr goldener Körper zitterte und zuckte im Traum. Ich saß auf den Stufen zur Eingangstür, wog das Telefon in der Hand und schaute auf den langen schmalen Schatten, den ich auf den Rasen warf. Über mir funkelten die Sterne wie diamantene Staubkörner im dunklen Firmament. Ich liebte das. Diese unbezahlbaren Momente, wenn alle anderen bereits schlafen gegangen waren. Wenn ich, sobald ich die richtige Position eingenommen hatte, nach draußen schauen konnte und kein einziges Anzeichen menschlicher Existenz mehr sah.

Doch für Kevin war die ewige Pendelei eine erhebliche Belastung, und es wurde immer schlimmer. Ich wählte seine Nummer. Als er abhob, begrüßten wir uns, danach sagte er, er sei gerade in einem Gespräch und würde in zwei Minuten zurückrufen. Ich legte auf und starrte in die Dunkelheit.

Zehn Minuten später klingelte das Telefon.

»Entschuldige«, sagte Kevin, »ein Kunde. Was ist los bei euch?«

Ich berichtete ihm von dem Gespräch mit meiner Freundin. Nachdem ich geendet hatte, wartete ich. Ich hörte ein Geräusch im Hintergrund. »Sag mal, tippst du gerade etwas?«

»Sorry«, sagte Kevin, »aber ich musste diese E-Mail noch rausschicken.« Dann erfolgten eine Pause und ein Klick. »So, fertig! Magersucht? Ist das nicht ein reines Mädchen-Leiden?«

»Offenbar nicht. Bei Harrison heißt es, unter Jungen sei es fast nie beobachtet worden. Aber ›fast‹ bedeutet eben, dass es manchmal auftritt.«

Meine Ausgabe von Harrisons »Prinzipien der Inneren Medizin« aus dem Jahre 1980 hatte nach Staub und Schimmel gerochen, als ich sie hervorgekramt und aufgeschlagen hatte. Im Inneren, eingeklemmt zwischen Fettleibigkeit und Diättherapie, hatte ich eine kurze Einführung in das Thema Magersucht gefunden. Zusammen mit vagen Erinnerungen aus einem Psychiatrie-Praktikum bildete dies die Basis meiner Kenntnisse.

Kevin seufzte. »Wie kommst du denn darauf, dass Riche an Magersucht leidet?«

»Er hat abgenommen. Er trainiert unaufhaltsam. Und er besitzt die entsprechenden Eigenschaften: intelligent, sensibel, leistungsorientiert, wetteifernd.« Beherrschende und manipulative Züge, von denen ich in der psychiatrischen Abteilung gehört hatte, erwähnte ich nicht. Sie passten eindeutig nicht zu unserem Sohn. »Wir brauchen nur eins und eins zusammenzuzählen.«

»Na toll, das klingt ja richtig beschissen gut.« Kevin machte eine Pause, und ich hörte es erneut klicken.

»Bist du schon wieder mit diesem verfluchten Computer beschäftigt? Hier geht es um eine ernste Angelegenheit!«

Von der anderen Seite kam ein tiefes Lufthohlen, danach Schweigen. Ich konnte mir vorstellen, wie Kevin sich beherrschte, mich nicht ebenfalls anzuschnauzen.

Ein paar Sekunden lang sagte keiner etwas. Ein Düsentriebwerk röhrte, und ich malte mir Sitzreihen mit Passagieren aus, die sich mit an Bord gereichtem Essen den Bauch vollschlugen, während sie über meinen Kopf hinweg in ihren Gold-Coast-Urlaub sausten. Die Glücklichen.

»Also«, sagte Kevin nach einer Weile, »wie hat er diese Magersucht deiner Meinung nach denn bekommen?«

Jetzt wurde es kritisch. Ich war bereit, als Grund für Riches Krankheit herzuhalten. Schließlich konnte er kein beliebiges Opfer eines zufälligen Schicksals sein. Zudem schien es mir so, dass es uns vielleicht gelingen würde, die Auswirkungen rückgängig zu machen, wenn wir die Ursache herausfanden. Dahinter stand keine besondere Logik, denn selbst, wenn man ein Auto vom zerschmetterten Bein eines Mannes hebt, muss er dennoch operiert werden. Aber mich hatte es wie aus heiterem Himmel getroffen, im wahrsten Sinne des Wortes.

Meine alte Harrison-Ausgabe beschrieb die Krankheit als eine »Störung bis dahin gesunder heranwachsender Mädchen, die als Ergebnis freiwilligen Hungerns abmagern«. Drei mögliche Gründe wurden genannt. Als erster »das Bedürfnis, sich von einem restriktiven familiären Umfeld loszureißen«. Starke Mütter wurden als besonderes Problem erachtet, und soweit ich wusste, bestand diese Theorie im Jahre 2002 immer noch. Als zweite Ursache galt die Depression. Die dritte, »eine Anomalität im Sättigungszentrum des Hypothalamus«, schloss ich direkt aus, da der Autor schrieb, der Beweis für diese Theorie sei nicht überzeugend. Folglich blieben Depression und … nun ja, ich. Das sah nicht gut aus. Schließlich war Harrison die Autorität schlechthin.

Kaum hatte ich mit dem Finger auf mich selbst gezeigt, als ich auch schon nach einem Weg suchte, mein Gewissen reinzuwaschen. Ich ertrug den Gedanken nicht, meinen Sohn eventuell geschädigt, krankgemacht zu haben – meinen wundervollen, edelmütigen kleinen Jungen mit all seiner Ernsthaftigkeit und Leidenschaft fürs Leben. Selbst wenn es unbeabsichtigt geschehen sein sollte. Kevin andererseits hatte mehrfach versucht, Riche dazu zu bringen, sich nur um des lieben Friedens willen bei seiner Mutter zu entschuldigen, obwohl Riche nichts Böses getan hatte, außer seine Meinung kundzutun, soweit ich das beurteilen konnte. Dabei war er unglücklicherweise mit seiner Großmutter, die eine andere Auffassung als er vertrat, aneinandergeraten, und zu allem Überfluss war diese Auseinandersetzung sehr hässlich geworden. Leider war eine Versöhnung der beiden nicht in Sicht, ganz im Gegenteil: Jede Einmischung von außerhalb, sei sie von Kevin oder von mir, hatte bislang eher Wasser auf die Mühlen des Streits gegossen, anstatt die Wogen zu glätten. Musste nicht der fortwährende Stress durch diese Geschichte als wahrscheinlicherer Grund für Riches Krankheit betrachtet werden? Sicher hatte Kevin Riche nicht schaden wollen, aber schließlich wussten wir alle, dass er die Sensibilität eines Holzklotzes besaß.

Und dann kam mir wieder die Sache mit den starken und strengen Müttern und magersüchtigen Töchtern in den Sinn. Wenn strenge Mütter wirklich Magersucht bei den Töchtern verursachten, dann konnten strenge Väter doch vielleicht den gleichen Effekt auf Söhne haben. Ich hatte nichts über eine derartige Theorie gelesen, doch für mich ergab sie Sinn, und ich griff danach wie nach dem rettenden Strohhalm. Natürlich konnte ich nicht leugnen, dass ich ebenfalls Fehler gemacht hatte. Aber selbst, als ich mir Gedanken über den Einfluss der militanten Diät machte, die ich meinem Vater auferlegt hatte, durfte ich mich damit entschuldigen, dass ich damit zum ersten Mal straffällig geworden war. Andere Frauen redeten die ganze Zeit über Diäten, und ich konnte nicht erkennen, dass ihre Kinder dahinsiechten. Andere Mütter zogen mit ihren Kindern von einer Stadt in die andere, manchmal sogar mehrmals hintereinander und über Jahre hinweg, dennoch begannen diese nicht zu hungern. Was den Vorwurf der starken Mutter betraf, der mich auf diesen Gang nach Canossa geschickt hatte, nun ja, ich vertrat durchaus feste Meinungen. Aber meinen Kindern gegenüber war ich nicht herrisch. Ich hatte gern Spaß mit ihnen. In unserem Haus kam das Lachen wahrlich nicht zu kurz.

Blieb also nur noch Kevin als Hauptanteilseigner, wenn es um Schuld ging.

Heute, mit dem Blick in die Vergangenheit, erkenne ich, dass es vor allem eine Möglichkeit war, sich einen Reim auf eine scheinbar zufällige Situation zu machen. Doch damals bedeutete es für mich eine enorme Erleichterung, ein Argument zur Hand zu haben.

»Wie er die Magersucht bekommen hat?«, schimpfte ich los. »Vielleicht hat es ja mit dir und deiner Mutter zu tun!«

Stille. Ich stellte mir Kevin in seinem Büro im sechsundfünfzigsten Stock des MLC Centre vor. Die meisten seiner Kollegen waren bereits nach Hause gegangen, doch Kevin saß noch an seinem Schreibtisch, umgeben von den Trophäen einer langen und erfolgreichen Karriere als Investmentbanker, und arbeitete bis in die Nacht hinein an einem Dokument für den einen oder anderen Klienten. Schaute er jetzt gerade auf den Bildschirm seines Computers? Oder starrte er durch das Fensterglas nach draußen, fasziniert von der Lichterkette, die sich entlang des Hafens von Sydney wand, während er über meine Anschuldigung nachdachte? Er hasste meine analytische Ader, die Art und Weise, wie ich über die Details unseres Leben sinnierte. Und er wusste, dass er mir verbal nicht gewachsen war – eine Situation, die ich auszunutzen pflegte, wie ich nur mir selbst gegenüber eingestand. Es war mein Mittel, das Gleichgewicht in unserer Beziehung wiederherzustellen: den äußerst erfolgreichen Geschäftsmann, der First Class reiste und in Fünf-Sterne-Hotels abstieg, auf eine Stufe mit der nichtberufstätigen Mutter zu stellen, die in der Welt ihres Mannes unsichtbar blieb.

Kevin gab irgendein Geräusch der Irritation von sich. Und dann: »Was willst du damit sagen?«

»Riches Auseinandersetzung mit deiner Mutter. Das hat mich aufgeregt, und sie auch – Himmel, Arsch und Zwirn! Aber für ihn muss es weitaus schlimmer gewesen sein. Er war erst neuneinhalb. Und du hast ihn dermaßen unter Druck gesetzt, sich zu entschuldigen. Hast du überhaupt eine Ahnung, wie das für ihn war?«

»Jetzt bitte nicht schon wieder das!«

»Nicht schon wieder *das*?«

Was war nur los mit meinem schwachköpfigen Mann? In diesem Moment erschien mir Kevins monatelanger Entschuldigungs-Feldzug wie ein *unmittelbarer* Auslöser von Riches Krankheit. Und wenn man etwas Falsches getan hatte, dann entschuldigte man sich und nahm die Strafe entgegen – was in diesem Fall meine zeitlich gut abgestimmten Gedächtnisstützen für sein Fehlverhalten waren –, bevor einem vergeben wurde.

»Dann ist es also *mein* Fehler?« Kevin atmete lange und heftig aus. Er klang müde.

»Was meinst du denn?« *Mein* Fehler konnte es ja offensichtlich nicht sein. Ich war Riches Mutter.

»Ich habe mich wie ein Idiot benommen, stimmt's?«

Mein Schweigen genügte als Antwort.

»Also wirst du mit ihm zum Arzt gehen?«

»Erst wenn ich den richtigen gefunden habe«, sagte ich. »Das geht nicht so einfach, wie du dir das vorstellst.«

»Er ist krank, folglich muss er zum Arzt. Mir erscheint das ziemlich logisch.«

»Du verstehst mich nicht«, meckerte ich. »Die meisten Ärzte würden Riche in ein Krankenhaus einweisen, weil ihnen nichts anderes einfällt, und soweit ich mich erinnere, beruhen die Krankenhausprogramme gegen Anorexie auf einem Bestrafungssystem. Die arbeiten dermaßen streng, dass Patienten Privilegien erst genießen, wenn sie an Gewicht zugenommen haben – also so und so viel Kilogramm, dann darf man duschen. Möglicherweise müsste er es sich erst verdienen, uns zu sehen oder sogar mit uns zu telefonieren. Das könnte Tage, wenn nicht Wochen dauern.«

Ich beschrieb ausführlich, wie es für Riche sein musste, in einer Psychiatrie-Abteilung voller Teenagermädchen zu sein, uns nicht sehen zu können, das Bett nicht verlassen zu dürfen. Ich war wild entschlossen, sowohl dies zu verhindern als auch eine bessere Behandlungsform zu finden. »Er ist gerade mal elf.«

»Wenn es erforderlich ist, um ihn gesund zu machen –«

»Selbst dann muss es nicht zwangsläufig helfen! Diese Krankheit kann sich jahrelang hinschleppen. Und trotzdem könnte er sterben.«

Wums! Endlich hatte ich meine größte Angst ausgesprochen. Es ging nicht einfach nur um schlechten Appetit, es ging um eine lebensbedrohliche Krankheit. Die Patienten starben in der akuten Phase, sie starben aber auch nach Jahren der Krankheit, manchmal nach mehrmaligen und letztlich uneffektiven Einweisungen ins Krankenhaus, manchmal an den Spätfolgen. Insgesamt lag die Todesrate bei zehn bis zwanzig Prozent, der höchsten unter allen psychiatrischen Erkrankungen. Riche konnte in einer Statistik enden.

Mich schauderte es. Ich durfte den Gedanken nicht zulassen. »Es muss einen besseren Weg geben. Ich weiß nicht … Ich habe vor Urzeiten in einer Zeitschrift einen Artikel über ein Mädchen gelesen, das zur Behandlung nach Übersee gegangen ist, nachdem die Ärzte hier gescheitert sind. Vielleicht kann ich etwas darüber herausfinden.«

»Du solltest dich ein bisschen beeilen bei deiner Recherche. Was sollen wir Andy und Louise erzählen?«

»Die Wahrheit. Es bringt doch nichts, damit hinter dem Berg zu halten.« Mir war alles andere als wohl bei dem Gedanken an diese Gespräche.

»Ich vermisse dich.«

Gab es da eine Diskrepanz zwischen der Bedeutung der Wörter und dem Tonfall in Kevins Stimme?

»Wirklich? Versprich mir etwas. Schreib uns niemals ab.«

Darin bestand mein Dilemma: Sobald ich zu kämpfen aufhörte, fühlte ich mich verletzbar. Ich hatte das Gefühl – ich hatte immer das Gefühl gehabt –, versagen zu können. Und der Preis eines Versagens überstieg diesmal jede Vorstellungskraft.

»Das werde ich nie tun.« Jetzt klang er ernsthaft. »Du bist es doch, die immer abhauen will. Nach dem nächsten Bonus werde ich in den Ruhestand gehen, und dann sind wir alle zusammen.«

»Kommst du übers Wochenende nach Hause?«

»Sicher. Freitagabend. Pünktlich zum Abendessen. Mach dir keine Gedanken, es wird schon alles wieder gut werden.«

Nachdem wir das Gespräch beendet hatten, schaltete ich das Telefon aus und lehnte mich nach hinten. Die oberste Treppenstufe drückte mir ins Kreuz. Kevin hatte mir zwar die grundsätzliche Entscheidung überlassen, wie wir vorgehen konnten, aber ich musste sie ihm plausibel machen, und er musste zustimmen. Und das Krankenhaus war der falsche Ort für Riche, zumindest wenn es in Form einer monatelangen Einweisung daherkam. Da war ich mir sicher. Noch.

*

Später schlich ich auf Zehenspitzen ins Schlafzimmer meiner Mutter. Sie schlief allein, seitdem ihre Inkontinenz meinen Vater aus dem gemeinsamen Bett und in einen Wohnanhänger vertrieben hatte, den ich durch das Studium diverser Anzeigenblättchen aufgetrieben hatte. Die mobile Hütte war bonbonrosa und hatte vorher als Billigpuff ihren Dienst getan.

Meine Mutter lag auf der Seite, mit dem Gesicht zur Wand. Sie schien zu schlafen, doch als ich ihr die Decke zur Schulter hochzog, drehte sie ihren Kopf, und die linke Gesichtshälfte lächelte mich an. Die Muskeln der rechten Hälfte blieben schlaff.

»Gute Nacht, Norma.«

»Ich bin's, Mandy«, sagte ich. »Deine Tochter.«

»Natürlich. Wieso bist du immer noch hier?«

»Ich wohne hier«, sagte ich. »Zeit zu schlafen, Mum. Träum was Schönes.«

Ich beugte mich zu ihr hinab, roch die Mischung aus Talkumpuder und Urin und gab ihr einen Kuss auf die feuchtkalte Stirn.

Im Nebenzimmer wirkte Louise, die mit offenen Augen

schlief und das Weiße ihrer Augäpfel sehen ließ, wie jemand, der zwischen Schlaf und Wachzustand taumelte. Andy hatte seine Bettdecke abgeworfen und sich mit gespreizten Beinen ausgebreitet, während ihm ein Speichelfaden die Wange hinablief. Beide Kinder rührten sich nicht, als ich das kleine Licht ausmachte. Durch das Wohnzimmer schlich ich zum Arbeitszimmer und öffnete die Tür. Ein Lichtbalken fiel auf Riches Gesicht und Oberkörper. Er lag in seinem Bett, warf sich hin und her, stöhnte leise und krallte sich mit den verzweifelten Bewegungen eines verängstigten Tieres in seiner Decke fest. Ich betrachtete ihn lange, bevor ich mich zurückzog.

5

Andy hört seit jeher Unannehmlichkeiten aus dem Klang meiner Stimme heraus, so auch, als ich ihm ankündigte, ich müsse mit ihm über Riche reden.

»Na guuut«, sagte er und zog den Vokal endlos in die Länge. Er legte die Zeichnung eines Schlosses zur Seite und schaute mich an, als sei ich der Henker. Meine Handflächen waren nass vor Schweiß.

»Weißt du, dass er die ganze Zeit trainiert und dabei nur ganz wenig isst?«

Andy nickte. Eine Hand umklammerte den Bleistift, mit der anderen stützte er sein Kinn. Der Ellbogen ruhte auf dem Tisch.

Ich zog die Schlinge etwas fester. »Papa und ich glauben, dass er vielleicht Magersucht hat.«

Peng! Der Henker stößt den Hocker weg. Das Kind sieht seine Zukunft am Galgen baumeln.

»Weißt du, was das bedeutet?«

»Ungefähr.« Sein Gesicht war kalkweiß. Er atmete flach. Der Bleistift fiel ihm fast aus der Hand.

»Er ist sehr krank. Eine Stimme in seinem Kopf sagt ihm, dass er furchtbar fett ist, deshalb kann er nichts essen. Er kann nichts dafür.«

Ich war auf der Zielgeraden, das Atmen fiel mir wieder leichter.

Tränen strömten Andy über das Gesicht, herzzerreißende Sturzbäche der Trauer. »Wie wollt ihr ihn denn wieder gesund machen?«

»Ich weiß nicht. Aber wir schaffen es.«

Ich beugte mich zu ihm hinunter, umarmte ihn und bemühte mich um ein weniger quälendes Thema. Mein Blick fiel auf die Zeichnung mit dem Schloss, die Brustwehr eher sägezahn- als zinnenartig. »Das sollte die Sarazenen abhalten. Mach es doch fertig.« Ich gab ihm einen Kuss und machte mich auf den Weg, um Louise abzuholen.

Meine sechsjährige Tochter hatte ihre Kindergarten-Welt mit imaginären Elefanten und kleinen Holzhäusern für heute verlassen, saß auf dem Rücksitz, umklammerte ihren Barbie-Rucksack und hörte sich meine Erklärung an.

»Aber er ist doch überhaupt nicht fett.« Ihr Gesicht, das ich im Rückspiegel sah, war ein einziges Fragezeichen. »Er ist total dünn!«

»Ich weiß«, sagte ich. »Das ist ja das Verrückte.«

»Spielst du mit mir, wenn wir nach Hause kommen?«

»Heute nicht. Tut mir leid, Liebling, ich bin nicht in der Stimmung, irgendwelche Spiele zu spielen.«

»Das macht nichts«, sagte Louise. »Dann spiele ich eben mit Andy. Und zu Riche werde ich auch nicht gemein sein. Was gibt's zum Nachmittagstee?«

Das war es dann für sie. Zumindest glaubte sie es.

*

Wenn ich meinen Kindern doch nur hätte versprechen können, dass Riche im Nullkommanichts wieder auf dem Damm sein würde. Doch nachdem ich mir eingestanden hatte, dass er krank war, sah ich nichts anderes mehr, als dass er immer kränker wurde. Und ich gab mir jede Mühe, die Besonderheiten dieses fürchterlichen Übels kennenzulernen.

Mit eigenen Augen hatte ich die Magersucht nur ein einziges Mal gesehen, bei einem Mädchen, das während meines dreimonatigen Psychiatrie-Praktikums in den Achtzigerjahren eingeliefert wurde. Es entsprach dem klassischen Bild: im Teenageralter, aus einer privilegierten Familie stammend, die sich die Kosten einer Privatschule leisten konnte, begabt und sportlich, innerhalb der Schülerschaft in einer Führungsrolle. Die Welt lag ihr zu Füßen, und in eben diese Füße schoss sie sich selbst, indem sie das Essen verweigerte. Die Eltern waren die klassischen Bösewichte und übten Druck auf die Tochter aus, um ihre hohen Erwartungen erfüllt zu sehen, sie kontrollierten jeden ihrer Schritte wie bei einer Puppe, als verlängerter Arm ihrer eigenen verhinderten Ichs. Während all der Gespräche bei den Visiten hörte ich aufmerksam zu, sprach aber nie selbst mit dem Mädchen. Für eine Ärztin im Praktikum wie mich war sie außer Reichweite, sie war ein Fall für die Fachärzte. So beobachtete ich ihr Leben unter Überwachung und ohne Privatsphäre aus der Ferne. Sah zu, wie jeder einzelne ihrer Schritte notiert wurde. Betrachtete ihren ausgemergelten Körper. Hörte ihr gequältes Wehklagen, wenn ihr eine transnasale Magensonde durch ein Nasenloch eingesetzt und die Kehle hinabgeschoben wurde. Ich bemitleidete sie in ihrer Isolation.

Dieses Mädchen machte mir Angst. Wie konnte jemand eine goldene Zukunft wie die ihre einfach so wegwerfen? Natürlich weiß ich heute, dass sie krank war und kein grässliches Spiel russischen Roulettes mit ihrem Leben spielte. Als mein Praktikum endete, war sie immer noch in der psychiatrischen Abteilung.

In jüngerer Zeit hatte es das Mädchen aus dem Zeitschriftenartikel geschafft, in meinem Gedächtnis hängen zu bleiben. Bronte Cullis, an deren Namen ich mich zunächst nicht mehr erinnern konnte, die aber eine wichtige Rolle in unserem Leben spielen sollte. Ich wusste noch, dass Bronte mehrfach in ein Krankenhaus eingeliefert und wieder entlassen und dass sie jahrelang über eine transnasale Magensonde ernährt worden war, bevor ihre Eltern, die das Gefühl hatten, das australische Gesundheitssystem sei damit überfordert, sie in eine Klinik in Kanada schickten, um ihr Leben zu retten. Jan Cullis, die Direktorin der Klinik in Brisbane, in der ich mich einige Zeit danach mit Riche einfinden sollte, erzählte mir später Geschichten über die Krankenhausaufenthalte ihrer Tochter. Im Endeffekt liefen sie nach einem vorhersagbaren Schema ab: Einlieferung ins Krankenhaus zur Gewichtszunahme, danach Entlassung, Gewichtsverlust, erneute Einlieferung. Während der Krankenhausaufenthalte lernte Bronte von Mitpatientinnen spezielle Tricks für Magersüchtige, zum Beispiel das Verdünnen der Magensondenflüssigkeit, das Abknicken des Schlauchs oder den direkten Angriff auf das Übel: das Entfernen des Schlauchs.

Jan sagte, sie habe oft das Gefühl gehabt, ihre Tochter werde für etwas bestraft, das außerhalb ihrer Kontrolle stand. Zu Weihnachten nahm das Personal Bronte einmal sämtliche Bücher und Zeitschriften weg und verbot ihr das Fernsehen, sodass sie nichts hatte, womit sie sich beschäftigen konnte, bis Jan mit einem Buch auftauchte und ihrer Tochter daraus vorlas, ungeachtet der Proteste des Personals.

Brontes Erfahrungen nur ein paar Jahre vor Riches Erkrankung bestätigten meine eigenen Beobachtungen und hinterließen zwei starke Eindrücke von der Krankenhausbehandlung der

Magersucht: Sie war brutal und half nicht. Zudem hatte ich den Verdacht, dass sich seit Brontes Behandlung kaum etwas geändert hatte, und dieser Verdacht sollte sich als im Großen und Ganzen als berechtigt herausstellen. Ein paar Jahre nach Riches Erkrankung erkrankte ein Mädchen aus Mullumbimby an Magersucht. Es landete im Lismore Hospital, wo ihm, wie ich hörte, Telefonanrufe und Besuche von Freundinnen verwehrt wurden, bis es an Gewicht zugelegt hatte. Falls es wirklich Krankenhäuser mit anderen Praktiken gegeben haben sollte, hörte oder las man nichts von ihnen.

Irgendwann, lange Zeit nachdem mein Sohn an der Anorexie erkrankt war, machte ich eine Behandlungsform ausfindig, bei der Familien unterstützt wurden, die sich zu Hause um Magersüchtige kümmerten, solange diese medizinisch gesehen stabil waren. Doch diese Entdeckung war noch Monate vom jetzigen Zeitpunkt entfernt, an dem ich mir gerade einmal eingestanden hatte, dass mit Riche nicht alles in Ordnung war. Ich sollte auch feststellen, dass eine zweiundzwanzig Jahre alte Ausgabe von Harrisons »Innerer Medizin« nicht das geeignete Buch für den derzeitigen Stand der Magersuchtbehandlung war. Allerdings war es alles, was ich zu jener Zeit zur Verfügung hatte. 2002 hatten wir kein Internet im Cottage – die Technologie war mir insgesamt ziemlich fremd –, und die nächsten vernünftigen Bibliotheken befanden sich in Brisbane, über hundertfünfzig Kilometer entfernt. Aber obwohl Harrisons Nachschlagewerk veraltet war, lag es bei meinem Sohn mit der zweiten und dritten Ursache für die Magersucht, der Depression und der Anomalität im Sättigungszentrum des Hypothalamus, nicht vollständig daneben. Wenn ich es nur besser gewusst hätte! Das »restriktive familiäre Umfeld« und die »starken Mütter« sollten sich da als weitaus strittiger erweisen.

Doch zu diesem Zeitpunkt der Geschichte wusste ich noch nichts darüber. Es war mehr mütterlicher Instinkt, der mir sagte, dass das Krankenhaus nicht der richtige Ort für Riche war. Ich wusste, dass er sehr krank war und dass eine Einweisung in eine Einrichtung nahezu unvermeidlich war, wenn ich mit ihm zum Arzt gehen würde.

Dieser Gedanke versetzte mich in Angst und Schrecken. Mir war klar, dass ich eine bessere Lösung finden musste.

6

Kevins zehn Jahre alter Mercedes hielt unter dem Carport, der Beifahrersitz war zurückgelegt, um Platz für ein Surfbrett zu schaffen. Mein Mann stieg aus und warf den Neoprenanzug zum Trocknen über die Eingangspforte. Er blieb noch ein paar Minuten stehen und machte Dehnübungen in der frühen Morgensonne. Für vierundvierzig wirkte Kevin kräftig und muskulös, mit dem enormen Bizeps und den breiten Schultern eines Surfers. In seinem hellbraunen Haar zeigten sich viele weiße Strähnen, und die ausgeprägten Konturen seiner Wangenknochen waren weicher geworden, doch die Leute schätzten ihn regelmäßig immer noch für zehn Jahre jünger, als er war. Mir passierte dies nie. Die ältere Frau im Leben eines Mannes zu sein, wenn man in Wirklichkeit anderthalb Jahre jünger ist, war nicht so lustig. Er beendete seine Dehnübungen, kam ins Haus und lächelte mich an.

»Du bist schon auf?« Seine Stimme hatte diesen harten, etwas grellen Klang, der mir sagte, dass er müde und grantig war, aber entschlossen, es nicht zu zeigen. »Ich wollte dir gerade Kaffee ans Bett bringen.«

»Ich konnte nicht schlafen.«

Schlaflosigkeit hatte mich während der letzten zwei Wochen begleitet, seit meine Freundin dieses gefürchtete böse Wort gesagt hatte. Ich faltete ein Handtuch und legte es neben den Stapel auf dem Tisch.

Minnie kam aus dem Garten hereingelaufen und sprang an Kevin hoch. »Hallo, Minnie! Was tut der liebe Hund?« Kevin beugte sich mit zusammengekniffenen Lippen und Augen hinab und holte sich eine feuchte und begeisterte Dosis Hundeliebe ab. »Er ist nass.«

»Minnie ist eine Sie, kein Er.« Mein Einwand kam ganz automatisch. Drei Hunde hatten wir jetzt gehabt, alle weiblich, und er konnte sich immer noch nicht an das Geschlecht gewöhnen. »War das Surfen gut?«

»Geil! Der Righthander in Tallow Beach klappte fantastisch.« Er erzählte mir gern, er brauche das Surfen zum Stressabbau, was ich für eine Ausrede hielt, um mir nicht bei der Vorbereitung des Wochenendfrühstücks helfen zu müssen. Ich konnte einfach nicht begreifen, dass seine Sucht nach Endorphinen dasselbe war wie die absolute Notwendigkeit eines Morgenkaffees für mich. Jedenfalls war er meistens nicht mehr high, wenn er das Haus betrat. Dennoch hatten der Hormoncocktail und die Sonnenstrahlen dafür gesorgt, dass mein armer Gatte, ausgelaugt durch Arbeit, Pendelei und die Sorge um Riche, ein Lächeln im Gesicht zur Schau trug.

Er legte die Arme von hinten um mich. »Hat er etwas zu sich genommen?«

»Er sagt, er habe um fünf Uhr zwei Scheiben Brot gegessen. Ich glaube ihm nicht.«

»Was für eine Scheiße ist das eigentlich?« Kevin ließ mich los. »Er bringt sich um! Wir müssen endlich dafür sorgen, dass er mehr isst.«

»Wenn du ihn nicht zu zwingen versucht hättest, sich bei deiner Mutter zu entschuldigen, würde er sich jetzt nicht zu Tode hungern!«

Im selben Moment, als mir der Vorwurf aus dem Mund schoss, wollte ich ihn wieder zurücknehmen. Meine Mutter hatte mir immer gesagt, es höre sich an wie bei einem Fischweib, wenn ich die Stimme erhob. Wenn sie ihre fünf Sinne beisammengehabt hätte, wäre heute ein großer Tag für sie gewesen.

Doch Kevins befürchtet heftige Reaktion blieb aus. »Ich weiß. Es tut mir leid. Wenn ich das Rad der Zeit zurückdrehen könnte, würde ich es tun.« Er stockte. Als er wieder zu sprechen begann, klang er resigniert. »Aber ich kann es nicht, und wir müssen handeln.«

»Du hast eine Chance, indem du ihm das zweite Frühstück bringst. Gestern hat er es nicht angerührt. Schaute mich an, als hielte ich eine Bombe in der Hand.«

»In Ordnung.« Kevin richtete sich auf. »So schwer kann es doch nicht sein.«

Er ging in die Küche. Innerhalb weniger Minuten wehte der Geruch von Käsetoast zu mir herüber, und Kevin stiefelte mit einem Teller an mir vorbei. Sein Selbstvertrauen trug er wie einen unsichtbaren Umhang. Er klopfte einmal an Riches Tür und betrat dann das Zimmer.

Ich legte ein weiteres gefaltetes Handtuch auf den Stapel und wartete auf die Explosion. »RAUS AUS MEINEM ZIMMER!«, brüllte Riche eine Sekunde später laut genug, um bis zum Nachbargrundstück gehört zu werden. »Ich habe dir doch gesagt, dass du hier nicht reinkommen sollst!«

Kevin wich rückwärts aus dem Raum, schloss die Tür und vermied es, mir in die Augen zu schauen, als er wieder in die Küche trottete. Er nahm einen Bissen des Käsetoasts und gab Minnie ein Stück.

»Na, das lief ja hervorragend«, sagte ich. »Noch irgendwelche andere brillante Ideen?«

Ich wusste, wie ich klang, aber ich konnte es mir nicht verkneifen. Kevin hatte die besondere Gabe, in irgendeine prekäre Situation hineinzuplatzen und ganz sicher zu sein, eine Lösung bieten zu können – eine Angewohnheit, die die Kinder ebenfalls erkannt hatten. Einmal hatte die sechsjährige Louise mit in die Hüften gestemmten Händen und herausgestrecktem Bauch vor ihm gestanden und gesagt: »Vielleicht bist du der Boss von Merrill Lynch, aber der Boss dieser Familie bist du nicht!«

Jetzt leckte er sich die Lippen und sagte: »Du bist die Ärztin.«

Da war etwas dran. Ich war Ärztin, doch das half uns nicht weiter. Sechs Jahre mit Steuergeldern geförderte Ausbildung waren für die Katz. Was sollte man unternehmen, wenn sich ein Kind weigerte, etwas zu essen?

»Soll ich ihm vielleicht den Käsetoast in den Rachen schieben und mich auf ihn setzen?«, sagte Kevin, nur halb im Scherz.

Ich hatte über französische Bauern gelesen, die den Gänsen das Futter mit Stangen in den Hals stopften, um sie für die Herstellung von Leberpastete zu mästen. Ich spielte kurz mit dem Gedanken, dasselbe mit Riche anzustellen, dann schüttelte ich den Kopf. »Selbst wenn wir ihm das Essen reinzwängen würden, würden wir ihn nicht dazu bringen können, es auch zu schlucken«, sagte ich. »Außerdem, wenn wir ihn zu sehr unter Druck setzen, machen wir die Sache vielleicht nur noch schlimmer.«

Ich dachte über das Thema Kontrolle nach und über etwas, das ich einmal als Studentin gelesen hatte: Magersucht als Ablenkungsmanöver. Während meines Studiums hatte ich gelernt, dass Teenager, die sich von ihren Eltern zu sehr kontrolliert fühlten, die ihrer Meinung nach einzige Sache in ihrem Leben wählten, die sie selbst kontrollieren konnten: die Menge an Essen, die sie zu sich nahmen. Eine Auffassung, die auch in der restlichen Bevölkerung weit verbreitet war. Allerdings glaubte ich nicht, Riche habe bewusst beschlossen, das Essen zu verweigern. Tatsächlich schien es sich mir bei seiner Magersucht eher um Kontrollverlust zu handeln. Gewiss, er hatte sich schon früh entschieden, Vegetarier zu werden, doch irgendwann hatte sich die Situation verändert. Da ich den graduellen Abstieg in eine Krankheit hatte beobachten können (eine Phase, die Ärzte und Psychologen gemeinhin nicht miterleben), verstand ich, dass Riche jetzt nicht mehr in der Lage war, die Stimme in seinem Kopf zu kontrollieren, die ihm sagte, er sei zu fett. Jedes Verhalten, das für uns nach Kontrolle aussah, war ein unmittelbares Ergebnis seines wahnhaften Denkens: Er *musste* sein Umfeld kontrollieren, was die Familie einschloss, um sich gegen die furchtbare Bedrohung durch Kalorien zu wappnen.

Während ich dies dachte, fragte ich mich gleichzeitig, und dies war der Punkt, an dem meine Gedanken durcheinandergerieten, ob Riche die Krankheit als *unbewusstes* (und daher schuldloses) Mittel der vermeintlichen Kontrolle entwickelt hatte, als Antwort auf seine kontrollbesessenen Eltern. Sollte dies der Fall sein, würde der Versuch, ihn zum Essen zu zwingen, das Problem natürlich vergrößern – eine Schlussfolgerung, die ich heute als das kognitive Äquivalent des Atheisten betrachte, der niederkniet und betet, wenn er in Nöten ist. Für alle Fälle.

»Er wird sterben, wenn wir nichts unternehmen.« Kevin reichte mir das letzte Stück Käsetoast. »Möchtest du auch einen Bissen?«

Ich schüttelte den Kopf. *Er wird sterben.* Möglich. Es war wahr. Zwischen zehn und zwanzig Prozent. Die Zahlen marschierten leise in meinem Verstand herum. Doch statt mich zu motivieren, peitschten die Statistik und Kevins Äußerungen mein Gehirn zu einem Nervensturm hoch, der es mir unmöglich machte, überhaupt noch einen klaren Gedanken zu fassen.

Die Tür zum ehemaligen Arbeitszimmer ging auf, und Riche kam heraus, eine bösartige, geisterhafte Gestalt. Er ging zu seinen Sandalen an der Eingangstür, jeder Schritt langsam und vorsichtig, als könnte sich der Fußboden plötzlich vor ihm auftun und ihn verschlingen. Dann schlüpfte er in seine Sandalen, ohne sich die Mühe zu machen, die Riemen über seine Hacken zu ziehen. Ohne ein Wort zu sagen, machte er sich zu einer weiteren Kalorien verbrennenden Mission auf.

»Hast du das gesehen?«, fragte ich. »Das ist eine seiner neuesten Angewohnheiten. Er berührt die Riemen seiner Sandalen nicht mehr. Ich frage mich, weshalb.«

»Er ist verrückt!« Kevin hob die Hände zu einer abwehrenden Gebärde. »Er praktiziert eine langsame, perfide Form des Selbstmords.«

»Er nimmt überhaupt nicht wahr, dass er sich selbst umbringt.« Dessen war ich mir hundertprozentig sicher. »Er ist lediglich davon überzeugt, überflüssigen Speck loszuwerden.«

»Also, du solltest möglichst schnell eine Antwort finden. Von selbst hört er damit nicht auf.« Kevin schloss die Geschirrspülmaschine. »Ich mache den Hühnerstall sauber, falls du mich brauchst.«

*

Kevin hatte immer nachgegeben, wenn es um Entscheidungen ging, die die Kinder betrafen, angefangen bei der Frage, wann wir sie bekommen sollten. Von da an pflegten wir eine klare, aber unausgesprochene Abgrenzung unserer Aufgabenbereiche. Kevin war der Brötchenverdiener. Er hatte seine kometenhafte Karriere und den Tatendrang. Ich beschloss, dass ein beruflicher Durchmarsch innerhalb einer Familie reichte, daher hatte ich meine Ambitionen als Medizinerin, die ich nie gern gewesen war, aufgegeben und war zur nichtberufstätigen Mutter und Hausfrau geworden.

Selbst als wir noch in Sydney gewohnt hatten, hatte Kevin außer an Wochenenden nicht viel von den Kindern mitbekommen. Er war zur Arbeit gefahren, bevor sie aufgestanden, und zurückgekehrt, nachdem sie zu Bett gegangen waren. Er war in die USA oder nach Europa gereist, oft für Wochen. Wenn er zurückgekommen war, hatte er stets die neueste Barbiepuppe und Pokémonfigur aus New York oder, was häufiger der Fall war, aus dem Kofferraum meines Autos mitgebracht. Ich hatte die Sachen für die Kinder im örtlichen Spielwarenladen gekauft und sie dann für Kevin im Wagen gelassen, damit er sie auf dem Weg zur Haustür mitnehmen konnte. Während Kevin ungekrönte Könige der Geschäftswelt getroffen hatte, hatte ich Elternabende besucht, Kinderklamotten in dreifacher Ausführung gekauft und Hüpfburgen für Geburtstagsfeiern gebucht. Während ich eine Galmei-Lotion auf Windpocken getupft hatte, hatte Kevin in der Türöffnung stehend mit seinem Handy am Ohr zugesehen. So war ich weder überrascht noch unzufrieden, dass er von mir erwartete, nach der Antwort auf die aktuelle Krise zu suchen. Es war das, was wir beide wussten und kannten.

Dennoch hatte er recht. Riche würde nicht von selbst aufhören. Ich musste eine Lösung finden. Und ich dachte immer noch, die Lösung sei wahrscheinlich in der Ursache zu finden. Vermutlich glaubte ich auch, es sei ein bisschen wie Klempnerei. Die Verstopfung beseitigen, die undichte Stelle schließen und Simsalabim – schon ist das Rohr wieder in Ordnung.

Einstweilen hätte ich gern einen entgegenkommenden Arzt gefunden, der Riche für ein oder zwei Wochen in ein Krankenhaus einweisen wollte – zur intravenösen Rehydration und nasogastrischen Ernährung, um ihn zu stabilisieren –, während ich mir über den nächsten Schritt klar werden konnte. Soweit es mir bekannt war, existierte diese Möglichkeit in Australien aber nicht. Es gab nur alles oder nichts. Riche konnte ambulante psychiatrische Behandlung bekommen, oder das medizinische Establishment würde mit einem nicht verhandelbaren Paket wochen- oder sogar monatelanger Hospitalisierung einschreiten, mit allem, was das nach sich zog.

*

Die Sohlen von Riches losen Sandalen klatschten auf den Holzboden des Wohnzimmers. Er keuchte, und Schweiß glänzte auf seinem Gesicht – er war totenbleich trotz eines stundenlangen Fußmarsches in der Hitze. Es war Mitte Oktober, und die Quecksilbersäule stieg bereits. Wir mussten uns auf einen Sommer mit Affenhitze gefasst machen.

»Du siehst aus, als wäre dir heiß«, sagte ich. »Hol dir etwas Wasser. Du trinkst nicht genug.«

»Ich habe keinen Durst«, erwiderte er. »Ich habe schon ein paar Gläser Wasser getrunken, bevor du aufgestanden bist.«

Das klang nicht gerade glaubwürdig, doch ich wusste nicht, was ich tun sollte. Daher bereitete ich eine kleine Schüssel mit

Spinat und Ricotta-Ravioli zu und brachte es ihm als Mittagessen. Er ließ das Comicheft sinken und blickte von seinem Futonbett zu mir hoch.

»Willst du heute Nachmittag zum Zirkustraining gehen?«, fragte ich.

Schon als ich es sagte, wusste ich, dass es eine schlechte Idee war, doch der kleine Teil in mir, der nicht nach metaphorischen Blockaden oder Aussetzern suchte, klammerte sich an die Hoffnung, dass ihn die Teilnahme an Aktivitäten mit anderen aus seiner Krise herausholen würde.

»Es ist zu heiß. Ich glaube, ich bleibe lieber zu Hause.« Er wand sich, während er sprach, und schaute zur Seite, daher hatte ich das Gefühl, dass er mich anlog.

Zehn Minuten später verschwand er ungeachtet der glühend heißen Sonne in Richtung seiner Regenwald-Strecke und ließ die Hälfte des Mittagessens unberührt auf dem Fußboden zurück. Nach seinem Marsch ging er schnurstracks ins Badezimmer. Dem Geräusch fließenden Wassers folgte das Knarren der Wäscheschrank-Tür. Ich ging hinein, um nach ihm zu sehen, und hielt mir die Nase zu, weil die Windeln meiner Mutter furchtbar stanken. Riche trocknete seine Hände an einem Handtuch im Wäscheschrank ab.

»Das ist doch albern, was du da tust«, sagte ich, »und es macht mir nur zusätzliche Arbeit. Was stimmt denn nicht mit dem Handtuch neben dem Waschbecken?«

Unser Schiff mochte im Sinken begriffen sein, aber Herrgott, es würde mit einem penibel geordneten Wäscheschrank untergehen!

»Es ist dreckig. Andere benutzen es.« Riches Stimme war monoton, er wirkte niedergeschlagen. Als er fertig war, schlug er die Schranktür mit dem Fuß zu. Dann bewegte er sich seitlich an mir vorbei nach draußen, aus irgendeinem Grund vorsichtig darauf bedacht, weder die Wand noch mich zu berühren.

*

Mein Vater machte den naheliegenden Vorschlag, ich solle Riche wiegen. Wir besaßen keine eigene Waage, denn bis vor Kurzem war Körpergewicht in unserem Haushalt kein Thema gewesen. Doch Riche zu wiegen schien eine gute Idee zu sein, daher ging ich einkaufen. Ich stellte die neue Waage direkt vor den Kamin im Wohnzimmer.

Als Riche von seinem täglichen Marsch zurückkam, trieb ich ihn in die Ecke und zeigte auf die Waage. »Steig drauf!«

Er tat es – er schien mir sogar gern zu gehorchen.

Ich schaute ihm über die Schulter auf die Anzeige. »Fünfundzwanzig Kilogramm?« Mir wurde übel. »Innerhalb von acht Wochen hast du vier Kilogramm abgenommen. Louise wiegt fast ebenso viel wie du, und sie ist fünf Jahre jünger. Was zum Teufel ist los? Kapierst du nicht, dass du essen musst?«

»Ich esse doch. Hör auf zu meckern. Ich mache noch einen Spaziergang.« Riche stieg von der Waage, und mit stahlhartem Blick machte er sich davon.

*

Kevin und ich gerieten regelmäßig aneinander, und das begann immer mit der Frage: »Warum gehst du nicht mit ihm zum Arzt?« In der Regel endete es mit: »Das verstehst du nicht« oder »Du bist schuld daran«.

Während eines besonderen Gipfeltreffens entwickelte sich eine neue Variante. »Vielleicht ist er ja krank geworden, weil du mit ihm hier nach Byron gezogen bist«, sagte Kevin schnippisch. »In der Gegend wimmelt es von Vegetariern und Leuten mit seltsamen Diäten. Hast du mal darüber nachgedacht?«

Ich betrachtete ein zerkautes Hibiskusblatt. Kevin hatte recht mit den Diäten und Byron Bay. Es war nicht nur ein Mekka für Vegetarier, es war die glutenfreie Hauptstadt Australiens. Dann waren da die Leute, die sich ihrer Blutgruppe entsprechend ernährten – Gruppe A, und man brauchte dunkles Fleisch, Gruppe 0, dann benötigte man es nicht, oder vielleicht war es auch andersherum. Ganz zu schweigen von den Makrobiotikern, den Organikern und Biodynamikern. Wenn man sich in etwas hineinsteigern wollte, dann war man hier genau richtig.

»Erzähl doch keinen Blödsinn«, sagte ich. Ich dachte nicht daran, ihn so leicht davonkommen zu lassen. »Du suchst doch nur nach einer Ausrede.«

Die Wahrheit war, dass ich Kevin zwar glauben ließ, ich hielte ihn für den Schuldigen, doch insgeheim durchforstete ich unsere Vergangenheit unaufhörlich nach irgendetwas, das Riches Krankheit ausgelöst hatte. Und ich merkte, dass mich nichts vor dem Schmerz des Gedankens bewahren konnte, mein Name stünde eventuell auch auf der Liste. Der Faible für Diät-Besessenheit in dieser Region führte auf direktem Weg zu meinem impulsiven Umzug in den Norden, und die Diät, die ich meinem Vater verordnet hatte, nahm eine noch unheilvollere Tönung an. Kevin erschien immer weniger als Hauptanteilseigner, wenn es um die Schuld ging. Und diese Erkenntnis nagte an mir.

*

Eines Abends schlug Kevin vor, mit den Hunden einen Spaziergang auf unserem Regenwald-Weg zu machen. Wir wanderten schweigend unter dem Blätterbaldachin der Würgefeigen, Feuerradbäume und Bangalowpalmen. Von überhängenden Zweigen tropfte es herab, und der starke Geruch verrottender Pflanzenreste erfüllte die Luft. Kevin deutete auf einen dünnen roten Strich aus offen liegendem vulkanischen Erdreich, der sich durch das Gras zog. »Er marschiert jedes Mal auf exakt derselben Linie. Ist das nicht verrückt?«

Ich stellte einen Fuß auf den Strich und folgte ihm ein paar Meter, dann trat ich wieder ins Gras. »Die Götter mögen wissen, was in seinem Kopf vorgeht.«

Mein wundervoll offener Junge war zu einem paranoiden Geheimniskrämer geworden. Ich wusste, wenn ich ihn bitten würde, mir eine Erklärung für sein Verhalten zu geben, würde er mich angucken, als wollte ich ihm ein Staatsgeheimnis entlocken.

Kevin bückte sich, um eine Handvoll Wasserdost, ein Unkraut, auszurupfen. »Du bist wirklich davon überzeugt, ich sei an Riches Krankheit schuld, stimmt's?«

»Teilweise«, sagte ich, obwohl ich mich zu fragen begann, weshalb ein Streit mit seinem Vater Riche dazu bringen sollte, die Nahrung zu verweigern, während andere Kinder vielleicht einfach eine Stunde lang in der Ecke schmollten. »Du und die Sache mit deiner Mutter – das ist ein etwas zu großer Zufall.«

»Ich werde ihm sagen, dass es mit leidtut.«

Ich umarmte Kevin, zog ihn an mich und legte meinen Kopf an seine muskulöse Brust, während ich den salzigen Geruch seines Körpers einatmete. Wir hatten neunzehn Jahre unerwarteter Freuden und kleiner Betrügereien geteilt, die ein Eheleben mit sich brachte, und die ganze Zeit über hatte Kevin zu mir gestanden, den Blick fest auf unseren gemeinsamen Traum gerichtet. Ich dachte über die Möglichkeit nach, unsere Ehe könnte an Riches Krankheit zerbrechen, und tief in meinem Herzen wusste ich, dass ich es sein würde, die den Abgang machte.

Zurück im Cottage, klopfte Kevin an Riches Tür und betrat das Arbeitszimmer. Ich blieb in der Nähe und strengte mich an, ihrem Gespräch zu lauschen.

»Hör mal, Kumpel, es tut mir wirklich leid.« Kevin klang unbeholfen. »Ich hätte dich nicht auffordern sollen, dich bei meiner Mutter zu entschuldigen. Es war nicht dein Fehler.«

»Das sagst du bloß, weil Mum dich dazu gezwungen hat.« Riches Stimme war laut und wütend. »Du meinst es doch gar nicht ernst. Scher dich raus!«

Es dauerte nicht lange, und Kevin schloss die Tür hinter sich. Er spitzte die Lippen und atmete kräftig aus. Dann machte er einen Schritt auf mich zu und sagte leise: »Vielleicht würde es helfen, wenn ich meine Mutter dazu bringe, sich zu entschuldigen.«

Ich schenkte ihm einen dankbaren Blick, wobei mir klar war, wie groß sein Bammel vor einem derartigen Anruf sein musste.

Er nahm sein BlackBerry – sein heiliges Mobiltelefon – mit auf die Veranda. Als er zurückkam, sah er hoffnungsvoll und ein wenig erleichtert aus. »Mama war nicht zu Hause.« Er wickelte das Kabel des Kopfhörers um das BlackBerry und legte es auf den Kaminsims. »Ich habe mit Papa gesprochen. Er meinte, sie seien erwachsen, daher wären sie auch alt genug, sich zu entschuldigen.«

Da war er wieder, dieser bescheuerte Spruch, dass der Klügere am Ende eben doch nachgab. In meinen Augen war das etwas, was nicht in der Nähe von jemandem gesagt werden sollte, der ohnehin schon glaubte, er sei besonders klug. Dennoch wusste ich Kevins Bemühen zu würdigen. Auch seinem Vater war ich dankbar, und ich hegte große Hoffnung, eine Entschuldigung meiner Schwiegermutter würde vieles ändern.

*

Eine Woche darauf kam mein Vater von unserem Briefkasten zurück und wedelte mit einem kleinen weißen Kuvert, das in Perth aufgegeben und an Riche adressiert war. Dieser riss ihn auf und las schnell.

»Er ist von Oma. Sie schreibt: ›Es tut mir leid, dass du dich geärgert hast, weil wir in einigen Dingen nicht einer Meinung waren.‹« Er blickte finster hoch. »Das ist doch keine Entschuldigung!«

Insgeheim musste ich ihm recht geben. Riche zerknüllte den Brief, warf ihn auf den Tisch und ging in sein Schlafzimmer. Er versuchte die Tür mit dem Fuß zuzuschlagen, verlor aber das Gleichgewicht und wäre fast gefallen.

»Weshalb benutzt du nicht die Hand?«, fragte ich.

»So ist es einfacher.« Riche fing sich und trat erneut zu. Diesmal fiel die Tür ins Schloss.

Kurz darauf kam er wieder heraus, schlüpfte in die Sandalen und verschwand durch die Haustür. Das Programm seiner Trainingseinheiten und Übungen hatte sich im Laufe der letzten sechs Wochen verändert. Er hatte den Zirkus, die Kampfkunst und die Leichtathletik aufgegeben, verzichtete auf Liegestützen und Radschlagen zugunsten der Märsche im Regenwald – bis zu fünf Stunden am Tag. Er traute sich offensichtlich nicht, unser Grundstück zu verlassen.

Als er an diesem Nachmittag zurückkam, schleuderte er seine Sandalen weg – immer noch ohne die Hände zu gebrauchen – und stieg auf die Waage. Wie in Trance starrte er auf die Anzeige, dann ging er in sein Zimmer. Mittlerweile machte er das fünf-, sechs-, siebenmal am Tag. Aus lauter Angst war ich nicht in der Lage, die einzig richtige Entscheidung zu treffen und die Waage wegzuräumen.

Doch die Furcht hinderte mich nicht daran, zu der Erkenntnis zu kommen, dass meine Theorie, durch die Beseitigung der Ursache eine heilende Wirkung zu erzielen, zum Scheitern verurteilt war. Ich hatte meine Hoffnung auf die Kraft der Entschuldigungen von Kevin und seiner Mutter gesetzt, doch sie hatten nichts geändert. Die Lösung bestand nicht darin, einfach die Ursache zu beheben, genau wie das Reparieren eines lecken Rohrs keinen Wasserschaden beseitigte. Dies war der Grund, so beschloss ich, weshalb es Psychotherapie allein nicht gelingen würde, meinem Sohn auch nur zu einem einzigen Gramm mehr Fett auf den Rippen zu verhelfen. Es ging um Essen, das er augenblicklich brauchte, nicht um archäologische Ausgrabungen in seiner Seele.

Die Frage war allerdings: Wie sollten wir das Essen in ihn hineinbekommen?

7

To-do:

Therapeutin anrufen
Rechnungen bezahlen
Kfz-Steuer
Friseurtermin absagen

Wer hat schon Zeit für blonde Haarsträhnen? Ich nahm ein Glas Wein mit auf die oberste Stufe vor der Haustür, um mir Gedanken über den ersten Punkt auf meiner Liste zu machen, auch wenn ich wusste, dass ich Riches Marsch nutzen sollte, um das Abendessen vorzubereiten. Er fand inzwischen Gefallen daran, die Zubereitung des Essens zu überwachen, schwebte hinter mir, die Arme fest an die Seiten gepresst, um zu verhindern, irgendetwas zu berühren, den Kopf gesenkt, das mittlerweile fast bis zur Schulter reichende Haar nach vorn fallend und seinen mürrischen Gesichtsausdruck zur Hälfte verbergend. Trotz der dünnen und zerbrechlichen äußeren Erscheinung war seine Willenskraft immer noch unermesslich, ihn umgab beinahe so etwas wie eine Vibration, und zwar so sehr, dass ich häufig gar nicht mehr sah, wie ausgemergelt er inzwischen war. In Riches Nähe zu sein war wie die Beschattung durch einen Polizeiwagen, wobei Blaulicht und Sirene beim ersten Anzeichen einer möglichen Ordnungswidrigkeit aufheulten. Dies erfüllte seinen Zweck in bewundernswerter Weise. Es war unmöglich, zusätzliche Kalorien in Form von Öl oder Butter in irgendetwas zu schmuggeln, was ich kochte. Ich fragte mich, ob es nicht am besten wäre, ihn aus der Küche zu verbannen – aber würde das seine Angst nicht noch mehr vergrößern? Ich hatte beschlossen, das Problem zu umgehen und während seiner Abwesenheit zu kochen – bis ich mir auf die eine oder andere Weise mehr Klarheit verschafft hatte. Daher war jetzt der perfekte Zeitpunkt, um in die Küche zu gehen, denn Riche war nicht da. Vorher wollte ich mich aber endlich um einen Therapeuten kümmern.

Bislang hatte ich mich um keinerlei professionelle Hilfe bemüht. Es war mir nicht gelungen, in unserer Gegend irgendwelche Fachleute speziell für Essstörungen ausfindig zu machen, und ich war entschlossen, Riche das Krankenhaus zu ersparen. Nasogastrische Schläuche, lange Einweisungen und eine auf einem Strafsystem basierende Behandlung: Das wollte ich meinem Sohn nicht zumuten. Dennoch wusste ich, dass ich schnell handeln musste. Und ich wusste, dass ich eigentlich schon viel zu lang brauchte.

Allerdings war meine Gewissheit, was *genau* zu unternehmen war, ungefähr so widerstandsfähig wie Riches Tofu. Ich war mir ziemlich sicher, dass der therapeutische Weg, um die Ursache seiner Erkrankung herauszufinden, nicht die geringste Veränderung bewirken würde, doch ich war noch nicht bereit, die einzige andere Option in Betracht zu ziehen, die sich mir zu diesem Zeitpunkt bot – den Arzt vor Ort. Riches momentaner Zustand machte es mehr als wahrscheinlich, dass ihn ein Arzt sofort ins Krankenhaus einwies, wo es ihm wahrscheinlich so ergehen würde wie dem Mädchen aus dem Artikel. Was uns wieder zu den Therapeuten zurückführte. Vielleicht war meine zugrunde liegende Unterstellung falsch – vielleicht würde der Therapeut, statt nach den Ursachen zu suchen, Riche helfen, seine Angst vor Fett zu besiegen. Vielleicht würde eine Therapie eher ein Präventivschlag als eine Vergangenheitsstudie sein.

Die Therapeutin war mir von einer Bekannten empfohlen worden, die in der Stadt ein kleines Café führte. Sie machte hervorragenden Kaffee, aber qualifizierte sie das, mir für meinen Sohn eine Therapie zu empfehlen? Therapeuten gab es im Byron Shire so häufig wie Cafés, und wie der Kaffee war auch die Qualität der Therapeuten unterschiedlich. Jeder konnte einen Beratungskurs belegen, ein Praxisschild an die Tür nageln, ein paar Kerzen anzünden und eine Handvoll Räucherstäbchen abbrennen, und schon war man im Geschäft.

Das wollte ich nicht für meinen Sohn. Ich wollte jemanden mit anständiger Qualifikation. Die Gelben Seiten waren diesbezüglich wenig hilfreich. Kein einziger Therapeut wies in seiner Anzeige auf spezielle Kenntnisse bei Essstörungen hin. Vielleicht versteckte sich Riches Krankheit unter der Rubrik ›Familienprobleme‹ oder gehörte zu ›Ungelöste Kindheitstraumata‹? Oder wurden Essstörungen unter ›Frauenproblemen‹ geführt? Heutzutage, wo praktisch jeder mit dem Internet verknüpft ist und auf eine umfangreiche Liste von Dienstleistern und Bewertungswebsites zurückgreifen kann, um sich dann jemanden auszusuchen, sind derlei Informationen leicht verfügbar – doch wir waren damals noch ein paar Jahre von diesen Zuständen entfernt, und ich war auf Mundpropaganda angewiesen. Bislang hatten verschiedene Hinweise nichts gebracht.

Wenn ich aus heutiger Sicht auf diese einsame Gestalt mit ihrem treu ergebenen Glas Chardonnay blicke, die ich damals war, dann frage ich mich, worauf zum Teufel sie gewartet hat.

Sie wusste doch, dass Magersucht eine potenziell lebensbedrohliche Krankheit war. Sie wusste, dass eine schnelle und aggressive Behandlung die besten Ergebnisse versprach. Sie wusste, dass sich der Zustand ihres Sohns immer mehr verschlechterte. Und trotzdem saß sie auf der obersten Treppenstufe und zauderte.

Diese Frau frustriert mich bis heute, doch ich widerstehe dem dringenden Bedürfnis, ihr mit dem elektrischen Viehtreiber eins auf den Allerwertesten zu geben. Ich erinnere mich, dass diese Frau reichlich Gründe hatte, medizinischen Eingriffen gegenüber skeptisch zu sein, wenn sie sich ihre Mutter anschaute. Und ich erinnere mich, dass sie, obgleich die Notwendigkeit eines sofortigen Eingreifens offensichtlich war, ihren Sohn besser kannte als jeder andere Mensch. Deswegen wusste sie, dass lange Krankenhausaufenthalte, verbunden mit einer Isolationshaft und scharfen Sanktionen, nicht die Hilfe waren, die er brauchte. Viel wichtiger als das war vermutlich nur noch ihr Wissen, dass dies nicht die Hilfe war, die *sie* brauchte, um ihrem Sohn bei der Genesung beizustehen.

*

Ich stellte mein leeres Weinglas ins Spülbecken und begann Kartoffeln zu schälen. Während sie im Kochtopf blubberten, packte ich die Schwertfischfilets aus und legte sie auf das Küchenbrett. Danach vermischte ich Thymian, schwarzen Pfeffer, Senf, Oregano, Cayennepfeffer und eine gehörige Portion süßen Paprika zu einer Marinade. Ich versicherte mich mit einem kurzen Blick zum Schuhregal neben der Haustür, dass Riche noch nicht zurückgekommen war, dann schüttete ich Olivenöl – herrlich kalorienhaltiges goldfarbenes Olivenöl! – über die Filets, wobei mir der eigene Herzschlag ständig in den Ohren dröhnte. Schließlich begann ich, die Marinade auf das bleiche Fleisch zu pinseln. Ich war fast fertig, als ich hinter mir Riches Stimme vernahm.

»Diese Fischstücke sind riesig. Erwarte bloß nicht, dass ich das alles esse.«

Mir zog es die Kehle zu, doch ich ignorierte ihn. Über die Menge konnten wir später streiten. Riche folgte mir zum Ofen und beobachtete, wie ich die Schale mit dem Fisch hineinschob. Dann verschwand er im Badezimmer. Der Fisch brutzelte, und das Aroma der Gewürze erfüllte den Raum. Als die Kartoffeln gar waren, zerstampfte ich sie.

»Nimm keine Milch oder Butter.« Riches Stimme, laut und missmutig, ertönte hinter mir.

Ich zuckte zusammen, schaute mich um und blickte in seine starr auf mich gerichteten Augen. »Natürlich nicht.« Ich schlug den Kartoffelstampfer kräftig auf den Rand des Kochtopfs, um die Kartoffelklumpen rauszuschütteln, und sah meinen Sohn erneut an.

Er schüttelte seine Hände aus und versprühte Wassertropfen auf dem Fußboden, dabei war sein starrer Blick immer noch auf mich gerichtet. Plötzlich drehte er sich um und ging ins Badezimmer zurück, um seine Hände ein weiteres Mal zu waschen, und diesmal mischte ich heimlich einen Klacks Butter unter die Kartoffeln. Ich fragte mich, ob ich richtig handelte. So elementar wichtig und einfach es auch sein mochte, meinen Sohn mit lebensnotwendigen Nährstoffen zu versorgen – die Entscheidung fiel mir nicht leicht. Unter der strengen Kontrolle meines Sohnes fühlte sich eine Kartoffel in meiner Hand wie eine Granate an.

Riche kam in die Küche zurück, die nasse Haut seiner Handrücken war rot und rissig. »Du hast doch nicht etwa irgendetwas in die Stampfkartoffeln getan?« Seine Stimme bebte vor Angst.

»Nein.«

Ich war immer stolz auf meine Ehrlichkeit gewesen. Nun ja.

Riche aß im Wohnzimmer, wir anderen drängten uns um den langen Holztisch im Essbereich. Ich versuchte mich zu entspannen und den Fisch zu genießen, dachte aber die ganze Zeit daran, ob Riche die Butter in den Stampfkartoffeln schmecken würde.

Meine Mutter schaute zu Louise hinüber. »Dem kleinen Mädchen da drüben müssen mal die Haare gebürstet werden, Norma.«

Tief Luft holen, sagte ich mir. Bleib ganz ruhig. Sie kann doch nichts dafür.

»Norma ist deine Schwester. Ich bin deine Tochter.« Ich deutete mit dem Kopf in Richtung Louise. »Und das da ist dein Enkelkind.«

»Wirklich?« Die Augenbrauen meiner Mutter wölbten sich vor Staunen. Sie strahlte Louise an, die ihr ermunternd zulächelte. »Nein, ist das nicht toll?«

Louise linste zum Wohnzimmertisch hinüber. »Riche ist gerade aufgestanden«, wisperte sie gut hörbar. Sie lehnte sich nach links, um besser sehen zu können, dann drehte sie sich mit feierlicher Miene wieder zu mir um. »Ich glaube nicht, dass er den Fisch aufgegessen hat.«

Das Zuschlagen von Riches Tür beendete das Gespräch. Später, als ich seinen Teller holte, sah ich, dass Louise recht gehabt hatte. Er hatte nur die Hälfte des Fischs gegessen. Die Stampfkartoffeln hatte er nicht angerührt.

*

In Andys Augen glänzten Tränen, als ich ihm Gute Nacht sagte.

»Riche hat gesagt, dass er mich hasst. Er sagt, ich soll mich von ihm fernhalten.«

»Das meint er nicht so.« Ich setzte mich auf Andys Bett und nahm ihn in die Arme. Ich war total niedergeschlagen. »Er ist krank, und deshalb sagt er so hässliche Sachen.«

»Das weiß ich doch, aber er ist mein bester Freund.«

Das stimmte. Ich dachte an all die Fotos, die ich von ihnen hatte, die beiden Brüder gewöhnlich mit strahlenden Gesichtern Seite an Seite, mit Riches Arm um Andys Schulter geschlungen, die in diesem Moment unter meinen Händen zuckte. Tränen rollten ihm über das Gesicht, und er schaute mich an. »Louise spielt nur Babyspiele.«

Ich zog ihn dichter an mich heran und tätschelte seinen Kopf. »Du wirst ihn wieder zurückbekommen. Das verspreche ich dir.«

»Liest du mir was vor?«

Ich war drauf und dran, eine Ausrede zu benutzen. Ich bin zu müde. Ich muss dafür sorgen, dass Riche noch etwas isst. Ich muss mit Papa reden. Doch sein flehender Blick hielt mich davon ab.

»Ein Kapitel, okay?«

*

Die Therapeutin, die mir empfohlen worden war, war telefonisch nicht zu erreichen. Jemand erzählte mir, sie mache gerade eine Pause vom Job. Ich unternahm noch ein paar weitere Versuche: ein Therapeut in Ocean Shores, einer in Mullumbimby – alles ohne Erfolg. Als ich total verzweifelt war, dachte ich sogar an eine Sandspiel-Therapie, bis mir klar wurde, dass Riche den Sand nicht berühren würde, da er nicht steril war. Angesichts dieser Sackgasse bezahlte ich die Rechnungen und die Kfz-Steuer, ignorierte das Nachwachsen der grauen Haare, trank weiter Chardonnay, auf der obersten Treppenstufe sitzend, und hoffte, Riche würde es bald besser gehen. Im Nachhinein ist mir klar, dass ich meinen Kopf so tief in den Sand gesteckt hatte, dass ich gar nichts mehr hören konnte.

*

An einem besonders heißen Tag beobachtete ich, wie Riche in tranceartigem Zustand von seinem Marsch zurückkam. Von der Tür zum Esszimmer aus entdeckte er auf dem Tisch einen Teller mit Krümeln darauf und schreckte zurück. Er machte zwei kurze Schritte zur Seite und starrte auf den Teller, als müsste dieser gleich explodieren. Verblüfft beobachtete ich ihn weiter, denn Riche schien meine Anwesenheit nicht zu bemerken. Er machte einen dritten Schritt zur Seite und erreichte die Badezimmertür. Dann drehte er sich um, duckte sich und verschwand im Badezimmer. Als er wieder herauskam, wiederholte er das Ganze in umgekehrter Richtung. Eine neue Marotte war also geboren. Es war wie das Umlegen eines Schalters.

Zuerst verdrehte ich nur die Augen. Doch er wiederholte dieses Ritual jedes Mal, wenn er ins Badezimmer ging, und allmählich dämmerte es mir: Riche hatte Angst, er würde dick, wenn er sich der Küche oder dem Esszimmertisch auch nur näherte. Er schien zu glauben, Kalorien könnten durch die Luft fliegen und seine Haut wie eine marodierende Miniatur-Armee durchdringen.

Plötzlich machte die Angewohnheit Sinn, seine Hände immer an einem frischen Handtuch aus dem Wäscheschrank abzutrocknen. Er musste glauben, die Familie hinterlasse Kalorien an dem gemeinsam benutzten Handtuch. Türklinken, die Riemen der Sandalen, die Küche selbst: Herumlungernde Kalorien siedelten sich auf diesen Dingen an. Das erklärte auch, wieso er in den letzten Wochen immer häufiger vernachlässigt hatte, mein Kochen zu überwachen. Es erklärte, weshalb er jedes Mal, wenn er durch den Regenwald marschierte, den exakt selben Weg nahm – einen zuverlässigen, kalorienfreien Trampelpfad. Es erklärte, warum er nicht in der Lage war, einen Friseur seine Haare berühren zu lassen. Die Erkenntnis, dass ein Junge, der intelligent genug war, mit acht Jahren ein akademisches Stipendium zu gewinnen, auf diese Weise denken konnte, machte mir Angst. Seine Fähigkeit, sich in jeder anderen Hinsicht als vernünftig zu zeigen, machte sein Verhalten umso grotesker.

*

Ich dachte, diese neuesten erschreckenden Symptome würden sich legen, wenn ich das Haus von Fleisch befreite. Ich entsorgte Päckchen mit Schinkenspeck und Schinken, ein eingeschweißtes Paket mit Würstchen, Hackfleisch für die Hunde sowie die Dosen meines Vaters mit gebackenen Bohnen und Speck.

»Ist das nicht doch ein bisschen übertrieben?«, fragte Kevin.

»Nein«, erwiderte ich, obwohl das Einzige, dessen ich mir sicher sein konnte, der feste Entschluss war, Riche vor dem Krankenhaus zu bewahren.

Eine fleischlose Woche änderte bei Riche nichts, doch da

keine andere Lösung in Sicht war, hielt ich wie eine Verrückte daran fest. Die meiste Zeit verbrachte Riche in Quarantäne auf seinem Zimmer, oder er setzte seine Märsche durch den Regenwald auf dem Weg zu gewichtsloser Perfektion fort. Doch das Muster der Märsche änderte sich, sie wurden kürzer, dafür aber häufiger. Eines Tages kam er ins Haus, er wirkte bleich und wacklig. Ich schaute auf das Wandthermometer.

»Wir haben sechsunddreißig Grad, Riche. Trink etwas Wasser, sonst dehydrierst du.«

»Ich habe vorhin schon getrunken«, sagte er, wobei der gesenkte Blick seine Aussage Lügen strafte. Soweit mir bekannt war, trank Riche jeden Tag nur einmal Wasser, am Spätnachmittag. Er benutzte jedes Mal dasselbe Gefäß, ein ausrangiertes 200-ml-Vegemite-Glas.

»Aber Riche –«

Weiter kam ich nicht. Er ging in sein Zimmer und knallte die Tür zu. Ich war perplex. Später stand ich in der Türöffnung zu Riches Zimmer und sah, dass er schlief, das Gesicht der Tür zugewandt. Über seinem Futonbett war eine handgeschriebene Notiz an die Wand unterhalb des Fensters geklebt. Dort befand sie sich bereits seit einigen Wochen, und die Ecken begannen sich zu kräuseln. Im Dämmerlicht konnte ich gerade nicht lesen, was da stand, aber ich hätte den Text auswendig vorsagen können:

Frühstück:	*2 Scheiben Toast – sonst nichts.*
Morgentee:	*1 Scheibe Rosinenbrot – sonst nichts.*
Mittagessen:	*kl. Portion Spinat u. Ricotta-Ravioli – sonst nichts.*
Abendessen:	*irgendetwas.*

Ich schlich ins Zimmer und kniete mich neben ihn, erschrocken über die Blässe seiner Haut, ein nahezu durchsichtiges Weiß. Seine Lippen pellten sich, und seine Brust hob sich in schnellen flachen Stößen. Er erinnerte mich an die Vogelküken mit ihren papierdünnen Flügeln und zerbrechlichen Beinchen, um die wir uns vor nicht allzu langer Zeit noch gekümmert hatten. Ich wollte ihn aufheben und in den Armen halten. Doch das hätte ihn geweckt, und so streichelte ich nur seinen Arm. Ein Insektenärmchen wie ein Stock, ein Ärmchen für den Sarg. Ich hob seine Hand und hielt meine Finger auf die Innenseite seines Handgelenks, wo die Haut kalt und trocken war. Ich spürte einen langsamen und zögerlichen Pulsschlag, achtundvierzig Schläge pro Minute. Für einen kurzen Moment ließ ich mich von der Frage blenden, ob dies ein Anzeichen für die Fitness seines Herzens aufgrund des Trainings sei. Doch dann wurde mir klar, dass der niedrige Puls eher ein Überlebensmechanismus war, der Versuch seines Körpers, Energie zu sparen. Und vielleicht war es auch ein Zeichen für eine Beschädigung des Herzmuskels. Vorsichtig legte ich die Hand wieder zurück und zog ihm die Bettdecke bis unters Kinn. Ich musste so schnell wie möglich Hilfe finden. Die Zeit lief uns davon.

8

Riche weigerte sich, das Auto zu verlassen – ausgerechnet er, der zwar stets temperamentvoll gewesen war, aber immer einigermaßen gehorcht hatte.

Ich stieg aus und ging um den Wagen, um seine Tür zu öffnen – der Türgriff des Autos war das neueste Objekt, das in die Reihe der unsauberen Dinge aufgenommen worden war. »Entweder du gehst da jetzt rein, oder der Arzt kommt zu dir«, sagte ich.

Riche starrte mich an, stieg aus, ging los und überließ es mir, die Autotür zu schließen. In seinem Kielwasser spürte ich die Aufgewühltheit beinahe körperlich gegen mich schwappen. Drinnen meldete ich uns bei der Sprechstundenhilfe am Empfang an und setzte mich. Riche betrachtete forschend den Stuhl neben mir, zögerte ein wenig, setzte sich dann aber doch. Er wackelte unruhig mit den Beinen. Ich widerstand dem Drang, ihm meine Hände aufs Knie zu legen.

Man hatte mir den Namen einer Frau gegeben, deren Tochter seit Jahren an Magersucht litt. Endlich jemand, der sich auf dem Gebiet der Behandlungsmöglichkeiten auszukennen schien. Doch meine Euphorie legte sich schnell, als ich mit ihr sprach. In unserer Gegend war es ihr nicht gelungen, eine erfolgreiche Behandlung für ihre Tochter zu finden. Nach fünf Jahren war das Mädchen immer noch krank, trotz mehrerer langer Krankenhausaufenthalte einschließlich stationärer Intensivbehandlung – ein Ergebnis, für dessen Verhinderung ich alles Erdenkliche zu tun bereit war. Immerhin gab mir die Frau die Adresse einer Klinik in Brisbane, hundertfünfzig Kilometer von hier entfernt, die sich auf Essstörungen spezialisiert hatte. Sie hieß »Footprints of Angels«.

Die große Entfernung würde erhebliche familiäre Belastungen mit sich bringen, daher wollte ich zunächst diesen Arzt ausprobieren, den mir jemand als besonders gut im Umgang mit Kindern empfohlen hatte. Die Stadt, in der er praktizierte, lag sehr viel dichter an unserem Wohnort. Es war ein Schuss ins Blaue, der nicht viel Hoffnung versprach. Denn die Vermutung lag nahe, dass der Mann während seines Medizinstudiums die gleichen Theorien über Ursachen und Behandlung von Magersucht gelernt hatte wie ich. Die Theorien, von denen ich durch den täglichen Umgang mit der Krankheit zu wissen glaubte, dass sie falsch waren. Doch in unserer Nähe blieb mir keine andere Wahl, daher hatte ich diesen Termin gemacht.

Ein schrullig wirkender Doktor in maßgeschneidertem Anzug kam den Gang entlang und sprach mit der Sprechstundenhilfe. Er nahm eine Akte entgegen und rief Riches Namen auf. Wir folgten ihm in sein Sprechzimmer.

»Setzen Sie sich.« Nicht mal der Hauch eines Lächelns erhellte sein Gesicht. »Was scheint das Problem zu sein?«

Riche saß mit zusammengepressten Lippen auf einer Stuhlkante.

»Riche isst nicht«, sagte ich.

»Mama serviert das Essen zu spät«, sagte Riche. »Ich bin zu müde zum Essen.«

Ich umklammerte die Stuhlkante und rutschte etwas nach

vorn. »Das ist unfair, Riche. Das war damals, als ich dich zu deinen ganzen außerschulischen Aktivitäten gefahren habe. Heute stelle ich das Essen zwischen sechs und halb sieben auf den Tisch.«

Der Arzt schaute mich an. »Es hat doch keinen Zweck, über derlei Dinge zu streiten«, sagte er streng. »Wichtig ist, dass Sie das Abendessen pünktlich zubereiten.«

Ich sank in meinen Stuhl zurück. Das hier war nicht das, was ich erwartet hatte. Hatte dieser Arzt jemals ein Essen mit jemandem hinter sich gebracht, der Nahrungsmitteln wie ein Kriegsdienstverweigerer gegenüberstand? Und wenn er schon Gesetze aufstellen wollte, die meine Kindererziehung angingen, sollte er es dann nicht vertraulich machen, in einem Gespräch unter vier Augen? Es war schon schwer genug, Riche grundsätzlich zu einer Form von Kooperation zu bringen – ganz ohne dass meine Stellung vor seinen Augen und Ohren unterminiert wurde.

»Was ist sonst noch passiert?«

»Riche ist zum Vegetarier geworden«, sagte ich. »Es ist ziemlich extrem, er geht nirgendwohin, wo Fleisch in der Nähe ist. Er glaubt, es würde ihn kontaminieren.«

Der Arzt notierte etwas.

»Und auch Wasser gegenüber scheint er paranoid zu sein.«

Hochgezogene Augenbrauen und weiteres Gekritzel waren die Folge. Der Arzt blickte hoch. »Ich möchte dich wiegen, Riche.«

Mein Sohn sprang auf. Begeistert. Endlich mal eine vernünftige Idee, schien er zu denken. Er streifte hastig die Sandalen ab und stieg auf die Waage. Während er sich das Haar aus den Augen strich, schielte er auf den Zeiger. Der blieb bei fünfundzwanzig Kilogramm stehen.

Der Arzt notierte das Gewicht und schaute mich danach an. »Ich erstelle noch keine Diagnose, aber ich schicke Sie zu einem Ernährungsberater.« Dann kritzelte er wieder. »Und ich möchte, dass Sie einen Termin bei einem Psychologen vereinbaren.«

Das war's? Der Arzt hätte doch wohl in der Lage sein müssen, aufgrund dessen, was ich ihm gerade erzählt hatte, eine fundiertere Diagnose zu erstellen. Stattdessen jagte er uns zu einem Ernährungsberater, vermutlich wegen eines Essplans, obwohl er nicht einmal die Freundlichkeit besaß, uns zu erläutern, was wir dort eigentlich sollten. Nichts gegen Esspläne, aber was ich *wirklich* brauchte, waren Ratschläge, wie ich Riche dazu bringen konnte, diese Pläne einzuhalten. Bei diesem Unterfangen schien mir der Ernährungsberater die absolut falsche Anlaufstelle zu sein. Noch irritierender fand ich, dass uns der Arzt zu einem Psychologen schickte, der gewiss nach den Ursachen würde suchen wollen. Und ich wusste, welche Zeitverschwendung das war. In der Zwischenzeit würde mein Sohn von Tag zu Tag immer kränker werden.

Ich rutschte wieder nach vorn auf die Stuhlkante, umklammerte meine Handtasche und war bestrebt, möglichst schnell hier herauszukommen, während der Arzt die Überweisungen schrieb, sie in Briefumschläge steckte, die Umschläge versiegelte und sie mir schließlich über den Tisch reichte. Ich spürte, wie meine Finger juckten. Als Assistenzärztin im Royal Children's Hospital in Melbourne hatte ich den Grundsatz gelernt: Immer den Eltern zuhören, immer die Eltern einbeziehen! Jetzt war ich ein Elternteil und nichts weiter als ein Niemand mit einer Handvoll Briefumschläge in der Hand, die irgendwelche Zettel beinhalteten, die mein Kind betrafen. Ich war doch keine Kriegsverbrecherin, ich war eine Mutter. Ich musste wissen, was los war.

»Hier sind die Überweisungen. In einer Woche möchte ich Riche erneut sehen.«

Wieder im Wagen riss ich den an den Ernährungsberater adressierten Brief auf. In der Mitteilung stand:

Vielen Dank, dass Sie sich Riches annehmen, der kürzlich zum Vegetarier wurde und Fleisch ekelerregend findet. Er und seine Mutter benötigen Klarheit bezüglich Kalorienaufnahme. Riche wird wöchentlich bei mir erscheinen, bis der Psychologe festgestellt hat, ob ambulante Betreuung möglich ist.

Ich zerknüllte das Papier und warf es auf den wachsenden Haufen Müll hinten im Wagen. Klarheit bezüglich Kalorienaufnahme? Wenn Riche noch mehr Klarheit erlangen würde, wäre er bald durchsichtig. Das Problem war, wie man ihn dazu bekommen konnte, die benötigten Kalorien zu *essen*. Das andere Problem bestand darin, dass ich mit einem Kind in der Praxis erschienen war, dessen Nahrungs- und Flüssigkeitsverweigerung bekannt war, und der Arzt hatte ihm nicht einmal in den Mund geschaut, um zu sehen, ob seine Zunge trocken war; auch eine posturale Kontrolle seines Blutdrucks (der Abfall des Blutdrucks im Stehen nach dem Liegen – ebenfalls Anzeichen für Dehydration) hatte er nicht für nötig befunden. Zudem hatte er auf eine Blut- oder Urinprobe, um sicherzugehen, dass Hungern und Dehydration keine Störungen des Elektrolythaushalts oder Organschädigungen verursacht hatten, gänzlich verzichtet.

In gewissem Maße spielte mir dies in die Karten – schließlich wollte ich nicht, dass Riche in ein Krankenhaus eingewiesen wurde. Doch es deutete bereits die Denkweise dieses Arztes an, und ich begann sogar schon zu diesem Zeitpunkt zu begreifen (obwohl es durch eine Information, die ich erst viel, viel später bekam, klarer wurde), dass sie grundlegend falsch war. Er machte seine Entscheidung darüber, ob mein Sohn ins Krankenhaus eingewiesen werden sollte, von einem psychologischen Gutachten abhängig, obwohl es hier doch eine medizinische Entscheidung hätte sein müssen, basierend auf Riches körperlichem Zustand.

Dieser Arzt hatte Riche und mich zum ersten und letzten Mal gesehen. Wie ich bald schon herausfand, war die Praxis des Ernährungsberaters in einem Krankenhaus, was ihn ganz automatisch verdächtig machte, und ohnedies konnte ich nicht erkennen, in welcher Form er uns helfen würde.

Blieb also nur noch die Psychologin. In der Überweisung hieß es schlich: *Erbitte Gutachten.*

Na gut, dachte ich, und beruhigte mich wieder etwas. Was konnte es schaden? Aus Gründen, die mir bis heute nicht klar sind, hoffte ich, die Psychologin könne mir vielleicht sagen, wie ich Riche zum Essen bewegen könnte. Ich beschloss also, einen Termin zu vereinbaren.

*

Die Psychologin präsentierte sich lässig gekleidet und begrüßte uns mit einem Lächeln. Sie machte ein paar entwaffnende Bemerkungen und setzte eine mitfühlende Miene auf, als ich meine Geschichte erzählte. Als ich fertig war, entstand eine Pause. Ich wartete auf eine Äußerung, die man als hilfreiches Wort oder zumindest Trost hätte verstehen können.

Sie studierte ihr Blatt Papier und blickte dann hoch. »Glauben Sie, dass Sie bei der Beziehung zwischen Kevin und Riche in eine Triangulierung eingebunden sind?«

Triangulierung? Zwanzig Minuten Gespräch, und diese Psychologin verwandelte unserer Familie in eine mathematische Psychoformel. Glaubte sie wirklich, mein Eingreifen in Kevins und Riches Auseinandersetzung habe Riche veranlasst, nicht mehr zu essen? Wollte sie damit etwa sagen, ich sei auch *kontrollierend?* Es schien, als seien wir wieder bei der alten Frage nach der Schuld angelangt, von der ich mich mit allen Mitteln zu befreien versucht hatte, aus der ich aber nicht entlassen wurde.

»Ich glaube, Riche möchte etwas Freiraum haben, um die Dinge mit seinem Vater in Ordnung zu bringen – ohne Sie.« Sie drehte ihren Sessel ein Stück zur Seite und schaute Riche an. »Habe ich recht?«

Riche nickte.

Ein unerwarteter Tiefschlag. Es fiel mir schwer, mich durch seine Zurückweisung nicht betrogen zu fühlen, nachdem ich mich wochen- und monatelang zurückgelehnt und zugeschaut, mich immer wieder bemüht hatte, nicht einzuschreiten, während er und Kevin sich in der Wolle hatten. Ich rief mir ins Gedächtnis, dass Riche ein Kind war, ein krankes Kind, und so richtete ich meinen ganzen Zorn auf die Frau hinter dem Schreibtisch mit ihren Nullachtfünfzehn-Lösungen. Bitte, sie konnte versuchen, mich in die Schablone der funktionsgestörten Mutter aus ihren Lehrbüchern der Siebziger zu stopfen. Aber wenn sie wirklich glaubte, diese Art der Diskussion würde Riche dazu bringen, wieder zu essen, dann hatte sie sich geschnitten.

»Weißt du, alte Leute können manchmal etwas halsstarrig werden«, sagte sie zu Riche. »Du solltest ein wenig nachsichtig mit deiner Oma sein und berücksichtigen, dass die Beziehung deines Papas zu seiner Mutter sehr wichtig ist.«

Das Kind hungerte sich zu Tode, und diese Frau forderte ein wenig Nachsicht von ihm ein? Ich lehnte mich zurück und bekreuzigte mich innerlich.

Als die Sprechstunde vorüber war, stand die Psychologin auf, die freundliche Fassade stimmte wieder, und sie reichte mir die Hand. »Warum nehmen Sie sich nicht mal ein bisschen Zeit für sich?«, sagte sie. »Gehen Sie einkaufen. Gehen Sie mittags einfach mal essen. Geben Sie Riche und Kevin die Gelegenheit, reinen Tisch zu machen.«

Blöde Kuh!, dachte ich. »Super!«, sagte ich. Ich schüttelte ihre Hand, und wir gingen.

»Die Psychologin kapiert überhaupt nichts«, sagte Riche, als wir nach Hause fuhren.

»Sie weiß nicht, wovon sie spricht«, stimmte ich ihm zu. »Zu der gehen wir nicht mehr.«

»Sie schlägt sich auf Papas Seite, weil er ein Erwachsener ist.« Riches Stimme war leise und verloren. »Ich weiß, dass Oma für Papa wichtig ist. Sie ist ihm wichtiger als ich.«

Mir war klar, dass es für Riche so aussehen musste. Ich biss mir auf die Lippen. »Das ist nicht wahr«, sagte ich nach einer Weile. »Er will nur keinen Krach mit ihr.«

*

Nach zwei vergeblichen Anläufen war klar, dass meine Möglichkeiten in dieser Gegend erschöpft waren. Ich würde bei Footprints of Angels anrufen und mit Jan Cullis reden. Jan war keine Ärztin, sie war Erziehungspsychologin. Die Techniken, mit denen sie arbeitete, wurden von Medizinern als »nicht dem Standard entsprechend« eingestuft, doch ihre Tochter Bronte hatte jahrelang in einer kanadischen Klinik gegen ihre Magersucht gekämpft, nachdem das australische System bei ihr versagt hatte. Vielleicht verstand Jan etwas von der Krankheit. Einen Versuch war es wert.

Derweil war ich völlig niedergeschlagen. Vielleicht sollte ich mich wirklich mal für einige Zeit zurückziehen. Nur für den Fall, dass die Psychologin mit ihrer Triangulierung den Nagel auf den Kopf getroffen haben sollte. Es konnte ja nicht schaden, Riche zumindest mal für einen Tag mit Kevin allein zu lassen. Möglichweise tat es den beiden ganz gut.

So verbrachte ich einen angenehmen Tag damit, die Antiquitätengeschäfte, Souvenirläden und Boutiquen im Byron Bay Hinterland abzugrasen. Die Sonne stand niedrig über den Nightcap Ranges, als ich fröhlich vor mich hin summend nach Hause fuhr. Ich stellte den Wagen unter dem Carport ab und war erfreut, Andy über den Rasen auf mich zulaufen zu sehen – genau bis zu dem Moment, als ich das Auto verlassen hatte und in drei Metern Entfernung seinen Gesichtsausdruck wahrnahm.

»Ich bin so froh, dass du wieder da bist.« Er machte eine Pause, um zu Atem zu kommen. »Riche und Papa haben sich gestritten.«

Ich eilte über den Rasen zu meinem Zweitgeborenen und legte ihm eine Hand auf die Schulter. »Was ist passiert?«

Andy machte den Eindruck, als würde er jeden Augenblick zu heulen anfangen. Er sagte, Kevin habe Riche gefragt, ob er ihn bei seinem Marsch begleiten dürfe. Riche habe es abgelehnt, deshalb sei Kevin ihm mit zehn Schritten Abstand auf der Regenwald-Strecke gefolgt.

»Riche hat angefangen, Papa zu beschimpfen.« Andy stotterte fast, weil er sich so beeilte, die Geschichte zu erzählen. »Ich konnte ihn vom Sandkasten aus hören. Er schrie: ›Einen Scheißdreck verstehst du!‹«

»Riche hat Papa angeschrien?« Ich hatte Riche nie einen Erwachsenen beleidigen hören.

Andy zufolge hatte Kevin mit kichernder Stimme gesprochen, die immer wieder von Lachern unterbrochen wurde. Einer Stimme, die mir und meiner Familie sehr vertraut war. Es hatte Jahre gedauert, bis ich verstanden hatte, dass es ein Spleen von ihm war, dass diese Andeutung von Lachen keinen Spott verriet, sondern Kevins Unfähigkeit im Umgang mit Emotionen.

»Riche wurde noch wütender und lief weg.« Andy hatte Tränen in den Augen. »Und Papa fragte mich, was für ein Problem er hat.«

Ich fand Kevin auf der Veranda am Tisch sitzend. Er hielt sich das Mobiltelefon ans Ohr. Ich machte ihm Zeichen, er solle das Gespräch beenden, und zog einen Stuhl heran. Kevin hob einen Finger.

»Ich muss aufhören, Kumpel.« Pause. »Genau. Fax es mir, dann rufe ich zurück, sobald ich es gelesen habe.« Er tippte auf einen Knopf des Handys, zog den Stöpsel aus dem Ohr und wickelte das Kabel auf. Als er damit fertig war, warf er mir ein flüchtiges Lächeln zu. »Ein wichtiger Deal. Und wie war dein Tag?«

Ich beugte mich nach vorn und legte die Hände auf den Tisch – meine Mutter hätte gesagt, ich sei auf dem Kriegspfad. »Was hast du mit Riche angestellt?«

Das Lächeln verschwand. »Ja, freue mich ebenfalls, dich zu sehen.«

»Kann ich nicht mal für ein paar Stunden verschwinden, ohne dass du und Riche wieder zu streiten beginnt?«

»Du hast mir doch gesagt, ich solle auf ihn aufpassen. Ich habe ihn gefragt, ob ich ihm auf seinem Spaziergang Gesellschaft leisten kann. Er hat Nein gesagt. Ich dachte, er könnte auf dem Weg zusammenbrechen, deshalb bin ich hinterhergegangen.«

Es war ein sehr heißer Tag gewesen. Kevins Sorge war berechtigt gewesen.

»Du hast recht.« Ich fühlte mich ein wenig beschämt. »Ich hatte dich gebeten, auf ihn aufzupassen.«

Dieser Tag sorgte zumindest in einem Punkt für Klarheit: Die Psychologin hatte das Ausmaß des Konflikts zwischen Riche und Kevin gewaltig unterschätzt. Es brauchte mehr als nur meine Abwesenheit, um zwischen Vater und Sohn endlich für klare Fronten zu sorgen. Und selbst wenn sie es schaffen sollten, sich miteinander auszusprechen, war von Riche nicht zu erwarten, dass er sein Verhalten in absehbarer Zeit ändern würde.

Riche traf ich im Regenwald. »Ich habe gehört, dass du dicken Streit mit Papa gehabt hast«, sagte ich und versuchte, mich seinem Tempo anzupassen.

Er schaute mich an, seine Augen waren wie Basaltsplitter in einem kreideweißen Gesicht. »Halt ihn mir vom Leibe.«

»Ich lass dich nicht mehr mit ihm allein.«

Das gleichmäßige Gehen besänftigte mich. Riche folgte der schmalen roten Linie, ich blieb auf dem Gras daneben und sorgte dafür, dass der Abstand zwischen uns gleich blieb. Wir redeten nicht, doch ich hoffte, meine Anwesenheit sorge für etwas Wohlbefinden. Fünfzig Meter weiter öffnete sich der Weg und bildete am Ende der Erhöhung einen Kreis aus Gras, eine

Fläche, die wir den Punkt nannten. Hier waren wir näher am Ozean, und das Geräusch der Wellen übertönte den Krach vom Highway. Es war einer meiner Lieblingsflecken unseres Grundstücks. Zur Rechten umrahmten Reihen ausgewachsener Keulenlilien die Aussicht auf Simpson's Creek. Dahinter lagen das Tyagerah Nature Reservat und die Kontur der Küstenlinie, eine sanfte Biegung in Richtung Byron Bay mit Blick auf die mit weißen Schaumkronen bedeckten Brecher, die aus dem offenen Meer heranrollten.

»Wunderschön, findest du nicht?«

Riche nickte. »Ich möchte im Busch leben.« Sein Gesichtsausdruck wurde weicher, und die Spannung fiel von ihm ab. Für einen Moment erhaschte ich einen Blick auf den alten Riche, den idealistischen Jungen, der die Natur liebte. »Ich würde nicht viel brauchen – nur ein paar Bücher und eine Decke. Das Essen würde ich mir suchen.«

»Ich muss dir etwas sagen.« Ich fühlte mich wie eine Verräterin, und jedes friedliche Gefühl in mir zersplitterte. Mir war danach, Riche in eine Decke zu wickeln, ihn in den Wagen zu packen und mit ihm in den Busch zu verschwinden, weg von diesem Leid – statt ihm die Nachricht zu verkünden, dass ich ihn zur Behandlung nach Brisbane bringen würde. Dass ich ihn jeweils für Tage wegbringen würde, weg von seinem geliebten Regenwald-Marsch. Zumindest nahm ich an, dass er ihn immer noch liebte. Möglicherweise war er lediglich zu einer Zwangsvorstellung geworden, vielleicht sogar einer Buße, etwas, zu dem sein Geist ihn überredete, es zu tun, um seine kärgliche Nahrungsaufnahme zu kompensieren, selbst wenn er sich am Rande des Kollapses bewegte.

In Riches Miene spiegelte sich der Ernst meiner Stimme

wider. Die Spannung bemächtigte sich wieder seines Körpers. »Was?«

Ich erzählte ihm von der Klinik, betonte deren mitfühlende Herangehensweise bei der Behandlung dieser Krankheit, von der er glaubte, sie nicht zu haben. Riche begann vor mir auf und ab zu laufen, machte dabei ruckartige Schritte, während ich sprach.

»Es ist eine ambulante Klinik.« Ich versuchte meine Stimme nicht zittern zu lassen, redete in gleichmäßigem und ruhigem Tonfall. »Wir werden zu Hause wohnen.«

»Das ist kein Trick, oder?« Riche blieb stehen und suchte in meinem Gesicht nach Zeichen der Täuschung. Er selbst war eine Anhäufung von Zuckungen, schaute drein wie ein verschrecktes Kaninchen, das drauf und dran war, durch die Keulenlilien davonzuflitzen. »Versprichst du mir, mich nicht ins Krankenhaus zu stecken?«

»Komm mit mir in die Klinik nach Brisbane, und ich verspreche dir, dich nicht ins Krankenhaus zu bringen.«

»In Ordnung«, sagte er mit leiser und ängstlicher Stimme.

Ich musste meine Augen zusammenkneifen, um die dünne rote Linie auszumachen, als wir in der Abenddämmerung zum Cottage zurückkehrten, während Riche damit keinerlei Mühe zu haben schien, dem ausgetretenen Pfad zu folgen. Für mich war klar, dass ich Riche gegenüber eine Verpflichtung eingegangen war. Ich hatte ihm mein Wort gegeben, es war ein festes Versprechen, auf das er sich verlassen konnte. Das zumindest hatte ich mit der Finanzwelt meines Ehemanns gemein.

9

»Ein klassischer Fall«, hatte Jan gesagt. Fünf Jahre oder auch länger. Nach unserem Einführungsgespräch hatten Riche und ich Footprints of Angels verlassen und waren in unser Hotelzimmer zurückgekehrt. Ich hatte ein Hotel mit Zimmerservice gewählt, da Riche nie auch nur einen Fuß in ein Restaurant gesetzt hätte. Ich hielt ihm die Speisekarte hin, damit er sie lesen konnte, und als Ansporn schlug ich ihm für die Zeit nach dem Essen einen Besuch bei Games Workshop vor. Als wir noch in Sydney gewohnt hatten, war der gigantische Spielwarenladen mit den unzähligen Warhammer-Miniatur-Soldaten für ihn der Traum seiner schlaflosen Nächte gewesen, und ich wusste, dass es auch hier in Brisbane eine Filiale gab.

Riche las die Speisekarte aus einem Meter Abstand. »Die haben ja nichts Vegetarisches.« Er zog sich in seine Zimmerecke zurück.

Ich überprüfte es. Die vegetarischen Angebote waren begrenzt, doch es gab ein paar. Ich wählte eines der »gesunden« Gerichte mit geringem Fettanteil, die mit einem Sternchen versehen waren – vielleicht war Riche ja bereit, davon etwas zu sich zu nehmen. Immer noch hatte ich nicht verstanden, dass ich ungewollt eine Krankheit unterstützte, die der größte Limbo-Tänzer aller Zeiten ist: Man braucht nur die Latte tieferzulegen, und schon geht es weiter nach unten.

Kurze Zeit darauf kamen ein Obstteller und eine Portion Pasta ohne alles – kein Öl, kein Käse – zusammen mit meiner unbedenklichen vegetarischen Lasagne. Riche blieb stehen und aß zwei Gabeln Spaghetti. Den Rest schob er unter ein Salatblatt. Danach nahm er ein Stück Apfel und biss etwas davon ab. Er wusste, dass ich es unbedingt wollte, und er gab sich auch große Mühe. Aber der gute Wille allein genügt nicht. Er spuckte den Bissen wieder auf den Teller.

Ich wollte mit ihm feilschen – kein Essen, kein Games Workshop –, doch dann fragte ich mich, ob das fair von mir war. Es war ja nicht so, dass er willentlich unkooperativ war. Er würde sich vermutlich hinsetzen und die ganze Nacht lang diese verfluchte Pasta anstarren, aber essen würde er nichts. Also kein Essen *und* kein Vergnügen. War das richtig? Nicht zum ersten Mal wünschte ich, jemand könnte mir Antworten auf meine Fragen geben.

»Können wir gehen?«, fragte er.

Ich nickte, und Riche eilte zur Tür. Wir liefen zum Einkaufszentrum an der Queen Street, wo sich Kauflustige und Gruppen von College-Studenten, die sich an den Straßenkreuzungen versammelt hatten, untereinander mischten. Vor einem Burgerladen wich Riche einer mit Coke und Hamburgern bewaffneten Truppe aus. Er huschte von einer Straßenseite zur anderen, um Saftbars und Mädchen zu entgehen, die Limo tranken und in ihre Handys kicherten. Wenn offene Stände mit Hamburgern auftauchten, schlug er einen großen Bogen um sie und warf eisige Blitze auf die kriminellen Verkäufer. Schamrot und schwitzend folgte ich ihm und versuchte die starren Blicke zu ignorieren, die sein seltsames Verhalten unweigerlich hervorrief.

Riche entdeckte das Logo von Games Workshop neben einer Rolltreppe, die direkt zum Einkaufszentrum hinaufführte. Wir fuhren zum oberen Stockwerk und fanden den Eingang in den Laden. Auf einem Schild an der Ladenfront stand: *Essen und trinken verboten*. Wir befanden uns im anorektischen Himmel. Ohne zu wissen, wie wichtig dieser winzige Kriegsschauplatz in den folgenden Monaten für uns werden würde, folgte ich Riche ins schummrige Innere.

Regale mit glänzenden, dunkel gehaltenen Regelwerken, Fanbüchern und Zeitschriften befanden sich entlang der Seitenwände. Sie hielten das direkte Sonnenlicht fern. Das Personal, allesamt junge Männer, trug schwarze Röhrenhosen und rote Polohemden mit dem Logo des Ladens. Namensschildchen wiesen einen Sean, zwei Waynes, einen Trent und einen Seth aus. Einer der Angestellten trug jede Menge Gesichtspiercings zur Schau – in Ohren, Nase und Augenbrauen. Er hörte auf den Namen Flo, obwohl er dem Namensschildchen zufolge einer der Waynes war. Diese Männer wurden an dem Tag zu meinen Helden.

Kernstück des Ladens war der Spieltisch, etwa zwei mal drei Meter groß – ein überwältigendes Schlachtfeld, an dem Feinde besiegt und die Ehre verteidigt wurde. Findige Entwickler hatten ein ausgeklügeltes festungsähnliches Gebäude aus Pappe, militärischem Netzgewebe und biegsamem Schaumstoff, der sich einfach ›Green Stuff‹ nannte, modelliert. Das Ganze war in bunten Farben gehalten. Es war das reinste Kunstwerk. Auf ihm tobte eine Schlacht zwischen zwei Modell-Armeen aus Plastik- und Metall-Geschöpfen, jeweils zwei bis drei Zentimeter großen Kriegern in akribisch bemalter Kampfausrüstung. Im Laufe der Zeit sollte ich die Namen einiger dieser Kreaturen kennenlernen: Orks, Kobolde, Lizardmen, Elben, Dämonen und – jene, für die ich eine besondere Vorliebe entwickelte: Krieger des Chaos.

Der Angestellte namens Sean führte den Vorsitz über den Tisch. Braun gebrannt und mit Bürstenhaarschnitt hätte man von ihm eher erwartet, auf einem Kasernenhof Soldaten Befehle zuzubrüllen als diesem pubertierenden Regiment. Der schwere Beat der Hintergrundmusik klang wie das Trommeln vor der Schlacht. Wenn Sean Bescheid gab, wurde ein Würfel geworfen. Die Zahl entschied über die Distanz, die eine Armee vorrücken durfte, wobei der Abstand mittels eines Metallstabs gemessen wurde. Parteiische Schaulustige feuerten die Kämpfer an, jubelten und buhten, als lechzten sie nach Blut, und es fiel nicht schwer, sich mittelalterliche Ritter, Kettenpanzer, Pferde und Schwerter vorzustellen. Die Luft war testosterongeschwängert und schwirrte voller maskuliner Energie und Triebe. Ein größerer Gegensatz zu Footprints of Angels war kaum vorstellbar. Ich verstand ein weiteres bisschen, wie einsam und isoliert diese Krankheit meinen Sohn gemacht hatte und weiterhin machen würde.

In der Nähe bemalten mehrere Jungen Modelle an einem kleineren Tisch, Knappen in der Ausbildung für das Recht, in den Kampf ziehen zu dürfen. Hinter ihnen standen Töpfe mit wundersamen Aufschriften: Leviathan-Violett, Festungs-Grau, Totenkopf-Weiß, Wunden-Rot, Beulen-Braun, Dunkle-Engel-Grün und natürlich Chaos-Schwarz.

Bei all dem Gestank nach Leim und Farbe, dem Hämmern der Musik und dem Gebrüll wurde mir schnell klar, dass ich mit heftigen Kopfschmerzen rechnen musste, wenn ich blieb. Riche wollte sich das Spiel anschauen, daher zog ich mich auf eine Bank in einer an den Laden angrenzenden Nische zurück und beobachtete den steten Strom halbwüchsiger Jungen und einiger vereinzelter Mädchen, meist in Gruftischwarz gekleidet, die das Geschäft betraten. Als das Geschrei zu Siegesjubel wurde, gesellte ich mich wieder zu Riche. Irgendeine Armee – die der Engel oder der Dämonen – hatte den Feind vernichtend geschlagen. Riche stand einen Meter vom Tisch entfernt, in sicherem Abstand zu den anderen mitfiebernden Jungen. Er weigerte sich immer noch, sich das Haar schneiden zu lassen, daher berührte es jetzt bereits die Schultern und bedeckte sein Gesicht, wenn er es nicht ständig mit der Hand zurückstrich. Andernorts fiel er wegen seiner Frisur auf, doch unter diesen Spielern wirkte er weniger deplatziert als sonst. Zum ersten Mal seit Monaten huschte ein feines Lächeln über sein Gesicht. Das war ein unterschlagenes Essen wert. Ausnahmsweise mal.

10

Als ich am Samstagnachmittag unter dem Carport parkte, kam mir Kevin entgegen. »Wie war's?«

Riche war in eisiges Schweigen verfallen, als wir uns unserem Haus genähert hatten. Er warf Kevin einen düsteren Blick zu und verschwand in seinem Zimmer.

»So gut?« Mein Mann runzelte die Stirn und schloss die Wagentür. Wir tranken eine Tasse Tee auf der Veranda, saßen einige Zeit schweigend herum und waren nicht gewillt, das augenblickliche Einvernehmen zu zerstören. Das permanente dumpfe Dröhnen der Wellen drang durch die heiße ruhige Luft den Hügel hinauf, doch jenseits der Küstenlinie war das Meer ruhig.

Ich nahm einen Schluck meines Pfefferminztees und lehnte mich zurück. »Es ist die beste Möglichkeit, die wir haben.«

Ich stützte mich mit den Ellbogen auf den Tisch und bettete meinen Kopf auf die Hände, während ich von unserem Gespräch mit Jan in der Klinik erzählte. Kevin hörte mir kommentarlos zu, bis ich geendet hatte.

»Was kostet das?«, fragte er, und ein unschuldiger Beobachter in meinem Kopf merkte an, unsere einvernehmliche Ruhe wäre in diesem Moment dahin. Ich verkrampfte ein wenig und beichtete.

»Scheiße«, sagte Kevin, mit den Augen blinzelnd. »Das ist happig.«

»Mein Gott!« Meine Tasse klapperte auf der Untertasse, als ich auf den Tisch schlug.

»Beruhige dich«, sagte Kevin, was natürlich den entgegengesetzten Effekt hatte.

»Sag mir nicht, ich solle mich beruhigen!«

Der unschuldige Beobachter hob eine Augenbraue. Äußerte sich so ein erwachsener Mensch oder doch eher ein übermüdetes, bockiges Kind?

»Wieso müssen wir ewig über Geld diskutieren? *Willst* du denn nicht, dass dein Sohn gesund wird?«

»Natürlich will ich das«, sagte Kevin ruhig. »Wenn die Klinik das Richtige für ihn ist, will ich natürlich, dass er dorthin kommt. Aber ich werde doch wohl noch ein Wort über die Kosten sagen dürfen, oder?«

Es folgte ein Moment Stille, in der sich die Berechtigung des Einwands langsam bis zu meinem Verstand durchkämpfte.

»Entschuldige«, sagte ich schließlich matt. »Ich bin müde und gestresst.«

Kevin starrte über meinen Kopf hinweg auf die Meeresbrandung in der Ferne. Er schaute mich wieder an und schenkte mir ein angespanntes Lächeln. »Schon in Ordnung. Wann fängst du mit der Klinik an?«

»Sofort. Sein erster Termin ist Dienstagnachmittag. Louise muss dann nach dem Kindergarten zu einer Freundin gehen. Andy kann hier bei meinem Vater bleiben.«

»Was für ein Albtraum.« Kevin kniff wieder die Augen zusammen, um nachzudenken. »Was sollen wir denn den Leuten erzählen?«

»Die Wahrheit.« Ich lehnte mich zurück und verschränkte die Arme vor der Brust. »Auf lange Sicht ist das einfacher. Wenn wir es zu verbergen versuchen, vermitteln wir Riche damit die falsche Botschaft. Er hat keinen Grund, sich zu schämen.«

»Bist du dir da sicher?«

»Absolut«, sagte ich. »Ich könnte mir nicht sicherer sein.«

Und dies würde eines dieser wenigen Dinge sein, derer ich mir sicher bleiben würde: Magersucht war kein Verbrechen. Das Gehirn ist ein Organ, anfällig für Krankheiten wie jedes andere auch. Eine Herzerkrankung verursacht Brustschmerzen oder Herzklopfen, Lungenkrankheiten sorgen für Husten und Atemnot, Magen-Darm-Krankheiten führen zu Erbrechen und Diarrhö. Hirnerkrankungen produzieren ebenfalls Symptome – Kopfschmerzen, Schwindelgefühl oder ein verändertes Verhalten, wie im Fall von Magersucht. Kein Grund, sich zu schämen.

*

Der Dienstagmorgen dämmerte herauf, ein perfekter Sommertag mit einer hoch am wolkenlosen Himmel stehenden Sonne. Riche hätte eigentlich barfuß hinter seinem Bruder durch den Garten herjagen sollen, mit Sonnencreme auf der Nase und meine Warnung missachtend, auf Schlangen aufzupassen. Stattdessen stand unsere Reise nach Brisbane zum ersten Termin mit Sonia an, seiner neuen Therapeutin. Obgleich ich mir einen schöneren Ausflug hätte vorstellen können, betrachtete ich diese Fahrt als einen ersten Schritt in die richtige Richtung – auch wenn das Ziel noch nicht erkennbar war. Ich war zufrieden mit meiner Weigerung, mich auf die konventionellen örtlichen Vorstellungen medizinischer Behandlung eingelassen zu haben. Und ich wusste, dass die ausschließlich auf Mädchen ausgerichtete Ausstattung der Klinik weitaus besser war als ein als Gefängnis empfundenes Hospital.

Doch wo war mein Sohn? Er war verschwunden, nachdem ich geduscht hatte. Ich begab mich auf der Suche nach ihm in den Regenwald, mit seiner fünf Monate alten seidenweichen Terrier-Hündin Trisska im Schlepptau, die wir ihm in der Hoffnung geschenkt hatten, ihn aus seiner selbst gewählten sozialen Isolation zu befreien. Was selbstverständlich aussichtslos gewesen war.

Ich sah Riche in einiger Entfernung, und Trisska entdeckte ihn ebenfalls. Sie lief los und versuchte an ihm hochzuspringen. Riche wankte und wich tänzelnd zurück. Mit Panik in den Augen beobachtete er, wie seine Hündin ungelenk auf dem Boden landete. Sie probierte es erneut. Wieder ließ er sie ins Leere springen.

»Sitz, Trisska, sitz!« Er streckte die Arme nach vorn, um die Hündin von sich fernzuhalten. Die Muskeln seiner Mundwinkel zuckten, als er zu lächeln versuchte, was ihm jedoch misslang.

»Riche«, sagte ich, »ist es deine Magersucht, die es dir verbietet, Trisska zu berühren?«

Es dauerte nur einen Gedanken lang, bis ich begriff: Trisska war eine Fleischfresserin.

Riche verzog das Gesicht und zitterte am ganzen Körper, als er urplötzlich zu weinen begann. Impulsiv, ohne daran zu denken, dass er keine Berührung verkraftete, stürzte ich mich auf meinen Sohn. Zwar fiel es mir noch rechtzeitig ein, doch bevor ich zurückschrecken konnte, fiel mir Riche in die Arme und begann zu schluchzen, als wollte er nie wieder aufhören.

Ich stützte meinen weinenden Sohn, ein fester Strick presste mir die Brust zusammen, und ich starrte über seinen Kopf hinweg in den Urwald, unfähig, ein einziges tröstendes Wort zu denken.

*

Während Riche bei Sonia war, wartete ich im Empfangsbereich. Jan hatte gesagt, ich solle das nicht als Schuldzuweisung missverstehen. Sonia würde Riche mit ihrer Therapie vermitteln, wie er sein negatives Denken in den Griff bekommen könnte. Dieses negative Denken, davon gehe der Therapieansatz aus, stecke in jedem Menschen, doch aus irgendeinem Grund habe es bei Leuten mit Magersucht die Oberhand gewonnen. Es müsse gebändigt werden, um eine Genesung zu ermöglichen.

Im Wartezimmer war es stickig. Ich fächelte mir mit einer Zeitschrift Luft zu und betrachtete das Foto eines Mädchens an der Wand. Rebecca. Jan hatte mir ihre Geschichte erzählt. Auf dem Foto trug sie ein langes seidenes Kleid und lächelte hoffnungsvoll. Ich suchte in ihren Augen nach Anzeichen einer Macht, die ihr etwas vorgegaukelt und sie schließlich vor zwei Jahren in einem Krankenhaus in Brisbane in den Tod gelockt hatte. Sie war gestorben, bevor ihre Mutter sie zu Footprints of Angels hatte bringen können, was es damals nur in Melbourne gegeben hatte. Die Mutter von Rebecca hatte daraufhin die Stiftung ins Leben gerufen und dieses Haus für den Verein gemietet, sodass Jan in Brisbane eine zweite Niederlassung von Footprints hatte eröffnen können.

Ich machte mir Gedanken über Rebeccas Mutter. Mit welchen Gefühlen mochte sie jeden Morgen aufstehen? Bis zu diesem Moment war die Möglichkeit von Riches Tod durch die Krankheit nur eine abstrakte Vorstellung gewesen, unterstrichen durch Kevins gelegentliche dramatische Bemerkungen. Rebeccas Foto änderte dies. Es gab der körperlosen Möglichkeit ein Gesicht, machte sie konkret. Rebeccas Mutter besuchte die Klinik regelmäßig, ich würde ihr hier begegnen. Trotz der Hitze zitterte ich. Endlich hatte ich begriffen, dass Riche mehr zu verlieren hatte als seine Kindheit – diese Krankheit konnte wirklich sein Leben fordern.

Nach einer Stunde kamen Sonia und Riche zurück. Riche ging schweigend an der Tür auf und ab.

»Es lief gut«, sagte Sonia. »Ich habe Riche von mir selbst erzählt, und wir haben uns über das negative Denken unterhalten.«

Sie meinte, sie wolle Riche am Donnerstag erneut sehen. Riche dankte ihr mit leiser höflicher Stimme, und wir verabschiedeten uns.

Während der zweistündigen Heimfahrt wirkte er blass und müde. Mehrfach versuchte ich, ein Gespräch zu beginnen, doch ich bekam nur einsilbige Antworten auf meine Fragen, und nach einer Weile schloss er die Augen. So erschöpft er auch sein mochte, er konnte es nicht unterlassen, unentwegt die Fingerspitzen aneinanderzuschlagen. Selbst die kleinste Bewegung zählte.

*

Wieder zurück in Mullumbimby und mit den täglichen Aufgaben konfrontiert, war es mir unmöglich, mich ausschließlich um Riche zu kümmern. Er nutzte die Gelegenheit, sein Bewegungsprogramm zu intensivieren und die Nahrungsaufnahme weiter zu reduzieren. Ich rief Sonia an. Sie sagte, der Grund sei, dass sich sein negatives Denken durch die Therapie bedroht fühle und deshalb zurückschlage. Das klang einleuchtend: ein psychologisches Duell in seinem Kopf. Der echte Riche musste die Oberhand über das negative Abziehbild seiner selbst zurückgewinnen, bevor er verhungern würde. Doch ich konnte die nagende Gewissheit, dass es sich nur um eine Theorie handelte, nicht abschütteln. Wenn dieses negative Denken wirklich existierte, wie hatte es überhaupt dazu kommen können, dass es außer Kontrolle geriet?

Am Donnerstag fuhren wir zur nächsten Sitzung nach Brisbane, außerdem zum ersten Treffen mit dem Ernährungsberater. In dieser Woche hatten wir die beiden Termine ausnahmsweise auf einen Tag gelegt. Riche schwieg den größten Teil der Fahrt über, doch als wir die Außenbezirke von Brisbane erreichten, hustete er leicht, und ich spürte, dass er mir etwas mitteilen wollte.

»Bleibst du bei mir, wenn ich bei dem Ernährungsberater bin?«, fragte er.

Ich warf ihm einen kurzen Blick zu. Sein Geist, das Wesen dieses Jungen, schien sich noch weiter in seinen bereits winzigen Rahmen verkrochen zu haben. Mein Sohn schien vor meinen Augen zu verkümmern.

»Weshalb?«, fragte ich.

»Ich habe Angst.«

Die Therapiestunde bei Sonia verlief reibungslos. Danach weigerte sich Riche, das Sandwich zu essen, das ich gekauft hatte, und er trank auch kein Wasser. Direkt bevor die Stunde mit dem Ernährungsberater begann, fand ich Jan und berichtete ihr von Riches Widerstreben, ohne mich in dieses Gespräch zu gehen.

»Das ist normal«, sagte sie. »Die meisten Kranken wollen nicht über Essen reden, und sie hassen es, wenn man ihnen sagt, was sie essen sollen.«

»Also, ist es in Ordnung, wenn ich unter Berücksichtigung von Riches Alter bei den ersten Stunden dabei bin, bis er sich daran gewöhnt hat?«

Jan stimmte zu. Der Ernährungsberater war unzufrieden mit der Vereinbarung, aber der Kunde in mir hatte sich ausnahmsweise mal die Krone aufgesetzt. Obwohl ich immer noch glaubte, ein wöchentliches Treffen mit dem Ernährungsberater sei für einen elfjährigen Jungen Zeitverschwendung, hielt ich mich mit meiner Meinung zurück. Ich konnte mir nicht vorstellen, was über Riches Essen gesagt werden konnte, das ausgerechnet gegenüber jener Person, die es ihm bereiten würde, vertraulich bleiben musste.

Wir trafen uns zu dritt in einem rosaroten Zimmer. Der Ernährungsberater trug eine reservierte Haltung und einen ernsten Gesichtsausdruck zur Schau. Seine erste Frage war, was Riche gern aß. Riche sah mich an.

»Ist schon in Ordnung«, sagte ich.

»Ich bin Vegetarier.« Riches Stimme war kaum vernehmbar.

Der Ernährungsberater machte eine kurze Notiz auf einem Blatt seines Klemmbretts und wartete darauf, dass Riche fortfuhr. Riche schwieg.

Der Ernährungsberater nickte ihm ermunternd zu, wirkte aber ein wenig missmutig, möglicherweise etwas eingeschüchtert durch meine Anwesenheit. »Welche Art vegetarischer Nahrung nimmst du zu dir?«

»Tofu. Äpfel.« Riche ging die Liste langsam und zögerlich durch, als verätzten die Wörter seine Zunge. »Erdbeeren, Kiwis. Toast und Promite. Pasta ohne alles. Und Brokkoli.«

»Was ist mit Kichererbsen?«

»Mama sagt, die flutschen einfach durch einen durch«, sagte Riche, diesmal lauter und selbstsicherer. Elterliche Autorität verlieh seinen eigenen Gründen, keine Kichererbsen zu essen, zusätzliches Gewicht.

Der Anflug eines Lächelns huschte über das Gesicht des Ernährungsberaters. »Vielleicht hat deine Mama nicht gelernt, sie richtig zu kochen.«

Ein toller Hinweis. Falls es erforderlich sein sollte, eine bessere Zubereitung der Kichererbsen zu erlernen, sah ich mich der Aufgabe gewachsen.

»Das ist doch schon mal ein Anfang«, sagte der Ernährungsberater. »Nach und nach werden wir noch andere Gerichte austüfteln. Du bekommst tagsüber drei Mahlzeiten, außerdem Morgentee, Nachmittagstee und Abendessen. Nächste Woche ist dein Speiseplan fertig.« Der Ernährungsberater stand auf. »So, jetzt muss ich dich wiegen. Stell dich rückwärts auf die Waage. Ich werde dir die Augen zuhalten und das Kinn anheben, damit du dein Gewicht nicht sehen kannst.«

Wie man mir bereits gesagt hatte, wurde dies so gehandhabt, damit Riches sogenanntes negatives Denken die Information nicht gegen ihn selbst richten konnte. Riche drehte sich um und starrte mich an. Ich interpretierte dies als Bitte einzuschreiten.

»Riche wird nicht wollen, dass Sie ihn berühren«, sagte ich. »Er ist überzeugt, dass es ihn fett macht.«

»Dann halte ich dir die Augen nicht zu«, sagte der Ernährungsberater zu Riche. »Ich werde lediglich dein Kinn anheben.«

Riche warf mir einen weiteren panischen Blick zu und stellte sich steif und starr auf die Waage. Als ihm der Ernährungsberater eine Hand unter das Kinn legte, warf er den Kopf nach hinten, als seien die Finger des Mannes elektrisch geladen. Der Ernährungsberater blickte unten auf die Anzeige, ließ Riche hinuntersteigen und notierte das Gewicht.

Ich versuchte, ihm über die Schulter zu schauen.

»Es ist besser, wenn Sie es nicht wissen«, sagte er. »Auf diese

Weise entgehen Sie der Versuchung nachzugeben, wenn er Sie löchert. Wir bitten alle Familien, ihre Waagen bei uns abzuliefern.«

*

Es war bereits dunkel, als wir unser Cottage am Ende der Schotterstraße sahen. Riche gähnte und rieb sich die Augen. »Ich bin zu müde, um noch etwas zu essen«, sagte er.

Es gelang mir, ihn doch noch zu einem Schluck Wasser zu bewegen, bevor er hineinging und sofort ins Badezimmer verschwand, wobei er trotz der Müdigkeit bei seinem großen Bogen rund um die kontaminierte Zone des Esszimmertischs blieb. Er putzte sich die Zähne und ging ins Bett.

Kevin war mit seinem BlackBerry beschäftigt, daher begann ich mit den Vorbereitungen des Abendessens. Nachdem wir fertig gegessen hatten, schwatzte ich noch kurz mit meinem Vater, gab meiner Mutter einen Gute-Nacht-Kuss auf das verwirrte Gesicht, fütterte die Hunde und räumte im Esszimmer und in der Küche auf. Kevin brachte Andy und Louise ins Bett und legte sich dann selbst schlafen.

Endlich war Stille im Haus eingekehrt. Ich machte mir einen Kräutertee und setzte mich mit dem Sydney Morning Herald vor mir an den Tisch. Ich blätterte die Zeitung kurz durch, las hier und da mal etwas, ohne es richtig aufzunehmen. Innerlich war ich mit der Frage beschäftigt, ob Riche es wohl schaffen würde, zweimal wöchentlich die Hin- und Rückfahrt nach Brisbane durchzuhalten. Vor allem, wenn er bei Footprints of Angels nichts aß.

*

Am Freitagmorgen unserer ersten Pendel-Woche nach Brisbane sah unser Wohnzimmer aus, als sei bei uns eingebrochen worden: Videokassetten lagen stapelweise auf beiden Seiten des Fernsehgeräts, Bücher und Zeitschriften häuften sich auf dem Tisch, und auf der Anrichte aus Holz türmte sich die Wäsche. Am schlimmsten war der Fußboden, der mit Sand, kleinen Kieselsteinen und Schmutz übersät war, den die Hunde hereingeschleppt hatten. Scheiß drauf, dachte ich und ging auf die Veranda, wo meine Mutter in einem Korbsessel saß, ihren massigen Körper zwischen Kissen geklemmt und mit einer gehäkelten Wolldecke über den Beinen. »Hallo, Norma.«

Ich sparte mir die Berichtigung.

Louise kam um das Haus herumgelaufen, ihre stämmigen braun gebrannten Beine ein Bündel voller Energie. »Schau mal!« Auf den mageren Überresten unseres Rasens an der Vorderseite des Hauses schlug sie Rad. »Welche Note kriege ich dafür?«

»Eindeutig eine Eins.« Ich drehte mich um und wollte ins Haus gehen.

»Geh nicht weg«, bettelte Louise. »Sag mir, welche Note ich hierfür kriege.«

Ich setzte mich auf die Stufen und sah ihr zu, wie sie weitere Räder schlug, eines so mustergültig wie das andere. Louise war durch die Fahrten nach Brisbane verunsichert, und es war nicht der Zeitpunkt, beim Radschlagen mit guten Zensuren zu geizen.

»Bisher das beste«, sagte ich schließlich. »Zeig es mal Andy.«

»Klaro.« Sie zog ab und machte sich auf die Suche nach ihrem Bruder.

Andy verbrachte Stunden damit, im Sandkasten mit imaginären Monstern zu kämpfen. Schuldbewusst dachte ich an die Stunden, in denen wir üblicherweise den Stoff aus der Schule zu

Hause wiederholten. Die üblichen Nachmittage waren in den wenigen Tagen, an die ich mich überhaupt erinnern konnte, auf ein paar hastige Übungen aus seinen Mathe- und Englischbüchern zusammengeschrumpft.

»Wenn dieses kleine Mädchen hier wieder aufkreuzt, solltest du vielleicht mal den Eltern Bescheid geben«, sagte meine Mutter.

Riche kam von seinem Regenwald-Marsch zurück. Er lief mit auf den Boden gesenktem Blick um den Rasen vor dem Haus und trottete zur Nebentür, die vom Carport ins Haus führte. Er würde sich eine halbe Stunde in seinem Zimmer ausruhen, um sich danach wieder in den Regenwald aufzumachen. Ich hatte ständig Angst, er könnte auf der Strecke dehydrieren und kollabieren, aber ich hatte nicht die leiseste Idee, wie ich ihn davon abhalten sollte. Essen und Leibesübungen, das waren die beiden Bereiche seiner bedingungslosen Uneinsichtigkeit. Bei den Fahrten nach Brisbane hatte er sich herzzerreißend gefügig gezeigt, obwohl er sie gehasst hatte. Es war, als habe er meine Verzweiflung wegen der verstreichenden Essenszeiten gespürt und einen Wiedergutmachungsversuch unternommen, da er nichts zu sich nehmen konnte.

Kevin setzte sich zu mir auf die Stufen. »Was für ein herrlicher Tag«, sagte er. »Lass uns mit den Kindern an den Strand gehen.«

Ich brach einen Wedel von der Topfpalme neben der Treppe und zerrupfte ihn. In der vergangenen Nacht war ich spät und verstohlen ins Bett gekrochen, doch ich hatte mich gerade zugedeckt, als Kevin die Augen öffnete und nach mir griff. Er wolle mich, weil er mich liebe, sagte er. Jeder Muskel meines Körpers verkrampfte aus Protest, doch dann machte ich mit. Irgendetwas in mir war besorgt, er würde sich anderweitig umschauen, wenn ich mich ihm weiterhin verweigerte, obwohl er mir nie einen Grund geliefert hatte, so zu denken.

Ich warf den zerbröselten Palmwedel auf den Rasen. »Ich kann nicht mehr so weitermachen.« Ich versuchte leise zu sprechen, damit meine Mutter mich nicht hörte. Allerdings bestand keine Gefahr, dass sie den Sinn meiner Worte verstand. »Von allen Seiten wird an mir gezerrt, und Riche wird einfach nicht gesund. Wenn überhaupt, isst er immer weniger, und dabei marschiert er ständig mehr. Mir fällt nichts mehr ein, ich bin kurz davor, ihn ins Zimmer einzusperren. Vielleicht hat Jan recht. Möglicherweise braucht er zusätzliche Termine bei Sonia.«

Kevin legte mir zärtlich eine Hand auf den Oberschenkel. Wenn wir Sex gehabt hatten, war er immer liebevoller. »Ich weiß, dass es hart für dich ist. Was möchtest du denn tun?«

Ich blickte über die sonnengebleichte Landschaft auf die mit hypnotisierender Anziehungskraft hereinbrechende Linie strahlend weißer Brecher und fühlte mich in die Enge getrieben. Wenn ich hier blieb, drohte Riche zu sterben. Ging ich weg, litten meine anderen Kinder. Darüber hinaus setzte ich meine Ehe aufs Spiel.

»Ich muss mit Riche nach Brisbane ziehen.« Ich starrte auf meine Füße. »Ich schaffe die ganze Fahrerei nicht, und ich muss mich auf ihn konzentrieren.«

»Wie soll das denn funktionieren?« Kevin drehte sich halb zu mir um, den Kopf fragend auf die Seite gelegt. »Wer kümmert sich dann um Andy und Louise?«

»Vielleicht übernimmt das ja Jacqui.« Ich schluckte schwer. Ich konnte selbst kaum glauben, was ich da von mir gab. »Nach unserem Wegzug hat sie nichts Dauerhaftes mehr angenommen.

Sie liebt die Kinder, und sie geht toll mit ihnen um. Sie würde uns vermutlich aushelfen. Du könntest sie fragen.«

Jacqui war in Sydney unsere Babysitterin für die Kinder gewesen, wenn Kevin und ich ins Kino gingen oder ich mir mal einen freien Tag gönnte. Sie würde tief bestürzt sein, wenn sie von Riches Krankheit hörte, und es war mehr als wahrscheinlich, dass sie zu helfen bereit war. Sie konnte sich um die Kinder kümmern und einfache Gerichte für sie und meine Eltern zubereiten. Das morgendliche Duschen meiner Mutter hatten während der letzten drei Monate sowieso schon Altenbetreuerinnen übernommen. Mein Vater musste tagsüber lediglich für das Wechseln ihrer Windeln sorgen.

Kevin setzte sich aufrecht hin. Er machte den Eindruck, als wollte er protestieren, doch nach einem kurzen Moment sackte er zusammen und ließ sich gegen die Stufe fallen. Er musste es geahnt haben.

»Was meinst du, wie lange du in Brisbane bleiben musst?«

»Es könnte Jahre dauern«, sagte ich. »Ich muss es tun. Ich habe keine Wahl. Er ist mein Sohn.«

Meine Mutter musste durch den Tonfall unserer Stimmen mitbekommen haben, dass irgendetwas nicht stimmte, denn sie warf mir ihr neuerdings schiefes Lächeln zu, als ich an ihr vorbei ins Haus ging.

»Alles in Ordnung, Norma?«

*

Am selben Tag rief ich Jan an und gab ihr Bescheid. Sie meinte, es sei eine gute Idee.

»Noch etwas anderes«, sagte ich. »Riche isst kaum noch etwas. Sollen wir die feste Nahrung absetzen und zu Proteindrinks übergehen?«

Ich hatte ständig darüber nachgedacht, seitdem Jan mir erzählt hatte, manche der kränkeren Mädchen fänden es leichter, ihre Nahrung in dieser Form zu sich zu nehmen, als normale Gerichte zu essen. Riche kannte den Kaloriengehalt sämtlicher Lebensmittel, die wir zu uns nahmen, und dieser konnte nie niedrig genug sein. Bei den Getränken hingegen würde er nicht wissen, wie viele Kalorien sie enthielten; vielleicht würde er es angenehmer finden, sie an seiner Magersucht »vorbei« aufzunehmen.

Ein weiteres Problem mit Nahrung war die emotionale Gewichtung, die spezifische Wertigkeit. Äpfel waren gut, Lutscher waren schlecht. Mohrrüben waren gut, Schokolade und Chips schlecht. Proteindrinks waren weder gut noch schlecht, sie waren ungewohnt. Riche würde genau wissen, welche Ingredienzien sie enthielten – Milch, für den Geschmack eine Frucht, dazu das Proteinpulver –, doch da er die genaue Zusammensetzung des Proteinpulvers nicht kannte, würde es ihm vielleicht schwererfallen, das Getränk als Fettmacher einzustufen.

Das zumindest war die Theorie. In der Realität erwies es sich, dass Riche jede Form von Nahrung als schlecht betrachtete, einschließlich Proteindrinks. Und Äpfel. Es stellte sich heraus, dass ich mit Riche genauso gut über Spaghetti bolognese gefolgt von einem Apfelstrudel mit Schlagsahne hätte streiten können wie über diese Getränke. Doch zu diesem Zeitpunkt wusste ich das noch nicht, und ich hielt die Proteindrinks für einen Schutzschild. Zumindest würden sie ihn so lange am Leben erhalten, bis Sonia ihm geholfen hatte, sein rebellierendes negatives Denken unter Kontrolle zu bringen. Ich wollte ihm erzählen, sie seien seine Medizin, er brauche die Proteindrinks, um nicht ins Krankenhaus zu müssen, so wie auch Diabetiker aus dem gleichen Grund ihr Insulin benötigten.

»Das ist eine gute Idee«, sagte Jan. »Sobald Sie herkommen, beginnen wir mit den Getränken.«

»Großartig!«, erwiderte ich und meinte es auch. Ich fühlte mich erleichtert, einen Plan zu haben. Die möglichen Schattenseiten sah ich nicht.

*

Ich zog die Gelben Seiten zurate und fand eine Motelanlage, die Crocodile Villas in Toowong. Akzeptable Preise für Langzeitnutzung, Kücheneinrichtung zur Zubereitung von Riches Proteindrinks und ein kurzer Weg zur Klinik. Es waren ideale Bedingungen. Ich rief an, buchte ein Apartment mit zwei Schlafzimmern und erzählte es Riche, als er von einem seiner Märsche zurückkam. Er reagierte kaum. Ich vermutete, er sei erleichtert, das kalorienverseuchte Cottage verlassen zu können.

Andy und Louise starrten mich mit entgeisterten Gesichtern an, als ich es ihnen sagte.

»Papa ist an den Wochenenden da«, sagte ich. »Und Jacqui bleibt hier. Ist das nicht prima? Sie zeichnet und malt dann mit euch.«

Louises Miene hellte sich auf. »Und spielen kann man besser mit ihr als mit dir.«

*

Ich musste einräumen, dass meine Spielfreude und Geschicklichkeit in den letzten Monaten merklich gelitten hatten, und wendete mich an Andy. »Komm, lass dich umarmen.«
Zum ersten Mal bemerkte ich die dunklen Ringe unter seinen Augen. Als er seinen Kopf an meine Brust legte, schlang ich die Arme um ihn und hielt ihn dicht an mich gepresst.

»Wann kommst du zurück?«

»Das weiß ich nicht genau.« Nicht nachdenken! Nicht in seine Augen schauen! »Aber Riche und ich kommen euch an den Wochenenden besuchen. Und ich rufe euch jeden Abend an.«

Am nächsten Morgen packte ich einen Koffer und verstaute ihn hinten im Auto. Als Riche nicht zuschaute, versteckte ich auf dem Rücksitz ein paar Flaschen Chardonnay unter einer Decke. Für alle Fälle vorbereitet, dachte ich. Riche stopfte ein paar Kleidungsstücke und mehrere seiner Lieblingsbücher in den Schulranzen und kletterte ins Auto. Ich verabschiedete mich von meinen Eltern. Andy, Louise und Kevin kamen mit zum Wagen. Ich nahm meine beiden Kinder in die Arme und drückte ihre weichen, warmen Körper an mich. Minnie stand schwanzwedelnd neben ihnen. Bevor ich ins Auto stieg, bückte ich mich noch einmal und umarmte meinen Hund.

11

Wir ändern etwas«, sagte ich, als wir in Crocodile Villas ankamen, und erklärte Riche, dass wir zu Proteindrinks wechseln würden. »Du wirst sie viel angenehmer finden als feste Nahrung.«

»Die nehme ich nicht!«, sagte Riche. Seiner schreckensbleichen Miene nach zu urteilen konnte man glauben, ich hätte ihm vorgeschlagen, sich jeden Morgen ein Tässchen Zyankali zu genehmigen. »Du willst mich nur fett machen.«

Na klar. Meine lebenslange Ambition war es ja auch gewesen, dicke Kinder zu produzieren.

»Das will ich nicht«, sagte ich. »Ich will, dass du gesund wirst.«

»Du versuchst, mich fett zu machen!« Diesmal klang es anklagend.

»Ich versuche, dir das Krankenhaus zu ersparen. Das ist der einzige Weg. Du musst mir dabei helfen.«

»Ich kann diesen Ernährungsberater nicht ausstehen.« Er schürzte die Lippen.

»Ich weiß«, sagte ich. »Aber du brauchst diese Getränke. Einverstanden?«

»Ich werde es versuchen.«

Ich ging in mein Schlafzimmer und packte weiter aus. Dabei stellte ich mit einem Anflug von Gewissensbissen fest, dass ich keine Fotos von Andy und Louise mitgenommen hatte. Auch keine Erinnerung an Kevin, doch das beunruhigte mich nicht. Mein armer Mann war endgültig meiner Politik der verbrannten Erde zum Opfer gefallen. Ich betrachtete ihn immer noch als Hauptverursacher von Riches Krankheit, und obwohl mir klar war, dass das Wissen um die Ursache nicht zwangsläufig eine Heilung bewirken musste, erklärte es für mich doch todsicher, weshalb mein Sohn in einer beigefarbenen Zelle hundertfünfzig Kilometer von zu Hause entfernt eingelocht war. Schmerz und Wut sind enge Verwandte.

Ich sprach mit dem Ernährungsberater im rosaroten Raum, während Riche im Empfangsbereich wartete. Der Mann überreichte mir sechs Trinkbecher mit rosafarbenen, grünen, gelben und violetten Deckeln. In der Mitte der Deckel befand sich ein Loch für den passenden Plastikstrohhalm. »Sie geben drei Löffel Proteinpulver und einen Esslöffel Honig zu einem Liter Milch, die Mischung verteilen Sie dann auf die sechs Becher. Ich schlage aber vor, Sojamilch statt Kuhmilch zu nehmen. Das verhindert Probleme mit Milchallergie. Und sie können Sojamilch light benutzen. Das wird Riche weniger bedrohlich erscheinen. Die fehlenden Kalorien kompensieren wir durch mehr Pulver.«

»Könnten Sie mir die Mengen bitte aufschreiben?« Für mein Staatsexamen als Medizinerin hatte ich ganze Bücher auswendig gelernt, doch durch den Stress der letzten Monate war ein einfaches Rezept mittlerweile zu viel für mich.

Der Ernährungsberater erklärte sich bereit, bat mich aber, den Zettel sofort zu vernichten, sobald ich die Anleitung verinnerlicht hatte. Bei Footsteps sei man sich im Klaren darüber, dass es Riche leichterfallen würde, die Getränke trotz Magersucht zu akzeptieren, je weniger Informationen er darüber habe. Allem Anschein nach rechneten die Leute von Footsteps damit, dass Riche schnüffeln gehen würde.

Ich faltete den Zettel zusammen und versteckte ihn im Reißverschluss-Fach meiner Handtasche. »Und jetzt?«

»Jetzt mache ich mit Riche das normale Programm.«

Während der Ernährungsberater draußen war, fummelte ich an der Verpackung der Becher herum und dachte daran, dass die Farben Louise gefallen würden. Der Ernährungsberater kam kurz darauf mit Riche im Schlepptau zurück, der sich mit dem argwöhnischen Blick eines streunenden Hundes umschaute und aussah, als ob es hier drin etwas gab, das ihn jeden Moment angreifen könnte.

»Setz dich«, sagte der Ernährungsberater und schloss die Tür.

»Will ich nicht.« Riche stellte sich dicht neben mich und versuchte sich so klein zu machen, dass er möglichst wenig Raum einnahm.

»Ich habe deiner Mutter erzählt, wie man die Getränke zubereitet«, sagte der Ernährungsberater.

Riche senkte den Kopf. Die langen Haarfransen fielen nach vorn und verdeckten sein Gesicht.

»Du kannst selbst entscheiden, welches Obst hinzugefügt werden soll, um dem Getränk mehr Geschmack zu geben. Die meisten Mädchen bevorzugen Mango und Pfirsich.«

Doch Riche war keins der Mädchen. »Erdbeere«, flüsterte er.

Cleveres Bürschchen. Da er selbst entscheiden durfte, pickte er natürlich die Frucht mit den wenigsten Kalorien heraus, und es war unvorstellbar, seine zwanghafte Besessenheit in irgendeine Richtung beeinflussen zu wollen.

»Du bekommst jeden Tag sechs Getränke.«

Riche schaute hoch und schleuderte das Haar mit einem Ruck des Kopfes aus dem Gesicht. »Auf gar keinen Fall«, sagte er mit wildem Ausdruck in den Augen und zitternder Stimme. »Das schwemmt mich auf. Es ist Selbstmord.«

»Na gut, du kannst auch einen Teller Obst statt eines Getränks nehmen.« Der Ernährungsberater schaute mich an. »Kommen Sie im Tagesraum vorbei, bevor Sie gehen, dann kann ich Ihnen das Pulver geben.«

Das Präparat befand sich in einem durchsichtigen Plastikbehälter mit den Ausmaßen eines großen Schuhkartons. Es war, als habe dieser Löcher in Riches Netzhaut gebrannt, so schnell und abrupt prallte dessen Blick von dem himmelblauen Deckel ab. Ich öffnete die hintere Wagentür.

»Bist du sicher, dass der Sitz ganz sauber ist?«, fragte er.

»Heute Morgen noch habe ich ihn abgewischt.« Ich lehnte mich in den Wagen.

»Pass auf, dass meine Sachen nichts anderes berühren.« Riche trat zur Seite, damit er genau sehen konnte, was ich tat.

Mit der freien Hand schob ich auf dem Sitz ein Handtuch und eine Zeitschrift etwas weiter weg. »Die Sachen hier sind sauber. Ich schiebe sie an den Rand, damit du dich sicherer fühlst.«

Ich stellte den Behälter und die Trinkbecher auf den Sitz und schloss die Tür, dann öffnete ich Riches Tür. Kalorienverseuchte Griffe bereiteten mir keine Angst. Nachdem ich mich ans Steuer gesetzt hatte, wartete ich darauf, dass Riche mir das Gurtband seines Sicherheitsgürtels herüberreichte, das er als nicht kontaminiert klassifiziert hatte, da die meisten Menschen ihn an der Schnalle anfassen. Dann nahm ich die Schnalle und drückte sie in die Halterung. Bewaffnet mit meiner Liste der Ingredienzien, das magische Pulver sicher im Wagen verstaut, fuhr ich zum Supermarkt. Riche war seit Monaten in keinem Lebensmittelgeschäft mehr gewesen, da er zweifellos Angst vor der kalorienhaltigen Luft hatte. Diesmal jedoch musste seine Furcht, ich könne die falsche Milch oder noch schlimmer Zucker kaufen, um sein Getränk heimlich aufzupeppen, schwerer wiegen als seine Angst vor lauernden Kalorien. Im Supermarkt suchte er sich einen Weg durch das Minenfeld der voll bepackten Regale bis zur Milchabteilung. Er suchte entlang der Auslage mit Sojamilch-Kartons, mindestens zehn verschiedene Marken mit unterschiedlichem Fettgehalt, und bemühte sich, die Aufdrucke zu lesen, ohne dabei die Kartons zu berühren.

»Wir müssen uns beeilen.« Riche tippelte von einem Fuß auf den anderen und knetete die Hände.

War das etwa Grillhähnchen, was er da roch und was ihn so nervös machte?

»Du bringst mich nicht dazu, die Milch mit niedrigem Fettgehalt zu trinken. Nimm die Sanitarium ohne Fett.«

Ich hatte den Mund bereits geöffnet, um mit ihm zu diskutieren, doch nachdem ich einen kurzen Blick in seine angespannte, verschlossene Miene geworfen hatte, lud ich meinen Einkaufswagen mit Sanitarium-fettfrei-Sojamilch voll. Es war die in dem roten Karton, und von nun an sollte ich diesen Gang jede Woche tun. Denn eines lässt sich mit absoluter Sicherheit über von Zwängen Geplagte sagen: Sie bleiben ihren Marken treu.

Bevor es in die Haushaltswaren-Abteilung ging, verkroch sich Riche in die keimfreie Zone des Autos, während ich wieder hineinging und ein Mixgerät kaufte – ein neues, eigens für diesen Zweck, eines, das noch nicht mit anderen Nahrungsmitteln kontaminiert war. Danach fuhren wir in unser Motel-Apartment, wo ich unter Riches Aufsicht meine Hände und die Küchenbank schrubbte. Ich sagte ihm, er dürfe mir nicht zuschauen, wenn ich die Getränke zubereitete. Ein weiser Ratschlag des Ernährungsberaters.

»Aber du tust nur Sojamilch, Pulver und Erdbeeren rein, verstanden?« Er lief auf und ab, während er sprach. »Und tu keinen Honig rein. Ich trinke das nicht, wenn du Honig reintust.«

»Kein Honig. Versprochen.«

»Und nur bis zu dieser Markierung.« Er deutete auf eine Linie etliche Zentimeter unterhalb des Becherrands. »Bis dahin, hat er gesagt.«

»In Ordnung, nur bis dahin. Aber du darfst mir nicht zusehen, wenn ich die Getränke mixe.«

Riche öffnete den Mund, als wollte er dagegen protestieren, doch ich starrte ihn energisch an, und er schlurfte in sein Zimmer. Als ich die Schlafzimmertür hinter ihm zumachte, war er tatsächlich gefangen, denn die Furcht vor Kontaminierung hinderte ihn daran, die Türklinke zu berühren.

Noch ganz im Bann von Riches zwanghaften Ängsten, wusch ich erneut meine Hände. Dann gab ich das Pulver löffelweise in den Mixbecher, fügte die Milch und eine Handvoll Erdbeeren hinzu. Einen Moment lang linste ich zu dem Honigglas hinüber, das neben dem Toaster stand. Sollte ich? Nein. Riche würde es schmecken und sich weigern, den Milchshake zu trinken. Ich konnte den ganzen Plan nicht wegen ein paar Kalorien gefährden. Ich stellte den Mixer an und beobachtete, wie sich die einzelnen Bestandteile vermischten und aufschäumten. Als es fertig war, probierte ich eine Fingerspitze davon. Nach anfänglicher Überlagerung durch die Erdbeeren hinterließ die Mischung einen metallischen Nachgeschmack. Ich teilte den Liter auf sechs Becher auf, peinlich darauf bedacht, unterhalb der Markierung zu bleiben. Dann holte ich tief Luft, nahm einen Becher und öffnete Riches Tür.

»Fertig«, sagte ich mit ruhiger Stimme, als habe dieser Milchshake keine größere Bedeutung als meine morgendliche Tasse Kaffee. »Bitte schön.«

»Nein.« Riches Stimme klang wie ein erstickter Schrei. Er verbarg sein Gesicht im Kopfkissen, und ich hörte nur noch ein paar gedämpfte Schluchzer.

»Du hast keine Wahl«, sagte ich. »Es ist die einzige Möglichkeit, wie ich verhindern kann, dass du ins Krankenhaus kommst und zwangsernährt wirst.«

Riche hob den Kopf. »Ich kann es einfach nicht«, jammerte er, der während unseres letzten Urlaubs vor seiner Krankheit den Mut gehabt hatte, aus zwei Metern Höhe in einen schmalen, aber tiefen Tümpel zu springen. »Bitte, zwing mich nicht dazu!«

»Möchtest du lieber eine transnasale Magensonde haben?« Der drohende Unterton in meiner Stimme machte mich krank.

Riche stand auf und kam langsam aus seinem Zimmer. Ich reichte ihm den Becher. Er hielt ihn auf Armeslänge von sich weg, starrte einen Moment darauf, zitterte am ganzen Körper und zog seine Hand zurück, bereit, den Becher an die Wand zu werfen.

»Tu es nicht, Riche! Wirf nicht. Dann muss ich nur einen neuen machen.«

»Aber er macht mich fett!«

»Nein, das tut er nicht. Das redet dir die Magersucht ein. Schau dir doch deinen Arm an, da ist kein bisschen Fett dran.«

Mit der freien Hand kniff er sich in den Arm und hob die schlaffe Haut an.

»Da!« Seine Augen füllten sich noch mehr mit Tränen. »Ich bin fett.«

»Das ist Haut«, sagte ich. »Sie ist so locker, weil du dein subkutanes Fett verloren hast. Jeder hat das, es ist wie eine Isolierschicht. Und jetzt trink!« Meine Stimme war fest, doch innerlich zitterte ich.

»Bist du sicher, dass du nichts anderes reingetan hast? Ist da etwa Zucker drin? Oder Honig? Sag mir, dass ganz bestimmt kein Honig drin ist.«

»Nein«, sagte ich. »Ich habe dir doch versprochen, dass ich keinen Honig reintue. Du musst mir vertrauen. Habe ich dir jemals wehgetan?«

»Du versuchst mich fett zu machen.«

Und so ging es in einem fort. Es dauerte eine halbe Stunde, bis seine Lippen den Strohhalm berührten. Und es dauerte eine weitere Stunde mit Schlückchen und Fragen – ein ums andere Mal dieselben –, ehe der Milchshake ausgetrunken war.

Ich wusch den Becher aus und ließ ihn im Spülbecken stehen, während ich darüber nachdachte, welch unglaublichen Mut es Riche gekostet haben musste, seine so offensichtliche Furcht zu überwinden. Jetzt befand er sich im Badezimmer. Er räusperte sich mehrfach kräftig und spuckte auch wiederholt. Ich stand vor der Tür und lauschte, falls er sich übergeben sollte, doch er tat es nicht. Ich hörte das Geräusch fließenden Wassers, dann erschien Riche und schüttelte seine Hände trocken.

»Können wir jetzt unseren Spaziergang machen?«

»Natürlich.« Riches Therapeutin hatte zwei halbstündigen Fußmärschen zugestimmt – bei längeren würde er zu viel Energie verbrennen, bei kürzeren würde er zu aufgeregt. Der Botanische Garten am Mount Coot-tha war einige Kilometer von unserem Apartment entfernt. Ein Spaziergang in den Gartenanlagen würde uns aufmuntern – wir vermissten beide den Regenwald vor unserer Haustür. Bevor wir uns aufmachten, verschwand Riche im Badezimmer, obwohl er gerade erst gepinkelt hatte. Als er wieder herauskam, sahen seine Hände rau aus.

»Sollen wir warten und es so einrichten, dass du dein nächstes Mixgetränk im Botanischen Garten einnehmen kannst?«, fragte ich.

»Auf keinen Fall!« Riche klang entsetzt. »Da trinke ich das Zeug nicht.«

Abgesehen von den beiden Gärtnern, die die Sprinkleranlage auf den grasbewachsenen Abhängen der australischen Abteilung justierten, gehörte uns der Ort ganz allein. Wir wanderten zum See hinunter und stiegen auf der anderen Seite wieder bergan, wo sich Pfade durch ein Dickicht der verschiedensten Bäume wanden: Lillipillis, Banksien, Eukalyptus, braune Pinien mit kräftiger, strukturierter Rinde und flaschengrünen Blättern. Wasser rieselte über Steine in künstliche Bäche. Kühles grünes Licht sickerte durch das Blätterdach. Riche blieb stehen und betrachtete Frösche, die im Wasser herumhüpften, und ich erhaschte einen kurzen Blick auf den Schatten des alten Riche – das leidenschaftliche, energiegeladene Kind, mit dem ich nur mühsam hatte Schritt halten können. Ich wäre gern länger geblieben.

Zurück im Apartment, ging Riche innerhalb der nächsten Stunde dreimal auf die Toilette und schüttelte sich jedes Mal die Hände trocken. Ich verstand: Er musste denken, ich habe das Handtuch kontaminiert. Doch ich wusste nicht, was ich von der

Häufigkeit halten sollte. Hatte er einen Harninfekt? Hatte die Magersucht bereits seine Nieren angegriffen? Entwickelte sich da eine weitere Zwangsvorstellung?

Nach dem dritten Toilettenbesuch sagte er: »Wenn ich mein Mixgetränk jetzt trinke, können wir dann zu Games Workshop gehen?«

»Es ist noch ein bisschen zu früh.« Der Ernährungsberater hatte mir empfohlen, die Mixgetränke in gleichmäßigen Abständen zu verabreichen, um über den Tag hinweg eine regelmäßige Nahrungszufuhr zu gewährleisten. Auf der anderen Seite wollte Riche freiwillig mitmachen. »Na gut, in Ordnung«, stimmte ich daher zu.

Trotz der motivierenden Aussicht auf einen Besuch bei Games Workshop dauerte der Verzehr des Mixgetränks ebenso lange wie beim ersten Mal. Wieder gingen wir dieselben Fragen mehrfach durch, ehe Riche das erste Schlückchen nahm. Zwischendurch kippte er den Becher so, dass sich die dickliche Flüssigkeit an der Innenseite der Oberfläche sammelte.

»Hör auf damit!« Ich spürte, wie mein Herz zu rasen begann. »Ich weiß, was du damit bezweckst. Jetzt musst du warten, bis die Flüssigkeit wieder bis zum Boden des Bechers zurückgesickert ist.«

Riche hielt den Becher ein paar Sekunden aufrecht, dann kippte er ihn ganz um und schüttelte ihn, sodass ein Teil der Flüssigkeit auf den Teppich tropfte. Ich griff nach seiner Hand und drehte den Becher wieder um.

»Trink! Oder wir gehen nicht.« Ich konnte nur hoffen, dass unsere Nachbarn den Fernseher laut genug gestellt hatten.

Nachdem er den letzten Rest des Mixgetränks geschluckt hatte, rannte Riche ins Badezimmer, wo er zehn Minuten lang spuckte und gurgelte. Ich nahm den Autoschlüssel heraus. Wartete, während er erneut auf die Toilette ging. Schließlich konnten wir aufbrechen.

Sobald Riche sich bei Games Workshop wohlzufühlen schien, fuhr ich mit der Rolltreppe nach unten, durchquerte das Einkaufszentrum und ging durch die Passage in den Buchladen. Um die Krankheit zu besiegen, musste ich mehr tun als jeden Tag die Einnahme von fünf Proteindrinks und einem Teller Obst zu überwachen. Um den Feind zu besiegen, musste ich ihn kennen, und das hieß, ich musste Bücher lesen. Die Buchhandlung verfügte über eine gute Auswahl an Literatur zum Thema Essstörungen, im Gegensatz zu den Vorort-Buchläden mit ihren proppenvollen Regalen an Diät-Büchern. Ich kaufte »Reviving Ophelia« von Mary Pipher und »Anorexia Nervosa: A Guide to Recovery« von Lindsey Hall und Monika Ostroff. Auf dem Rückweg zu Games Workshop schaute ich in einem Supermarkt vorbei und kaufte ein neues Monopoly, um Riche ein wenig von seinen quälenden Gedanken abzulenken.

Als ich im Apartment das Spiel hervorholte, betrachtete Riche es misstrauisch. »War es in der Nähe von Lebensmitteln?«, fragte er.

»Nein«, erwiderte ich, »ich habe es aus dem Spielwarenladen. Die verkaufen keine Lebensmittel.«

Das war natürlich gelogen. Aber Riche würde wohl nie dahinterkommen, denn es war vollkommen ausgeschlossen, dass er ohne meine Hilfe das Apartment verließ. Und ganz und gar unvorstellbar war es, dass er in die Mall spazierte und in den dort ansässigen Supermarkt marschierte, um zu überprüfen, ob sie dieses Monopoly-Spiel führten.

Nachdem wir ungefähr eine Stunde gespielt hatten, begannen wir zu gähnen, und Riche ging ins Bett. Sobald er eingeschlafen war, hastete ich runter zur Rezeption und kaufte dort ein Tiefkühl-Gericht für die Mikrowelle. Ich war am Verhungern. Auf dem Rückweg in unser Apartment machte ich einen Abstecher zum Auto und nahm eine Flasche Wein heraus. Die Familienfotos mochte ich vergessen haben, aber es war mir gelungen, mich mit einem gehörigen Vorrat an Chardonnay zu versorgen.

*

Während sich die Woche hinschleppte, entwickelte ich eine gewisse Routine – was bei einem von Zwängen besessenen Kind nicht schwerfällt.

Riche bekam jeden Tag fünf Proteindrinks und abends einen kleinen Teller mit Obst seiner Wahl – diese änderte sich nie und bestand aus einem Apfel, einer Kiwi und ein paar Erdbeeren. Er hatte seine Termine in der Klinik, ging mit mir im Botanischen Garten spazieren und verbrachte einige Zeit bei Games Workshop. Abends spielten wir Monopoly. Das heißt, wir taten es bis zum dritten Tag, als ich mich dummerweise mit einem Glas Wein neben das Monopoly-Spiel setzte. Danach war das Spiel tabu. Wiederholt schlug ich Riche vor, die Proteindrinks irgendwo anders als im Motel zu sich zu nehmen: in der Klinik, im Botanischen Garten, in der Nähe von Games Workshop. Jedes Mal weigerte er sich. Ich wollte unseren minimalen Fortschritt nicht gefährden, daher insistierte ich nicht.

Die Routine war sowohl todlangweilig als auch unerträglich straff, sie hielt uns ständig auf Trab. Tagsüber gelang es mir, jegliche Gedanken an Andy und Louise zu verdrängen. Doch nachts, wenn Riche schlief, dachte ich an sie, wie sie zu Hause mit Jacqui lebten, und vor lauter Sehnsucht bekam ich Kopfschmerzen.

Ich beschloss, sie an diesem Samstag, am Ende unserer ersten Woche, zu besuchen. Ich würde eine Kühlbox mit fertigen Proteindrinks bestücken und ein paar kostbare Stunden mit Andy und Louise verbringen. Würde mir von ihnen erzählen lassen, wie die Woche gewesen war, Louises Haar kämmen, mir von Andy zeigen lassen, was er für den Hausunterricht getan hatte. Würde das gesunde Gewicht ihrer Körper in meinen Armen spüren und versuchen, das Bemuttern einer ganzen Woche nachzuholen. Es bedeutete Riches ersten Proteindrink zu Hause, aber er würde es bestimmt schaffen; schließlich hatte er dort bis vor sechs Tagen schon gegessen und getrunken – zumindest ein bisschen.

*

Minnie hörte mein Auto auf dem Schotterweg und kam angeschossen, um uns zu begrüßen. Ihr Bellen verriet Kevin unsere Ankunft. Lächelnd trat er aus dem Haus und öffnete die Beifahrertür. »Hallo Riche!«, sagte er. »Minnie hat dich furchtbar vermisst.«

Riche verließ den Wagen mit einem außergewöhnlichen, fast schwebenden Manöver – einer abgedrehten Version von ›Mama-guck-mal-freihändig-Rad-fahren‹ –, ging schnurstracks an Kevin vorbei und wendete sich nach mir um. »In einer halben Stunde ist mein Mixgetränk dran«, erinnerte er mich und schlich hinter das Haus. Es war das erste Mal, dass er sich weigerte, Notiz von seinem Vater zu nehmen.

»Soll ich zu ihm gehen?«, fragte Kevin.

Ich zögerte zunächst und schüttelte dann den Kopf. »Lass ihn. Du würdest doch nur das Falsche sagen und es damit verschlimmern.«

Für mich war klar, dass Kevin keine Ahnung hatte, wie er mit seinem Sohn umgehen sollte. Ich glaubte nicht, dass er viele Möglichkeiten hatte, sich in Riches Augen reinzuwaschen, und auch ich war immer noch nicht unbedingt zufrieden mit ihm. Was ich nicht registrierte, war die Geschwindigkeit, mit der die vollkommene Ignoranz Kevin gegenüber zu einer weiteren Zwangshandlung von Riche wurde.

Louise und Andy kamen angerannt, und die Erlebnisse der letzten Woche sprudelten aus ihnen heraus, mit denen sie um meine Aufmerksamkeit buhlten. Drinnen stellte ich fest, dass das Cottage mit Zeitungsstapeln und Kleidung auf den Tischen wieder deutliche Spuren meiner Abwesenheit zeigte. Meine Mutter, die in ihrem Lehnstuhl gelandet war, nahm mich ein paar Minuten in Anspruch, bis ich Riche vor dem Haus nach mir rufen hörte.

»Bin ich mit meinem Mixgetränk dran?«, fragte er. »Wenn es zu spät ist, nehme ich es nicht.«

»Es ist nicht zu spät.«

»Kann ich ohne Angst ins Badezimmer gehen, um mir die Hände zu waschen?« Er knetete die Hände. Sein Gesichtsausdruck war verkniffen.

»Da ist alles sicher«, sagte ich. »Es passiert dir überhaupt nichts.«

Riche schob sich seitlich durch die Haustür zum Badezimmer und wusch sich die Hände. Er kam nach draußen zum Auto und sah zu, wie ich ein Mixgetränk aus der Kühlbox nahm. Es gelang mir, ihn zu zwei Dritteln zu überreden. Den Rest spuckte er auf die Erde.

»Bitte, lass mich den nächsten in Brisbane trinken«, sagte er. »Hier ist das zu schwer für mich.«

Mir rutschte das Herz in die Hose. Um rechtzeitig im Apartment zu sein und Riche seinen nächsten Drink zu geben, mussten wir innerhalb der nächsten halben Stunde aufbrechen. Zwei Stunden für die Herfahrt, zwei Stunden zurück, und das Ganze für einen Besuch von einer Stunde. Doch ich durfte es nicht riskieren, Riche noch mehr Gewicht verlieren zu lassen. Wir verfügten über keinen Sicherheitsspielraum.

Ich fand Andy im Sandkasten, seinem Lieblingsplatz zum Träumen und Entspannen. In seiner Jogginghose und einem ausgemusterter T-Shirt von Riche machte er einen verlorenen Eindruck.

»Gehst du schon wieder?« Seine Schultern hingen schlaff herunter.

»Es tut mir leid.« Ich nahm ihn kurz in den Arm und ließ ihn dann in seinem Sandkasten zurück.

»Musst du wirklich schon gehen?«, fragte Louise.

»Ja, es muss sein.« Konnte ein schlagendes Herz unter Druck wie ein Rohr zerbersten? »Wir telefonieren nachher miteinander.«

Kevin nahm mir Louise aus den Armen. Er beugte sich nach vorn, um mir einen Kuss zu geben.

»Das ist deine Schuld«, schlug ich ihm aus den Tiefen meiner verletzten Seele um die Ohren. »Sieh dir an, was du angerichtet hast!«

Ich befestigte Riches Sicherheitsgurt, ohne ihn zu berühren, und drückte mit voller Kraft aufs Gaspedal. Die Tränen rollten mir über das Gesicht, als ich meine Familie im Rückspiegel in einer Staubwolke verschwinden sah.

12

Bitte nicht in der Nähe eines schädlichen Geschäfts parken«, sagte Riche vom Beifahrersitz aus. Die Beine hatte er vorsichtig vor sich auf den Boden gestellt, und die Ellbogen waren eng an den Körper gepresst, in sicherem Abstand zu Tür und Gangschaltung.

Ich fuhr im Schneckentempo und hielt Ausschau nach dem Walton Bridge Medical Centre, während ich gleichzeitig versuchte, die Risiken des Parkplatzes am Einkaufszentrum aus Riches Perspektive auszuloten. Der Spirituosenladen und die Bäckerei waren offenkundig tabu. Die Kalorienfallen in der Apotheke waren subtiler – Pfefferminz- und Hustenbonbons auf dem Ladentisch, außerdem all die aufzutragenden und daher fett machenden Gesichts- und Handcremes. Leider war kein Spielzeugladen oder Herrenbekleidungsgeschäft in Sicht.

Schließlich entdeckte ich das Gesundheitszentrum. Es lag direkt am Parkplatz, daher blieb mir die Tortur erspart, Riche den Gefahren der umgewälzten Luft in den Einkaufspassagen auszusetzen. Und wundersamerweise bot sich auch noch eine freie Parklücke direkt davor an. Als ich hineinfuhr, bemerkte ich das blaue Rollstuhl-Zeichen auf dem Asphalt. Riches Zustand machte ihn ziemlich deutlich zu einem Behinderten, fand ich.

»Komm, dein Termin ist in fünf Minuten.« Ich löste Riches Sicherheitsgurt und öffnete meine Tür.

»Und was, wenn sie genauso ist wie der letzte Arzt?«

»Wird schon nicht so sein«, sagte ich mit größerer Zuversicht, als ich wirklich spürte. Ich wusste wenig über diese Ärztin. Riches Therapeutin hatte lediglich gesagt, wir bräuchten eine ärztliche Überwachung, also waren wir hier. Immerhin hatte die Ärztin bereits eine andere Patientin von Footprints of Angels gesehen und war mit deren unkonventionellen Methoden vertraut. Daumendrücken war dennoch angesagt.

Drinnen hieß es zunächst einmal warten, doch irgendwann wurde Riches Name aufgerufen. Eine schlanke Frau in den Vierzigern in ordentlichem einfarbigen Rock und passender Bluse stand mit einem Ordner in der Hand im Türdurchgang. Dr. C führte uns in ein kleines Sprechzimmer, setzte sich hinter den Schreibtisch und bot mir einen Sessel davor an.

»Willst du dich nicht setzen, Riche?«, fragte sie.

Die Frage löste einen wütenden Blick zu mir aus, angereichert mit der mittlerweile gewohnten Bitte um Intervention meinerseits.

»Er kann nicht«, sagte ich. »Er hat Angst, kontaminiert zu werden.«

»Oh.« Die Ärztin ließ sich nichts weiter anmerken. »Nun, wie kann ich Ihnen helfen?«

Ich fasste Riches Krankheitsgeschichte für sie zusammen. »Es läuft gut bei Footprints«, sagte ich. »Die Therapeutin möchte jedoch sicherstellen, dass aus medizinischer Sicht keine Bedenken bestehen, ihn weiterhin ambulant zu behandeln.« Ich holte kurz Luft und fuhr in meinem Redefluss fort, bevor die Ärztin etwas sagen konnte. »Ich habe keinen Zweifel, dass er es schafft. Er hat eine ganze Woche lang jeden Tag fünf Proteindrinks und einen Teller Obst geschafft.« Dabei unterschlug ich, dass er die Hälfte der Früchte nicht angerührt hatte.

Die Ärztin kritzelte auf ihrem Notizblock herum. Ich nutzte die Gelegenheit, nach Indizien bezüglich ihrer Persönlichkeit zu suchen. Unter einer Ecke der ledernen Schreibunterlage lugte ein Stück Papier hervor. Das Wort ›Jesus‹ sprang mir aus dem umgekehrt liegenden Druck entgegen. Das wollte ich schon mal als positives Zeichen deuten – lasset die Kindlein zu mir kommen und wehret ihnen nicht. Über den christlichen Glauben meiner Kindheit hatte es zwar Feuer und Schwefel geregnet, aber in der Not fraß der Teufel ja Fliegen. Abgesehen von dem ›Jesus‹ bedeckte den Schreibtisch der Ärztin der übliche Wust an Schreibutensilien und Notizblöcken von Pharmaunternehmen.

Dr. C beendete ihre Notizen. »Dann wollen wir dich mal untersuchen, Riche«, sagte sie.

Riche wich zurück und warf mir wieder einen vorwurfsvollen Blick zu, diesmal noch wütender als zuvor, was wohl heißen sollte, ich habe ihn betrogen, indem ich ihn hierher geschleppt und gleich einer ganzen Legion versteckter Kalorien ausgesetzt hatte.

»Könnten Sie bitte Ihre Hände waschen?«, bat ich. »Dann weiß Riche, dass sie sauber sind.«

Die Ärztin schaute mich unsicher an. »Gut.« Karbolgeruch verbreitete sich im Raum, als sie auf den Seifenspender drückte. Sie breitete ihre Hände aus, damit Riche sie inspizieren konnte. »Ist es so in Ordnung?«

Riche nickte und grummelte etwas, blieb aber stocksteif stehen.

»Auf die Liege«, befahl ich.

Mein Sohn spähte zur Tür, musste jedoch zu dem Schluss kommen, dass die Türklinke gefährlicher als das frische weiße Tuch sei. Er machte ein paar vorsichtige Schritte und balancierte sich auf die äußerste Ecke der Liege.

»Schaffen Sie es so?«, fragte ich. Riche wirkte noch verängstigter als bei dem Arzt in unserer Nähe. Ich befürchtete schon, er könnte um sich schlagen – in seiner Vorstellung wäre das ja ein Akt der Verteidigung. Daher stellte ich mich so hin, dass ich ihn notfalls sofort daran hindern konnte.

»Ich werde es mal versuchen.« Dr. C griff nach Riches Arm – er zog ihn weg.

»Die Ärztin muss deinen Puls messen«, sagte ich.

Riche streckte der Ärztin seinen Arm ein paar Zentimeter entgegen, und diese hielt sein Handgelenk so vorsichtig, während sie auf ihre Uhr schaute, als habe er sich den Arm gebrochen.

»Auf wie viel kommen Sie?«, fragte ich.

»Er ist sehr niedrig – achtundvierzig«, sagte Dr. C. Sie wandte sich wieder an Riche. »Jetzt muss ich noch deinen Blutdruck messen.«

Sie nahm die Manschette und das Stethoskop von einem Ständer. Riche wimmerte. Er presste die Arme an den Körper, ballte die Fäuste und lehnte sich zurück.

»Streck deinen Arm aus.« Ich hasste es, ihn dermaßen verängstigt zu sehen, doch es musste einfach sein. »Dir passiert nichts.«

Sein Blick wurde noch wütender, aber er hielt seinen Arm hin. Dr. C befestigte die Manschette an seinem Oberarm und pumpte sie auf. Dann legte sie das Bruststück des Stethoskops in seine Armbeuge.

»Der systolische Druck ist niedrig«, sagte sie. »Achtzig.« Sie pumpte die Manschette weiter auf und horchte, während sie die Luft langsam entweichen ließ. Nach einigen Sekunden löste sie die Manschette und nahm das Stethoskop aus den Ohren. »Den diastolischen Wert kann ich nicht ermitteln, aber wir wollen es dabei belassen.«

Sie ging wieder zu ihrem Schreibtisch. Riche lehnte sich nach vorn, wobei er darauf achtete, das Tuch nicht mit den Händen zu berühren, und kletterte von der Liege.

Die Ärztin lächelte ihn an. »Du wartest bitte draußen im Empfangsbereich, während ich mit deiner Mutter rede.«

Gott sei Dank stand meinem Sohn kein demütigender Striptease bevor. Ich brauchte dieses Mal nicht erst gebeten zu werden, die Tür zu öffnen.

»Du bleibst doch nicht lange weg, oder?«, fragte Riche. »Wie spät ist es? Bin ich nicht bald mit meinem nächsten Milchshake dran?«

Ich lächelte gezwungen. »Ich komme gleich. Danach fahren wir sofort ins Motel.«

Dr. C wartete, bis ich die Tür geschlossen hatte, und setzte sich dann. »Für Riche wäre es vielleicht besser, wenn er ins Krankenhaus kommt«, sagte sie mit ernster, aber dennoch freundlicher Stimme. »Er ist sehr krank. Voraussichtlich muss er über eine Magensonde ernährt werden.«

»Nein«, sagte ich. Ich beugte mich nach vorn und machte meine Einwände geltend: »Mit dem Krankenhaus würde er nie klarkommen. Sobald Essen in seine Nähe käme oder jemand versuchen sollte, ihn zu berühren, würde er sofort mit Panikattacken reagieren. Sie haben doch gesehen, wie verängstigt er ist. Und das voll beschäftigte Pflegepersonal einer allgemeinen Kinderstation würde ihn nicht verstehen. Man würde ihn für vorsätzlich unkooperativ halten und als unartig einstufen.«

Die Ärztin konterte mit ihren klinischen Befunden: »Er zeigt deutliche Anzeichen von Dehydration. Puls und Blutdruck sind extrem niedrig. Es besteht die Gefahr eines plötzlichen Kollapses, er könnte sterben. Das wissen Sie.«

Ich wusste es in der Tat. Mir war klar, dass Herzkomplikationen zu den häufigsten Todesursachen im akuten Stadium der Magersucht zählten. Doch das eine wie das andere barg Risiken. Mein Urinstinkt sagte mir, ich hätte noch Zeit. Die Prozedur mit den Mixgetränken war scheußlich, doch es funktionierte. Und ich würde bald einen Weg finden, ihn dazu zu bringen, mehr Wasser zu trinken, das spürte ich.

Die Ärztin sah mich an. Vielleicht erwartete sie von mir, klein beizugeben. Aber ich hatte in puncto Betteln einiges von meinem Sohn gelernt, und so begann ich von Neuem: Ich wolle sie doch lediglich um eine Woche Aufschub bitten, damit ich ihn selbst stabilisieren könne. Wir seien bereits auf dem richtigen Weg. So sei es leichter für ihn. Und schließlich könne die Dauer seiner Krankheit dadurch verkürzt werden. Schließlich wisse man doch, wie der Kreislauf sei – Jo-Jo-Effekt bei Gewichtszunahme und Gewichtsabnahme und Krankenhauseinlieferung und Entlassung über Jahre hinweg. Das wolle ich Riche nicht zumuten. Und sei es nicht möglich, dass aktives Schlucken an sich schon vorteilhaft sei? Brächte es nicht vielleicht mehr im Kampf gegen diesen verhängnisvollen Kreislauf als eine passive Nahrungsaufnahme über die Magensonde? Der Gedanke kam mir eher intuitiv, doch er erschien mir plausibel.

Die Ärztin runzelte die Stirn, dann beugte sie sich nach vorn und stützte die Ellbogen auf den Schreibtisch. Sie faltete die Hände und betrachtete sie. Ich entsandte ein Stoßgebet gen Himmel: Herr, mach, dass mir diese Ärztin Riche überlässt.

Sie löste die Finger voneinander und sah mich an. »Bevor ich mich entscheide, müssen wir noch ein paar Bluttests machen«, sagte sie. »Falls es Probleme mit den Elektrolyten oder irgendwelche Anzeichen von Organschäden gibt« – ich schluckte, denn ich dachte an Riches ständige Besuche der Toilette – »muss er eingewiesen werden.« Ihre Stimme klang entschlossen.

Ich lehnte mich zurück. »Danke.«

»Denken Sie daran, ich muss ihn mehrmals wöchentlich sehen, bis sich sein Zustand stabilisiert hat.«

Für mich ging das in Ordnung. Die Warnung des Ernährungsberaters von Footprints of Angels kam mir in den Sinn: »In den ersten Wochen müssen wir auf das Refeeding-Syndrom achten.« Offenbar passte sich der Metabolismus des Körpers dem Hungern an. Unvermutet große Mengen Nahrung überschwemmten das Stoffwechselsystem dann wie eine Sturmflut, mit entsprechend verheerenden Folgen – Multisystemerkrankungen der Organe und potenziell gefährliche Störungen des Elektrolythaushalts, was zu Herzrhythmusstörungen und zum Tode führen konnte. Je größer das Ausmaß des Hungerns, desto größer die Gefahr ernsthafter Probleme.

Riches Zustand mehrmals pro Woche zu überprüfen ergab also wirklich Sinn. Wenn es möglich gewesen wäre, ihn nur für ein oder zwei Wochen ins Krankenhaus einweisen zu lassen, hätte ich gewiss gern zugestimmt, doch diese Möglichkeit schien auszuscheiden. So sehr mir allerdings vor einem langfristigen Krankenhausaufenthalt graute, so sicher wusste ich auch, dass ich einen Krankenwagen rufen würde, falls sich Riches Zustand verschlechtern sollte, Versprechen hin oder her.

Dr. C füllte ein Formular für den Bluttest aus. »Erledigen Sie das bitte noch heute«, sagte sie. »Ich habe es als dringend gekennzeichnet, rufen Sie mich also heute Abend an, damit wir den nächsten Schritt besprechen können.«

»Vielen Dank.« Ich wollte aufstehen.

»Ach ja, und noch was.« Sie machte eine Pause, während ich mich wieder setzte. »Ich möchte, dass Sie mit Riche zu einem Psychiater gehen.«

Ich zog die Stirn kraus. Das war keine gute Nachricht. Es bedeutete, bei einem weiteren Arzt vorstellig werden zu müssen. Ich nickte langsam und holte tief Luft. »In Ordnung«, sagte ich. »Wenn Sie der Meinung sind, dass es wirklich erforderlich ist …«

»Der Meinung bin ich«, sagte Dr. C. »Der Kollege, den ich im Auge habe, genießt einen hervorragenden Ruf. Wenn er unzufrieden ist, muss Riche ins Krankenhaus. Ich mache direkt einen Termin bei ihm für Sie aus.«

Diese Ärztin machte es mir nicht leicht. Aber ich respektierte ihre rigide Herangehensweise und schätzte ihre Sorge um Riches Wohlergehen. Sie öffnete ein Adressbuch, fuhr mit dem Finger über eine Seite und wählte eine Telefonnummer. Ich lauschte, als sie Riches Fall erläuterte. Dann schwieg sie einen Moment, bevor sie fortfuhr. »Doch, sie macht einen glaubwürdigen Eindruck.« Sie lächelte mich an. »Sie ist ausgebildete Ärztin.« Erneutes Schweigen. »Gut, ich werde es ihr sagen.« Sie legte den Hörer auf.

»Es gefällt ihm nicht, dass Riche nicht im Krankenhaus ist«, sagte sie, »und er möchte Sie dringend am Dienstag um fünf Uhr nachmittags sehen.« Danach übermittelte sie mir noch den Hinweis des Psychiaters, mit Riche sofort den Notdienst aufzusuchen, falls es vorher notwendig sein sollte.

Ich würde mir vorher noch jede Menge Sorgen machen, doch irgendeiner Notfallstation würde ich mich nicht nähern, solange ich es vermeiden konnte.

*

Im Auto schnallte ich Riche an und las dann das Formular für den Bluttest sowie die Überweisung an den Psychiater. Im Unterschied zu dem Arzt bei uns in Mullumbimby bediente sich Dr. C keiner versiegelten Briefumschläge. Vielmehr erwies sie sich als Geschenk des Himmels. Die Überweisung war kurz und bündig gehalten, ebenso die Anforderung zum Bluttest. Dr. C benötigte ein komplettes Blutbild sowie Urin-, Elektrolyt- und Leberfunktions-Tests, Kalzium- und Blutzuckergehalt sowie Funktionstest der Schilddrüse. Alles Informationen, die nützlich waren und von denen ich mir erhofft hätte, der vorherige Arzt hätte sie angefordert. Es hätte mich entweder zu schnellerem Handeln angespornt oder mir manchen Ärger erspart.

Die Tests würden zeigen, ob das Hungern Riches innere Organe bereits angegriffen hatte, sie würden zeigen, ob Störungen des Elektrolythaushalts vorlagen, und sie würden den Schweregrad der Dehydration ausweisen. Blut lügt nicht. Ich verstaute die Formulare in der Handtasche und fuhr auf die Waterworks Road. Passender Name, dachte ich. Wasser wirkte Wunder bei der Behandlung von Dehydration. Davon galt es nur noch Riche zu überzeugen.

*

Mein Sohn hatte kaum etwas gesagt, seitdem wir die Arztpraxis verlassen hatten. Jetzt warf er mir einen ängstlichen Blick zu. »Was hat sie gesagt?« Einfach übersetzt hieß das: ›Schickt sie mich ins Krankenhaus?‹

»Sie hat einige Bluttests angeordnet«, sagte ich. »Und sie hat uns zu einem Psychiater überwiesen. Einem guten, mach dir also keine Gedanken.« Über die Frage, ob Krankenhaus oder nicht, schwieg ich mich aus.

Nach der folgenden Prozedur mit Händewaschen und Proteingetränk suchte ich das nächste pathologische Labor heraus und brachte meinen Sohn dorthin. Er murrte zwar, bequemte sich dann aber ohne große Widerrede ins Auto. Möglicherweise betrachtete er Blutentnahme als potenzielle Hilfe bei der Gewichtsabnahme.

»Wird es wehtun?«, fragte er, als wir über die dreispurigen Vorortstraßen entlang der typischen Queensland-Häuser auf ihren hohen Pfählen fuhren, ein Abbild der suburbanen Ordnungsliebe mit den säuberlich gestrichenen Gittern und den Gärten mit Buchsbäumchen und Gardenien.

»Es fühlt sich an wie ein Nadelstich«, sagte ich. Wenn man an eine feinfühlige Person geriet.

Dieses Glück hatten wir leider nicht. Nach dem anfänglichen Stirnrunzeln der Arzthelferin, den Erklärungen meinerseits, dem unter Argusaugen beobachteten Händewaschen, den Drohungen Riches und den Versicherungen von mir legte sie ihm endlich eine Aderpresse um den Arm.

»Mach eine Faust.« Er tat es. »Jetzt ein paar Mal die Faust öffnen und schließen.«

Riches Fingerknöchel wurden weiß, als er gehorchte. Alle Blicke waren auf die Innenseite seines Ellbogens gerichtet –

die Armbeuge –, wo sich eine blutgefüllte Vene wie eine dünne blaue Linie abzeichnete. Die Frau riss einen kleinen Beutel auf. Riches Angst angesichts des alkoholgetränkten Tupfers war fast zu riechen. Die Frau wischte die Haut ab, nahm eine Butterfly-Kanüle von einem Ständer und führte sie in Riches Arm ein. Sie drückte sie in Richtung der feinen Vene, die bei der Berührung mit der scharfen Spitze wie aus Protest schlagartig kollabierte. Die Frau wackelte mit der Nadel hin und her und stieß sie weiter hinein. Immer noch kein Blut. Sie zog die Nadel heraus und pikste erneut durch die Haut. Riche winselte und biss sich auf die Lippen. Ich verzog mitleidend das Gesicht. Ohne Körperfett, das den Schmerz unterdrücken konnte, musste es höllisch wehtun. Die Frau entfernte die Nadel erneut. Sie schwitzte gewaltig.

»Tut mir leid«, sagte sie. »Normalerweise ist es nicht so schwer. Seine Venen sind furchtbar.«

Das waren sie. Ich beneidete sie nicht. Sie tupfte die Armbeuge ein weiteres Mal ab und versuchte es erneut. Ich konnte nur hoffen, keinen meiner Patienten jemals einem Martyrium wie diesem ausgesetzt zu haben.

Riche verzog das Gesicht. Lautlos rannen ihm Tränen über die Wangen. Diesmal erwischte die Frau eine Vene. Sie klebte die Plastik-Schmetterlingsflügel auf Riches Arm und griff nach den Röhrchen, doch es dauerte endlos lange, bis sie genügend Blut aus seinem zitternden Körper gesaugt hatte, um diese zu füllen.

Anschließend kauerte sich Riche auf den Beifahrersitz und wirkte völlig ausgelaugt. »Bitte, bring mich nie wieder dorthin«, sagte er. »Es hat sehr wehgetan.«

Wir fuhren zurück zum Motel, zum 17:30-Uhr-Proteindrink – einer weiteren qualvollen Stunde mit endlosem Fragen, Becher-Umkippen und Nippen, gefolgt von Zähneputzen und Spucken.

Danach nahm ich Riche mit zu den Roma Street Parklands, wo sich die Pfade zwischen Beeten mit blühenden Schmucklilien, Petunien und Ringelblumen in wunderschön kaskadenhaften Farben hindurchwanden, an einem Wasserfall vorbei und über eine Brücke hinweg, und die Luft war erfüllt vom Geräusch brausenden Wassers. Sobald wir jemandem begegneten, starrte Riche ihn argwöhnisch an, doch niemand hatte Essen bei sich, und so schafften wir den Rückweg zum Auto ohne Zwischenfall.

Anschließend rief ich Dr. C an.

»Haben Sie die Ergebnisse bekommen?« Am anderen Ende der Leitung raschelten Papiere.

»Ja. Sie bestätigen, dass Riche ziemlich dehydriert ist«, sagte die Ärztin. »Sein Harnstoffwert ist erhöht – 8,8. Aber die Organe scheinen nicht geschädigt zu sein.«

»Das ist gut.« Ich spürte, wie sich meine Muskeln vor Erleichterung entspannten. Riches ständige Toilettenbesuche waren vermutlich nur ein weiteres Symptom seiner wachsenden Zwänge.

»Ja, aber wenn er nicht bald mehr Wasser zu sich nimmt«, und die Stimme wurde lauter, vielleicht um ihre Entschlossenheit zu betonen, »muss ich ihn ins Krankenhaus einweisen, damit er an den Tropf kommt. Am Donnerstag werden wir die Tests wiederholen.«

Ich musste den Kampf gegen das System aufnehmen. Sobald ich zuließ, dass die Ärztin Riche für eine intravenöse Infusion ins Krankenhaus einwies, waren mir die Hände gebunden. Der aufnehmende Arzt würde den diensthabenden Psychiater verständigen, und dieser würde wahrscheinlich nur einen kurzen Blick auf den ausgezehrten Körper und die verblendete Psyche meines Sohnes werfen und eine Entlassung ablehnen. Danach würde ihm dann ein routinemäßig ungenießbares Krankenhausessen vorgesetzt werden, mit der unmittelbaren Folge einer transnasalen Magensonde. Und schon wäre Riche an dem Punkt angelangt, wo die Endlosschleife begann. Wenn es darauf ankommen sollte, die üblichen Magersucht-Tricks zu lernen – den Schlauch sabotieren, die Flüssigkeit mit Wasser verdünnen –, würde sich mein cleverer Sohn als Meisterschüler erweisen. Ja, er würde sogar ohne mit der Wimper zu zucken einen Crashkurs in Erbrechen und Abführmittelmissbrauch absolvieren, wenn er wollte.

Meine Aufgabe war klar. Bewaffnet mit einem Glas kalten Wassers stürmte ich in Riches Zimmer.

»Ich habe keinen Durst«, zeterte Riche, als ich es ihm hinhielt. Er leckte sich die trockenen und aufgesprungenen Lippen und ließ sich zitternd auf die Kissen fallen. Bei dem Blick, den er mir zuwarf, hätte man meinen können, ich sei Eva mit dem Apfel.

»Du stirbst, wenn du nicht mehr trinkst.«

»Tu mir das nicht an.« Der Tonfall war eher ängstlich als angriffslustig.

Ich stand da, völlig hilflos mit dem Glas Wasser in der Hand, während Riches Nieren noch mehr Harnstoff in den bereits konzentrierten Urin ausschieden. Man konnte vielleicht einen Magersüchtigen zum Wasser führen, aber man konnte kein Wasser in ihn hineinzwingen. Es musste einen anderen Weg geben.

»Du musst mir dabei behilflich sein, mein Versprechen einzuhalten.«

Die letzte Zuflucht, und selbst für mich klang mein Versuch wenig überzeugend. Zudem begann ich zu begreifen, dass ich einen Preis dafür zahlen würde, mir Riches Vertrauen durch das Versprechen erkauft zu haben, ihn vor dem Krankenhaus zu bewahren. Das Druckmittel, ihn einweisen zu lassen, hatte ich dadurch aufgegeben, obwohl ich mit meiner Bitte, mir beim Einhalten meines Versprechens zu helfen, im Endeffekt damit drohte, es zu brechen. Und Riche wusste dies.

»Ich sterbe, wenn du mich ins Krankenhaus schickst.« Er schloss die Augen, als könne er den Schrecken verdrängen, indem er mich aus seinem Blickfeld verschwinden ließ.

Jan hatte gesagt, Riche solle mit der Schule aufhören, da er seine gesamte Energie benötige, um seine Krankheit zu bekämpfen. Sie hatte recht damit gehabt, denn Riche konnte sich ohnehin nicht konzentrieren. Doch als ich meinen Sohn betrachtete, so zerbrechlich und verletzlich, war für mich klar, dass wir am Ende waren, falls wir auf seine Kraft angewiesen sein sollten. Das Durchhaltevermögen musste von mir kommen.

Es war an der Zeit, eine Strategie zu entwerfen. Ich ging ins Wohnzimmer und setzte mich, um weiter in Mary Piphers »Reviving Ophelia« zu lesen. Vielleicht fand ich dort ja die Antwort. Während des Lesens machte ich mir Notizen.

Pipher betrachtet Magersucht in ihrem Buch als Metapher des Lebens. Ein kompliziertes Leben wird auf einen einzigen Aspekt reduziert – das Gewicht. Ist dies der Auftakt einer Schuldzuweisung an die Eltern?, fragte ich mich. Viele Kinder haben ein kompliziertes Leben. Nicht jedes von ihnen entwickelt Magersucht. Doch Pipher ist weniger kritisch als Hilde Bruch, deren Buch »Der goldene Käfig« ich zur Seite legte, nachdem ich folgenden Satz gelesen hatte: »Die Frage ist, was sich in diesen scheinbar gut funktionierenden Familien abspielt, dass die Mädchen mit mangelndem Selbstwertgefühl aufwachsen und nicht fähig sind, der Freude und den neuen Möglichkeiten von Pubertät und Erwachsensein zu begegnen.«

Pipher stellt in ihrem Buch eine Forderung auf, die mir besonders ins Auge fiel: Menschen mit Magersucht müssen die Krankheit als ihren Feind betrachten, schreibt sie, und sie müssen die bewusste Entscheidung treffen, zum Kampf anzutreten, wenn sie gesund werden wollen. Gut, Mrs. Pipher, Ihre Theorie scheint mit Jans Äußerung übereinzustimmen. Vielleicht haben Sie ja sogar beide recht. Doch wie es aussieht, ist es eine abstrakte Forderung. Sie wird bei einem kranken elfjährigen Jungen nicht fruchten. Sie, Mrs. Pipher und Jan – oder besser noch: ich – werden meinem Sohn schon konkrete Gründe liefern müssen, weshalb er kämpfen soll.

Je länger ich darüber nachdachte, desto schwieriger wurde es. Das Beste, was mir einfiel, war der Gedanke, Riche zu erzählen, seine Krankheit hindere ihn daran, seinen Hund Trisska zu berühren, und die Magersucht halte ihn in Brisbane fest, fern von zu Hause. Doch die fragwürdige Argumentation bereitete mir Bauchschmerzen, so wie es mich bereits gestört hatte, als mir die Frau von Footprints of Angels bei der Anmeldung gesagt hatte, man nehme keine Patienten auf, die ihre Krankheit verleugneten. Es musste einen Weg geben, allen Patienten zu helfen. Auch denen, die nicht zu ihrer Magersucht standen, selbst jenen, die keine Neigung zeigten, den Kampf aufzunehmen. Jenen wie meinem Sohn.

Bevor ich ins Bett ging, las ich noch eine Broschüre, die am selben Tag von der Queensland Eating Disorders Association gekommen war. Darin fand sich der Vorschlag, überbehütende

Mütter von Kindern mit Magersucht sollten sich ein Hobby suchen.

Ich zerriss die Broschüre mit rachsüchtiger Freude in kleine Fetzen. Ich hatte bereits ein Hobby, ein Fulltime-Hobby: einen Überlebenskampf. Es war ein Kampf, den ich zu gewinnen gedachte, Runde für Runde.

Die erste Runde hieß Wasser.

13

Riche sträubte sich gegen den für Donnerstag angesetzten Bluttest mit der Begründung, es würde wehtun. Meine Beteuerung, wir würden zu einer anderen Arzthelferin gehen, die es gelernt hatte, Kindern Blut abzunehmen, änderte nichts. Es war also die ideale Gelegenheit, die neue Strategie zu testen. (Ich hoffe, Sie lesen mit, Mary Pipher.)

»Deine Magersucht hindert dich doch daran, Trisska anzufassen, stimmt's?«, fragte ich, als sei die Krankheit ein mit Sturmmaske verkleideter Gangster aus dem Problemviertel der Stadt. »Wenn du sie zurückgewinnen willst, musst du kämpfen.«

Die Worte trafen ihn wie ein kräftiger Kinnhaken, und Riche sackte auf sein Bett zurück. Einen Moment lang wehrte er sich noch, dann ließ er sich von mir in den Arm nehmen, bevor wir zum Auto gingen. Es war ein wertloser Sieg.

Als wir die Jephson Street Richtung Norden fuhren, wirbelte plötzlich ein tropischer Zyklon Papierabfälle und Laubreste aus dem Rinnstein auf. Ich glaubte nicht an die Geschichten der Aborigines aus meiner Kindheit. Es waren Luftströmungen und Luftdruck, die diese dahinbrausenden Wirbelstürme verursachten, keine bösen Geister. Dennoch begann ich zu zittern und fuhr schneller. Zumindest würde dies Riches Venen in einen etwas erweiterten und zugänglicheren Zustand hochjagen.

Als ich gerade in die Milton Road abbog, hörte ich plötzlich einen dumpfen Aufschlag aus Riches Richtung. Ich nahm den Fuß vom Gaspedal und schaute rechtzeitig von der Straße zu Riche hinüber, um zu sehen, wie er seinen Kopf gegen die Windschutzscheibe stieß – ein erneuter Knall – und sein Gesicht mit den Händen zerkratzte. Ein blutiger Striemen zog sich der Länge nach über seine Wange.

»Hör damit auf!«, brüllte ich, wenn ich mich recht erinnere. Hinter uns wurde gehupt, und Reifen quietschten, als ungeduldige Autofahrer die Fahrspur wechselten und uns überholten.

»Wenn du mich verletzt, kann ich mich ja vielleicht auch selbst verletzen«, sagte Riche mit hohler Stimme, während er unentwegt fortfuhr, mit dem Kopf gegen die Windschutzscheibe zu donnern.

Ich blickte in den Rückspiegel. Ein Strom von Autos folgte uns. Mit pochendem Herzen umklammerte ich das Lenkrad und warf an Riche vorbei einen Blick auf die Tür, um die Verriegelung zu prüfen. Wenn seine Angst vor dem Bluttest stärker war als sein Horror vor dem Türgriff, würde er eventuell in den fließenden Verkehr springen. Doch die Tür war verriegelt. Der Trommelschlag seines Kopfes gegen die Scheibe war nicht auszuhalten. Unfähig ihn daran zu hindern, konzentrierte ich mich auf das endlose weiße Band, das sich vor mir erstreckte, und fuhr zum pathologischen Labor.

Dort schwitzte und brummelte die pädiatrische Arzthelferin schwer atmend, während ich die Fäuste ballte und die Augen schloss und Riche qualvoll aufschrie, als die Nadel einen Nerv statt der Vene traf.

*

Telefongespräch mit Dr. C.

Dr. C: Riches Harnstoffwert ist auf 9,9 gestiegen.
Ich: Noch ein paar Tage mehr. Bitte!
Dr. C: Mal sehen, was der Psychiater am Dienstag sagt.

An diesem Abend redete Riche mehr, als er es seit Wochen getan hatte. »Ich bin einsam.« Er saß auf seinem Bett und schlang die Arme um seine angewinkelten Knie. Seine Stimme bebte. »Ich habe keine Freunde. Ich habe zu große Angst, mit Leuten zu reden, weil immer die Gefahr besteht, dass ich etwas Falsches sage.«

Riche hatte nie Schwierigkeiten gehabt, Freunde zu finden, ganz im Gegenteil. Die Krankheit fraß sein Selbstvertrauen auf, und seine neue Unsicherheit zerriss mir das Herz.

»Es braucht Zeit«, sagte ich und wusste, wie unangemessen meine Worte waren. »Die Mädchen bei Footprints of Angels machen doch einen netten Eindruck.«

»Aber es sind keine Jungen. Ich vermisse Trisska.«

»Was hältst du davon, wenn wir am Wochenende nach Mullumbimby fahren?«

Riche schüttelte den Kopf, sein Blick war grimmig. »Papa versteht nichts, und Trisska freut sich so, wenn sie mich sieht, aber dann ... Ich kann sie nicht mal streicheln.« Tränen liefen ihm über die Wangen. »Ich hasse die Magersucht. Ich möchte gesund werden.«

Ich wunderte mich über diese Worte. Zum ersten Mal war es ihm gelungen, über seine Krankheit als etwas zu reden, was eigenständig neben ihm existierte. Mehr noch, er hatte sie als etwas bezeichnet, von dem er befreit sein wollte. Doch ich ließ mich nicht blenden und zu übermäßiger Begeisterung hinreißen. Im Gegensatz zu einem chaotischen Zimmer war Magersucht kein selbst gewählter Lebensstil, der sich durch die Kraft der eigenen Willensstärke ändern ließ. Mein Eindruck war, dass Riche kaum mehr Möglichkeit hatte, wieder gesund zu werden, als jemand, der an Krebs erkrankt war.

*

Unerwartetes Telefongespräch mit Dr. C um 9 Uhr am Samstagmorgen.

Dr. C: Der Psychiater hat Einwände. Er hat ein EKG angefordert, um Riches Herz zu untersuchen. Können Sie kommen?

Ich: Natürlich.

Das EKG – von Riche gerade noch toleriert – war normal. Dr. C ordnete neue Bluttests an, um auf der sicheren Seite zu sein, wie sie sagte. Diesmal brachte ich Riche zum Labor des Wesley Hospitals. Es hatte nach der Einnahme seines letzten Proteingetränks drei Stunden gedauert, bis ich ihn dazu überreden konnte, für eine neue Nadel-Runde ins Auto zu steigen.

Eine Frau erschien im Wartezimmer. »Richard?« Sie sprach mit irischem Akzent und lächelte. »Ich heiße Trish. Kommst du mit mir?«

Riche folgte ihr, ohne zu murren. Ich wartete auf sein Schreien, doch es kam nicht. Ein paar Minuten später kehrte Riche zurück, mit Trish im Schlepptau.

»Die Ergebnisse sollten in Kürze vorliegen«, sagte sie. »Freut mich, dich kennengelernt zu haben, Riche.«

*

Telefongespräch mit Dr. C.

Dr. C: Riches Harnstoff ist auf 12,3 gestiegen.

Ich: Aber sein EKG war doch normal. Noch ein paar weitere Tage. Bitte!

Dr. C: Dies ist Ihre letzte Chance. Die Entscheidung des Psychiaters wird unwiderruflich sein.

14

Die aktuelle Anzahl der bislang konsultierten Gesundheitsexperten, einschließlich der Therapeuten bei Footprints, betrug acht. Dieser Psychiater sollte also Nummer neun werden. Riche stand in der Nähe des Autos, völlig verkrampft und mit verzerrtem Gesicht, wie ein fragiles Stück Kunst als Installation auf dem Zementboden des Parkhauses. »Ich will nicht zum Psychiater.«

Das war nichts Neues. Ich kam ihm wieder mit dem Entweder-oder-Spiel. Das hier oder das Krankenhaus, such's dir aus. (Obwohl ›hier‹ genau genommen ein Krankenhaus war, auch wenn wir nur den Bereich für ambulante Behandlung aufsuchten.)

»Da ist kein Trick dabei, oder?«, fragte Riche. »Du lässt mich doch nicht hier?«

»Natürlich nicht. Versprochen!«

Irgendwo in meiner Brust lastete ein zentnerschwerer Felsbrocken. Der Bluttest von heute Morgen hatte ergeben, dass der Harnstoffwert auf 11,4 gesunken war. Würde das dem Psychiater reichen?

»Wenn du mich ins Krankenhaus steckst, sterbe ich!«

Gar nicht mal unrealistisch, wenn auch etwas melodramatisch. Rebecca, das Mädchen auf dem Foto bei Footprints of Angels, war im Krankenhaus gestorben. Hospitalisierung war keine

Garantie für Genesung. Daher stand fest: Ich würde meinen Sohn nicht ins Krankenhaus bringen, es sei denn, es wäre absolut erforderlich. Vorerst war mein Versprechen die Währung für sein Vertrauen in mich.

Im Eingangsbereich des Krankenhauses gab es eine Treppe, über die es zu Korridoren mit weiß getünchten Wänden ging. Ein gedämpfter Schrei durchschnitt die Stille.

Riche zuckte zusammen. »Was war das?«

»Ein Patient«, sagte ich. »Niemand wird dir etwas antun.«

Ich hielt eine Schwester an, um nach dem Weg zu fragen. Während sie mir antwortete, schoss Riche herum, als wollte er fliehen, dann stoppte er sofort wieder. Eine Frau in karierter Kleidung und weißer Baumwollhaube schob hinter uns einen Rollwagen mit Essen wie einen Rammbock aus Kalorien in unsere Richtung. Der typische Geruch von in einer Großküche gedünstetem Gemüse stieg mir in die Nase. Riche schauderte.

Ich bedankte mich bei der Schwester. »Hier entlang, Riche.«

Ihm blieb keine andere Wahl, als mir zu den Untersuchungszimmern des Psychiaters zu folgen.

Ich sparte mir die Mühe, Riche eine Sitzgelegenheit anzubieten. Bei diesen über die Gänge rollenden Essenswagen bot kein Sitz Sicherheit. Er streifte herum wie ein abgemagerter Löwe in seinem Käfig.

Eine junge Frau in bis zur Erde reichendem Morgenrock schlurfte an ihm vorbei, den Blick starr auf den Boden gerichtet. Sie stöhnte laut vor sich hin, ohne uns überhaupt wahrzunehmen. Da waren wir also, wir drei, jeder in seiner eigenen Variante von Realität; meine in gewisser Weise genauso alternativ wie ihre.

Riche presste sich dicht an die Wand und starrte mit ungläubigem Blick auf den entschwindenden Rücken der jungen Frau, bis sie ein Zimmer betrat und die Tür schloss. Er schaute mich entsetzt an. »Bring mich hier raus. Bitte!«, flehte er. »Sie macht mir Angst. Sie und das alles hier.«

»Sie ist krank«, sagte ich. »Sie kann nichts dafür.« Das Verhalten des Mädchens war nicht ungewöhnlicher als das von Riche.

Mir war danach, seine Hand zu ergreifen und einfach davonzustürmen, doch ich zwang mich, auf meinem Plastikstuhl auszuharren. Mir blieb keine Wahl. Mehr noch als nur ein Gefühl des Ausgeliefertseins war es ein vollständiger Rückfall in mein Wühlen in der Vergangenheit, ausgelöst vielleicht durch eine Kombination aus der aktuellen Lektüre und dem vertrauten Krankenhausgeruch aus Bohnerwachs und Desinfektionsmittel, der mit ungeheurer Kraft an meiner Erinnerung zerrte. Ich war die Studentin, und der Psychiater war die Koryphäe, oder, wie Dr. C es ausgedrückt hatte: Seine Entscheidung war unwiderruflich. Ich wollte einfach glauben, wie ich es zuvor schon bei den meisten hoch qualifizierten Personen getan hatte, die wir konsultiert hatten, dass er den Grund, die mysteriöse Krankheitsursache, herausfinden würde, nachdem die anderen Gesundheitsexperten und ich gescheitert waren, und dass sich diese Ursache dann als Schlüssel zu Riches Genesung erweisen würde.

Ich begann mit der Rückschau auf mein Familienleben und wollte meine Geschichte ungeschönt betrachten. In der Vergangenheit hatte ich mich selbst als vernünftige und fähige Mutter eingestuft: Ich gab mir sieben von zehn möglichen Punkten, an guten Tagen vielleicht sogar acht. Zwar war ich eine fantasielose Köchin, aber ich ernährte meine Kinder mit ausgewogener Kost. Ab und zu mal Leckereien, denn niemand sollte mir anhängen können, ich würde es mit der Ernährung allzu ernst nehmen. Abgesehen von dem jüngsten diättechnischen Ausrutscher bei meinem Vater. Und einem Vorfall, als ich bei Andy mit meinem Latein am Ende gewesen war, nachdem er endlose Witze über die Spaghetti gerissen hatte, und ich ihn zwang, endlich zu essen. Gelegentlich wurde ich laut – meistens bei nassen Handtüchern und Gezänk –, doch im Allgemeinen blieb ich froh und munter. Ich las Gute-Nacht-Geschichten vor, kannte mich mit der Technik der Holzeisenbahn-Hängebrücke aus und konnte den Pfeifton der Lokomotive von »Thomas und seine Freunde« imitieren. Als Riche vier Jahre alt war, musste ich mir mindestens dreißig Tage hintereinander »Ein toller Käfer« anschauen.

Natürlich hatte ich auch Fehler gemacht. Wer machte die nicht? Während meiner verschwendeten Jahre als Mutter der Kompanie hatte ich über Schmutzflecke auf dem schwarzen Marmortisch in der Küche gejammert, aber zahlreiche Impftermine verstreichen lassen. Ich hatte das örtliche Toys'R'Us mit einem Spielplatz verwechselt. Und Louises Hingabe zu Pluggy, einem hellgelben mit einem Stegosaurus verzierten Schnuller, garantierte ihr eine nachhaltige Beziehung zum Kieferorthopäden.

Allerdings war das nur der Anfang meiner zahlreichen Verfehlungen. Einmal hatte ich für uns gekocht, während Kevin in Übersee unterwegs war, und Riche hatte sich geweigert, meiner Bitte nachzukommen und mir beim Tischdecken zu helfen. Ich war mit den Nerven am Ende gewesen, drei schulpflichtige Kinder, die den ganzen Tag für Chaos sorgten, und der eigene Ehemann tourte durch die Weltgeschichte, und ich hatte Riche einen Klaps auf den Hintern gegeben. Na gut, mehrere Klapse hintereinander. Die Tränen flossen, und Riche sagte mir, dass er glaube, ich liebe ihn nicht. Tief bestürzt entschuldigte ich mich, was neue Tränen zur Folge hatte. Immerhin ist es bei diesem einmaligen Ausrutscher geblieben – aber hatte der unter Umständen langfristige Folgen?

Viellcicht hatte ich mich in der Vergangenheit selbst zu nachsichtig beurteilt, was mein Verhalten als Mutter betraf. Vielleicht lag ich eher bei drei oder vier Punkten. Denn wenn ich jetzt all meine Fehler addierte, schien mir klar zu sein, dass Kevin und ich die bösen Buben waren. Die einzige Frage war nur, wer von uns der bösere war: Kevin mit seinem Unvermögen, Verständnis für seinen sensiblen Sohn aufzubringen, oder ich mit meiner endlosen Kette von Fehlern. Nun ja, der Psychiater würde uns bei diesen Anklagepunkten schon auf die Sprünge helfen. Danach würden wir den Schaden beheben. Wir würden sogar einer temporären Trennung von uns zustimmen, falls das Riche überzeugen sollte, endlich zu essen. Genau genommen hatten wir das sogar schon.

Der Psychiater erschien, ordentlich gekleidet unter einem weißen Kittel. Während meiner Ausbildung in Allgemeinmedizin an der Medizinischen Hochschule hatten die Tutoren uns immer davon abgeraten, weiße Kittel zu tragen, außer wenn man sich irgendwo schmutzig zu machen drohte. Sie sagten, durch den weißen Kittel würde eine Barriere zwischen Patient und Arzt aufgebaut.

Der Psychiater lächelte. »Ich möchte mich zunächst mit Ihnen allein unterhalten«, sagte er zu mir.

Das klang vielversprechend. Ich schenkte Riche ein beruhigendes Lächeln und überließ ihn seinem Auf- und Abgehen. Der Psychiater führte mich in sein Sprechzimmer und machte die Tür zu. »Bitte, nehmen Sie Platz!«

Er stellte sich vor, dann griff er nach einem Stift und nahm ein leeres Blatt Papier von einem Stapel auf seinem Schreibtisch. »Erzählen Sie mir von Riche.«

»Das ist eine lange Geschichte«, sagte ich. »Sie beginnt mit meiner Mutter.« Oder zumindest mit deren Erkrankung. Dies war Punkt eins auf meiner Liste der möglichen Auslöser.

Ich sprach über die Arterienerweiterung meiner Mutter und die darauffolgenden Pannen; vielleicht, so deutete ich an, war dies bereits Teil des generellen Traumas, aus dem sich Riches Krankheit entwickelt hatte. Der Psychiater sagte nichts, um mich vom Gegenteil zu überzeugen. Er machte ein paar Notizen, während ich erzählte, doch die meiste Zeit war sein Blick auf mich gerichtet. Trotz des weißen Kittels flößte mir sein teilnehmender Gesichtsausdruck immer mehr Vertrauen ein.

Punkt zwei auf meiner Liste war die noble Jungenschule in Sydney, in der Riche gemobbt worden war – eine Tatsache, die erst ans Tageslicht gekommen war, als ich Riche an einem Sonntagnachmittag heulend in seinem Zimmer antraf. Bis dahin war er jeden Tag freudig zur Schule gegangen. Er hatte an allen angebotenen Aktivitäten teilgenommen: im Orchester (zunächst mit dem Cello, auf dem er jeden Abend übte, danach mit der Trompete, auf der er mit nicht enden wollender Energie blies) und im Chor, wo er sich allerdings mehr für das Schauspiel der bis zum Boden fallenden Roben als für den Gesang begeisterte. Er gewann das akademische Stipendium für Jungen, die in die Oberstufe der Grundschule wechselten. Er vertrat seine Schule im Schach, bei Debattierwettbewerben und im Schwimmen. Alles in allem war er ein etwas klein geratener toller Hecht, der geradezu darauf wartete, von den anderen gepiesackt zu werden. Eine kleine Gruppe Jungen der Privatschule übernahm dann recht dankbar diese Aufgabe.

Das Mobbing vollzog sich subtil, kontinuierlich und perfekt abgestimmt. Erklärtes Ziel: das Opfer dazu bringen, während des Unterrichts oder einer Versammlung laut aufzuschreien. Die Technik: hinter dem Opfer sitzen und ihm in die Rippen stoßen. Sicherlich kein Kapitalverbrechen und vermutlich auch eher als Schabernack geplant, denn aus echter Niedertracht, doch verheerend für einen perfektionistischen Knaben, der alles richtig machen wollte und niemandem etwas Böses tat.

Der Psychiater warf mir einen fragenden Blick zu. »Wie reagierte denn die Schule?«

»Ich ging zum Schuldirektor«, sagte ich. »Mehrmals sogar.« Hätte ich energischer auftreten sollen? Konsequenzen fordern? »Es geschah so gut wie gar nichts. Riche nahm an, der Direktor unterstelle ihm, teilweise selbst schuld zu sein.«

»Klingt frustrierend«, sagte der Psychiater.

»War es auch«, sagte ich. »Schlimmer aber war, dass Riche sich veränderte. Er verlor seinen Schwung. Das war, als wir zum ersten Mal an Heimunterricht dachten. Und dann kam der 11. September. New York. Die Anschläge.« Punkt drei auf meiner Liste. »Es erschütterte Riche bis ins Mark.«

Der Psychiater starrte auf seine Notizen. »Wie alt war Riche damals?«

»Zehn«, sagte ich. »Er hat zu viel im Fernsehen mitbekommen.« Ich sah beschämt auf meinen Schoß. Er hatte zu viel mitbekommen, weil ich meinen Blick nicht von diesen Bildern der Verwüstung hatte abwenden können.

Der Psychiater nickte. »Fahren Sie fort.«

»Kevin hatte für diesen Morgen eine Telefonkonferenz mit einem Anwalt im World Trade Center angesetzt«, sagte ich. »Der

Mann war ein Freund von uns, ein mit einer Australierin verheirateter Amerikaner. Wir hörten, ihm sei nichts passiert, aber ... Alles schien so nah bei uns zu sein. Kevin hatte auf der dem Trade Center gegenüberliegenden Straßenseite gearbeitet, als wir noch in New York wohnten.«

Der Psychiater machte weitere Notizen.

»Später in der Woche«, fuhr ich fort, »rief mich ein Lehrer aus der Schule an, um mir zu sagen, Riche scheine wegen der Möglichkeit eines Dritten Weltkriegs Angst zu haben.«

Der Psychiater machte ein ernstes Gesicht. »Dritter Weltkrieg? Das ist eine ziemlich heftige Reaktion.«

»Riche nahm es persönlich«, sagte ich. Ich unterließ es, die Prophezeiung des amerikanischen Vergeltungsschlags zu erwähnen, die ich am Morgen während des Frühstücks gemacht hatte, da ich mich nicht noch schuldiger machen wollte. »Er ist in New York geboren. Als die USA dann später Afghanistan zu bombardieren begannen, wollte Riche seine amerikanische Staatsangehörigkeit ablegen, die er durch seine Geburt in den USA automatisch bekommen hatte. Er glaubte nicht an eine gewaltsame Lösung. Und er sagte, er fühle sich nicht mehr sicher.«

»Er ist ziemlich jung, um sich über derartige Dinge Sorgen zu machen.«

»Ich weiß.« Der Verdacht, der Fehler sei bei mir zu suchen, wurde immer aufdringlicher. Ich hatte meine Kinder ermutigt, sich für die Welt jenseits unseres Gartenzauns zu interessieren, statt sie Kuchen im Sandkasten backen zu lassen. Aber auch das behielt ich für mich. »Zu allem Übel verschlechterte sich auch noch der Zustand meiner Mutter, sodass ich mit den Kindern nach Perth flog.«

Ich hatte die volle Aufmerksamkeit des Psychiaters gewonnen. Vielleicht bekam er viel über gestörte Familien zu hören, aber vermutlich wurde ihm selten eine so geordnete Schilderung aufgetischt. Mit der Erkrankung meiner Mutter kam ich zu Punkt vier auf meiner Liste: meiner Schwiegermutter.

Sie hatte sich angeboten, auf die Kinder aufzupassen, sodass ich meine Mutter auf der Intensivstation besuchen konnte. Kevins Mum war gern Großmutter, so wie sie es geliebt hatte, Mutter zu sein, und sie hatte sich immer über die Besuche ihrer Enkel gefreut. Zuweilen entstanden Probleme, da sich unsere Ansichten bezüglich Kindererziehung stark unterschieden. Doch an jenem Tag gab es keinerlei Anzeichen von Verstimmung, als sie die Tür öffnete und die Kinder ihr um den Hals fielen.

Ich schaute den Psychiater an. »Und alles war in Ordnung, als ich ging. Als ich dann ein paar Stunden später zurückkam, wirkte Riche völlig verstört, und Kevins Mutter verhielt sich ausweichend.«

Daraufhin hatte ich nur einen Blick auf meinen Sohn geworfen und ihn von dort weggenommen. Auf dem Nachhauseweg kam dann heraus, dass sich Riche, ein Gerechtigkeitsfanatiker, mit meiner Schwiegermutter wegen des USA-Kriegs in Afghanistan gestritten hatte. Ihm missfiel ihre Einstellung. Er sagte ihr, es sei falsch, dass unschuldige Männer, Frauen und Kinder sterben müssten, und dass man deren Tod nicht mit den amerikanischen Verlusten rechtfertigen könne.

Im Haus meiner Eltern angekommen, sprach ich mit Riche über den Streit, aber ich versuchte mir gleichzeitig ein Bild von dem in fünfzig Jahren angehäuften Krempel in den Schränken meiner Mutter zu machen, und daher schenkte ich ihm nicht meine volle Aufmerksamkeit.

»Am nächsten Tag rief meine Schwiegermutter an, und sie schien es wiedergutmachen zu wollen. Sie wollte mit Riche ausgehen.«

Ich sagte ihr, ich würde Riche fragen. Sie insistierte aber, er sei ein Kind – ich solle ihm sagen, was er zu tun hätte –, doch dieses eine Mal ließ ich mich von ihr nicht unterkriegen und fragte Riche um seine Meinung. Er wollte nicht mitgehen, aber ich machte ihm klar, die Einladung sei ein Friedensangebot, und ich fragte ihn, ob er es nicht für seinen Dad und mich tun wolle. Daraufhin willigte er ein, und ich rief meine Schwiegermutter wieder an. Am nächsten Tag, während wir auf sie warteten, behauptete Riche plötzlich, ich hätte ihn dazu gezwungen, sie zu treffen.

Ich schaute den Psychiater an. »Es stimmt, ich habe ihn gezwungen.« Reumütig presste ich die Lippen zusammen. »Er hatte recht, und ich war im Unrecht.«

»Weil Sie von ihm erwarteten, sich mit seiner Großmutter zu versöhnen?«

»Weil ich glaubte – und immer noch glaube –, dass die Tatsache, eine Mutter und mithin älter und erfahrener zu sein, einem Verantwortung auferlegt, nicht Kontrolle.« Ich machte eine Pause und dachte an eine mir lieb gewordene Tante. Sie hatte mich gelehrt, dass wir unseren Kindern alles schuldig waren – nicht umgekehrt. Wir hatten sie in die Welt gesetzt, sie hingegen hatten keine Wahl gehabt.

»Vermutlich habe ich manchen Fehler begangen, aber den nicht. Für mich ist es ein fundamentales Prinzip. Ich habe meine Kinder nie gezwungen, etwas zu tun, was sie selbst für falsch hielten. Riche wusste das, er hat es immer gewusst. Daher hatte er recht, sich betrogen zu fühlen.«

Der Gesichtsausdruck des Psychiaters bewies, dass er immer noch von meiner Erzählung gebannt war. Ich mochte ja eine schlechte Mutter sein, aber zweifellos hatte ich eine Wahnsinnsgeschichte zu bieten.

»Egal, so habe ich mich nun mal verhalten. Ich beschloss also, meine Schwiegermutter zu bitten, mit Riche zu reden. Ich dachte, dadurch könnten sie ihren Streit beilegen. Genau genommen erhoffte ich mir von ihr, sie würde sich dafür entschuldigen, was sie zu Riche gesagt hatte.«

»Es klingt aber so, als sei sie nicht der Typ Mensch, der sich bei einem Kind entschuldigt.«

»Der ist sie auch nicht«, sagte ich. »Meine Erwartungen waren total unrealistisch. Sie gehört noch zur alten Schule: Erwachsene wissen alles besser. Sie kann nichts dafür.« Ich machte eine längere Pause und lehnte mich gegen den geraden Stuhlrücken. »Ist dieser ganze Kram von Bedeutung?«

»Ja.« Der Psychiater hatte das Notieren aufgegeben, und ich hatte seinen weißen Kittel längst vergessen.

Ich musste ihn dazu bringen, die Auswirkungen dieser Konfrontation für Riche zu verstehen. Und um das zu bewerkstelligen, musste ich ein weiteres Mal zu jener Mutter werden, die danebenstand und lediglich beobachtete, so bedeutungslos wie eine Ankleidepuppe im Kleidergeschäft. Die Zeitreise war einfach. Manche Erinnerungen behalten ihre scharfen Konturen.

Mit geschlossenen Augen versetzte ich mich wieder in meine damalige Situation, als ich im Schatten unter der Veranda meines Elternhauses wartete. Ich erinnerte mich daran, wie ich die Topfpflanzen betrachtete, die auf einem weißen Eisengestell verwelkten, das wie das Gerippe eines Kinderwagens aussah, und eine Ansammlung von Sträuchern – Grevilleen, Jade-Pflanzen, Bleiwurz. Die Luft schmeckte nach abgestandenem Wasser und Staub.

Es war heiß, mindestens siebenunddreißig Grad, als Kevins Mutter kam. Sie fragte, ob Riche fertig sei. Ich sagte ihr, er wolle nicht mitgehen. Ich erinnerte sie an ein paar Dinge, die sie tags zuvor zu ihm gesagt hatte und die ihn aufgeregt hatten, und ich schlug ihr vor, sie solle mit ihm darüber reden. Ihr Lächeln kühlte um etliche Grade ab, doch sie betrat das Haus. Ich folgte ihr.

Ich warf einen Blick auf den Psychiater; sein Interesse war ungebrochen.

»Es erwies sich als Fehler. Ich hatte von ihr erwartet, sich in für sie uncharakteristischer Weise zu verhalten«, sagte ich. »Doch sie dachte nicht daran. Sie reagierte total sauer auf Riche, warf ihm an den Kopf, er sei borniert, und sie habe doch bloß versucht, ihm eine andere Ansicht nahezubringen. Riche war kurz davor zu explodieren. Sie sagte, er hätte wenigstens anrufen und absagen sollen, schließlich habe sie viele Freundinnen, die sich glücklich gepriesen hätten, den Tag mit ihr verbringen zu dürfen. Riche sagte ihr, ich habe ihn gezwungen. Dies war der springende Punkt, verstehen Sie? Er hält vielleicht eisern an einer Überzeugung fest, aber er gehorcht als Kind. Es wäre ihm nie in den Sinn gekommen, mir nicht zu gehorchen.«

Ich hatte bemerkt, dass sich Andy und Louise ängstlich aneinanderschmiegten, um den Geschossen zu entgehen, die durch den Raum krachten, daher scheuchte ich Riche und seine Oma nach draußen. Beide gingen sofort zum jeweiligen Angriff über, während ich mir sagte, ich dürfe nicht eingreifen, und so stand ich daneben und beobachtete, wie der Streit eskalierte, bis meine Schwiegermutter schließlich die Einfahrt hinabstampfte.

Wären Zeitreisen doch eine reale Möglichkeit – Riches totenbleiches Gesicht und die hervorstehenden Augen werden mich immer verfolgen. Als ich ihn fragte, ob mit ihm alles in Ordnung sei, nickte er, und ich glaubte ihm. Zumindest machte ich mir vor, ihm zu glauben. Dann sagte er mit bebender Stimme und in die Falten um seine Augen gemeißeltem Schmerz: »Ich will sie nie wieder sehen.«

Er war noch ein Kind. Aber ein paar Monate später trainierte er wie ein Olympiasieger und verordnete sich eine Diät, die keinem Grashüpfer gereicht hätte.

Der Psychiater griff wieder zu seinem Stift. »Das muss sehr traumatisch für Ihren Sohn gewesen sein.«

»Allerdings«, sagte ich. »Ich hätte einschreiten müssen, die Auseinandersetzung beenden. Mir war nicht klar, wie sehr viel weiterentwickelter Riches intellektueller Weitblick im Vergleich zu seiner emotionalen Reife war. Oder wie tief verletzt er war. Wie oft sagen und tun Erwachsene gedankenlos irgendwelche Dinge, die für Kinder verletzend sind? Kevins Mutter war einfach nur sie selbst.«

Der Psychiater nickte langsam und machte eine kurze Notiz.

Wollte er Riche ins Krankenhaus einweisen? Nur zu gern hätte ich seine auf dem Kopf stehenden Kritzeleien entziffern können.

»Gelang es Ihnen denn, das Problem mit Kevins Mutter zu lösen?«

Ich schüttelte den Kopf. »Nein. Ich war damit beschäftigt, den Umzug meiner Eltern zu organisieren.« Ich hatte Perth verlassen, ohne noch einmal mit ihr oder meinem Schwiegervater gesprochen zu haben.

Vier Punkte bis hierher. Und eine Konstante, abgesehen von Riche, die sich durch alles hindurchzog: ich, dachte ich, und die Selbstvorwürfe zerrten an mir wie Treibsand.

»Riche machte einen normalen Eindruck«, sagte ich. »Aber jetzt –«

»Was hielt Riche von dem Umzug?«, unterbrach mich der Psychiater.

»Er war begeistert.« Ich gab ein kleinlautes Lachen von mir. »Na ja, zumindest sagte er, er fände es toll. Das Problem war Kevin, der der Meinung war, Riche solle sich bei seiner Großmutter für sein Verhalten und den Streit entschuldigen.« Punkt fünf.

»Änderte er seine Meinung im Verlauf der nächsten Zeit?«

»Nein«, sagte ich. »Aber das ständige Pendeln ermüdete ihn. Siebenhundertachtzig Kilometer. An den Wochenenden war er mürrisch.«

Ich erzählte dem Psychiater, wie verraten sich Riche durch Kevins wiederholte Versuche gefühlt hatte, ihn dazu zu bringen, sich bei seiner Großmutter zu entschuldigen. »Das verletzte Riches Gerechtigkeitsgefühl«, sagte ich. »Er glaubte nicht, irgendetwas Falsches getan zu haben. Er hatte das Gefühl, herumgeschubst zu werden, nur weil er ein Kind war.«

Der Psychiater nickte.

Ich fuhr fort. »Dies alles war zu jener Zeit, als Riche mit dem Training begann und vernünftig zu essen aufhörte.« Ich beschrieb seine Aktivitäten – Zirkusübungen, Leichtathletik und Kampfsport, die nach und nach den stundenlangen Fußmärschen wichen – und die schleichende Reduzierung seiner Nahrungsaufnahme.

Dann berichtete ich vom Zustand meiner Mutter. »Riches Horrorvorstellung ist, dass er ins Krankenhaus muss. Nachdem er gesehen hatte, was mit seiner Großmutter geschehen ist, sagte er, er wolle nie auch nur in die Nähe eines Krankenhauses kommen.« Punkt sechs und immer noch gültig. »Und dann gab es da in den Zeitungen all die Artikel über die Fettleibigkeit der Kinder. Riche interessierte sich dafür.« Ich machte erneut eine Pause und holte Luft. »Außerdem war da die Sache mit der Diät meines Vaters.« Mit rotem Kopf erzählte ich dem Psychiater von der strikten Abmagerungskur, die ich für meinen Vater entworfen hatte. Ich empfand es als so belastend, dass ich darüber ganz zu erwähnen vergaß, dass ich vorher noch nie etwas dergleichen getan hatte.

Irgendwann hörte ich auf zu reden und lehnte mich völlig ausgelaugt zurück.

»Die Geschichte hat es in sich.« Der Psychiater vertiefte sich einen Moment in seine Notizen.

Im Raum war es still. Ich hätte mich nicht nackter fühlen können, wenn ich mich meiner gesamten Kleidung entledigt hätte. Ich hatte unser Leben Stück für Stück auseinandergenommen, um es diesem Menschen zu präsentieren. Aber so musste das nun mal ablaufen, oder? Nachdem der Psychiater jetzt meine ganze Geschichte kannte, war er möglicherweise in der Lage, uns zu helfen. Riche zu helfen.

Er blickte hoch und hielt meinem Blick stand, seine Miene war ernst. »Gibt es da vielleicht sonst noch etwas, was ich wissen sollte?«

Die Frage überraschte mich. Was hätte ich noch erzählen sollen?

Er wartete, ohne den Blick von mir abzuwenden, und ich wusste, dass ich etwas ausgelassen hatte. Ich ging noch einmal die Dinge durch, von denen ich gelesen hatte. Was hatte in den Büchern über die anderen Risikofaktoren für Magersucht gestanden? Ich war der Meinung, wir hätten Diätfetische und gestörte Familienverhältnisse abgehandelt …

»Möchten Sie wissen, ob Riche von jemandem sexuell missbraucht wurde?«

Er hob eine Augenbraue. »Wäre das möglich?«

»Nein«, sagte ich. »Wenn schon, dann haben wir unsere Kinder eher überbehütet. Wir hatten immer dieselben Babysitter, und die Kinder schienen jedes Mal begeistert zu sein, wenn sie kamen.«

Der Psychiater sagte kein Wort, schaute mich nur mit sorgsam neutraler Miene an. Plötzlich erkannte ich, worauf er hinauswollte.

»Kevin?« Ich rang nach Luft. »Sie machen wohl Witze!« Vermutlich hätte ich auch gelacht, wenn ich genügend Luft in den Lungen gehabt hätte. »Kevin ist vielleicht unsensibel. Aber er ist doch kein Monster.«

Mir war, als stürzten sämtliche Wände und Decken über mir zusammen, als mir klar wurde, dass ich soeben meine Seele vor jemandem ausgebreitet hatte, der bereit war, das Schlimmste von einem Mann anzunehmen, den er noch nie gesehen hatte, und das aus dem einfachen Grund, weil dessen Sohn magersüchtig war. Dies war die weitaus böseste Version der Schuld-der-Eltern-Theorie.

Ein Kloß im Hals erschwerte mir das Schlucken, im Zimmer war es zu heiß. Ich krempelte die Ärmel hoch. Nie wäre ich auf den Gedanken gekommen, Kevin eines derart unsäglichen Vergehens zu verdächtigen, und seine Beziehung zu Riche konnte auch der genauesten Untersuchung der Vergangenheit standhalten. Bei Riche hatte es zu keiner Zeit Bettnässen oder unerklärliche Tränen gegeben, und er hatte vor den Auseinandersetzungen wegen der Großmutter auch niemals Widerwillen gezeigt, mit Kevin allein zu sein. Bevor es zu diesem Streit gekommen war, hatte es überhaupt keine Anzeichen von Zwistigkeiten gegeben. Kevin war selten allein mit mir, geschweige denn allein mit einem der Kinder.

Dies war eine völlig neue Stufe der Verdächtigung und möglichen Verurteilung, von der ich nie gedacht hatte, ihr einmal entgegentreten zu müssen. Mir kam in den Sinn, dass sich der ärztliche Berufsstand, bei dem in diesen Dingen etwas leicht zur fixen Idee werden konnte, hierbei vielleicht als stärkerer Widersacher erweisen würde, als selbst ich befürchtet hatte.

»Ich möchte mit Riche sprechen.« Der Psychiater war durch und durch sachlich. »Allein. Sagen Sie ihm bitte, dass er hereinkommen soll?«

Ich öffnete die Tür und ging auf den Korridor. Riche lief immer noch auf und ab, mit schnellen Schritten und auf der Hut, als erwartete er, dass sich jeden Moment der Boden vor ihm auftun und ihn verschlingen könnte.

»Der Doktor möchte mit dir reden«, sagte ich zu meinem Sohn. »Ich warte hier draußen.«

»Zwing mich nicht, allein da reinzugehen, Mama. Bitte!« Sein Gesichtsausdruck war pure Angst.

Ich drehte mich zum Psychiater um. »Riche will, dass ich dabei bin.« Ohne auf eine Antwort zu warten, betrat ich wieder das Zimmer und setzte mich. Riche folgte mir zögerlich.

Sein Blick irrlichterte durch den Raum, auf der Suche nach latenten Gefahren, und er zappelte ängstlich herum. Als ihn der Psychiater fragte, was sich zugetragen habe, weigerte er sich zu antworten. Er warf mir einen vorwurfsvollen Blick zu und hielt den Mund. Alles in allem dauerte das Gespräch eine Minute.

»Na gut«, sagte der Psychiater, »ich muss dich untersuchen. Legst du dich bitte auf die Liege?«

Riche rührte sich nicht.

»Er kann es nicht.« Plötzlich fühlte ich mich todmüde. Ich erklärte Riches Angst vor der Kontamination durch Kalorien, die andere Patienten hinterlassen hatten. Meine Erklärung war immerhin eine Notiz wert.

»Ich schaffe es auch, wenn du stehst.« Der Psychiater griff nach Riche, der zurückschreckte.

»Der Doktor hat sich nach dem letzten Patienten die Hände gewaschen«, sagte ich zu Riche. »Schau mal, neben der Liege ist ein Waschbecken. Und er hat überhaupt nichts Essbares in diesem Zimmer.«

Riche streckte einen Arm aus, um sich den Puls messen zu lassen. Der Psychiater notierte schnell eine Zahl und langte nach dem Stethoskop in seiner Tasche.

Riche starrte es an, als sei es radioaktiv. »Er berührt mich doch nicht mit dem Ding da?«

Der Psychiater schaute mich Hilfe suchend an. Ich zuckte mit der Achsel.

»Ich benutze es doch nur, um deinen Blutdruck zu messen«, sagte der Psychiater. »Ich werde deine Brust nicht damit berühren.«

Riche erstarrte, ließ es aber geschehen.

»Öffne bitte mal den Mund. Ich möchte sehen, wie feucht deine Zunge ist.«

Riche streckte eine trockene, weiß belegte Zunge heraus.

Der Psychiater notierte wieder schnell etwas und wandte sich an mich. »Richard ist sehr krank. Er ist dehydriert, er ist abgemagert, und sein Puls ist schwach. Er muss ins Krankenhaus.«

Nein! Nicht jetzt! Wir machten doch gute Fortschritte, ich hatte ihn fast am sicheren Ufer.

Um mich herum spürte ich nur noch Stille. Ich stellte mir vor, wie Riche schreiend festgehalten wurde. Ein Raum voller fremder Menschen. Bluttests. Medizinische Instrumente. Ein Schlauch seine Speiseröhre hinab, die Hände ans Bett gefesselt, um ihn daran zu hindern, den Schlauch wieder herauszuziehen.

»Schwebt er in Lebensgefahr, wenn ich nicht zustimme?«

»Ich kann nicht für seine Sicherheit garantieren. Es könnte zu plötzlichem Herz-Kreislauf-Stillstand kommen. Das lässt sich schwer voraussagen.«

»Wohin würden Sie ihn schicken?«

»Ins Mater Private.«

»Wann?«

»Heute Abend.«

Mein Adrenalin geriet in Wallung. Ich setzte mich auf die vorderste Kante meines Stuhls, als Riches Stimme, leise und dennoch eindringlich, die Stille durchbrach.

»Du hast es mir versprochen, Mama. Ich kann nicht ins Krankenhaus.«

Ich antwortete nicht. Ich hielt meinen Blick auf den Psychiater gerichtet. »Wie lange müsste er dort bleiben?«

»Das kann ich nicht sagen.«

Das mit spitzen Zähnen besetzte Maul des Fangeisens war weit geöffnet.

»Geben Sie mir etwas Bedenkzeit?«

Der Psychiater überlegte. »Also gut, aber nicht zu lange. Machen Sie einen Termin, zu dem Sie wieder zu mir kommen.«

»Abgemacht«, sagte ich. Ich öffnete die Tür und ließ Riche vor mir hinausgehen.

»Ich gehe nicht ins Krankenhaus«, sagte er. »Ich bringe mich um.«

»Hab Vertrauen zu mir«, sagte ich und ging zu der Frau am Empfang.

Sie legte den Hörer wieder auf, als ich eintrat. »Das war der Doktor. Er möchte Sie übermorgen sehen.«

Es war das zweite Mal, dass ich meine Rechte als Kunde des Gesundheitswesens in Anspruch nahm, um eine zweite Meinung einzuholen, und so sagte ich, ich würde anrufen, falls ich einen neuen Termin haben wolle. Ich wusste, dass der Wunsch des Psychiaters, Riche ins Krankenhaus einzuweisen, unter Berücksichtigung von seinem Zustand völlig vernünftig war, aber ich traute mir auch zu, die Situation sehr bald ändern zu können. Ich händigte meine Kreditkarte aus, unterschrieb die Rechnung, ohne auch nur einen Blick auf den Betrag zu werfen, und eilte zu meinem Sohn. »Lass uns nach Hause fahren.«

Ich wartete, bis wir weit genug vom Sprechzimmer des Psychiaters entfernt waren, bevor ich hinzufügte: »Den sehen wir kein zweites Mal.«

»Danke!« Riche brauchte nicht mehr zu sagen: Sein Gesichtsausdruck sprach Bände.

*

Ich fragte mich, ob der Psychiater meinem Trick mit der zweiten Meinung trauen würde. Streng genommen sagte ich ja die Wahrheit. Aber ich würde eben keine zweite Meinung einholen, bevor es mir nicht irgendwie gelungen war, Riches Wasserkonsum zu steigern. Sollte mir der Arzt nicht glauben, dann musste ich allerdings damit rechnen, dass plötzlich Beauftragte des Kinderschutzes an meine Tür klopften – doch damit würde ich schon fertigwerden, falls es wirklich dazu kommen sollte.

Völlig erschöpft lenkte ich den Wagen über die Milton Road zum Motel. Ich hatte meine – und Kevins – Fehler und Schwächen in einer Weise öffentlich aufgelistet, wie es die meisten Eltern nie zu tun brauchten. War das bei einem dermaßen kranken Kind nicht erforderlich? Aber mal abgesehen von der verführerischen Autorität des Krankenhauses konnte selbst ich erkennen, dass es ziemlich schwierig war, eine direkte Verbindung zwischen den einzelnen Punkten auf meiner Liste und der Krankheit meines Kindes herzustellen. Andere Kinder überlebten größere Traumata, ohne gleich magersüchtig zu werden, und ich war mir sicherer denn je, dass das Wühlen in der Vergangenheit sinnlos war.

Schuld, Ursachen, Erklärungen – welches Wort auch immer man als Grund für den Zusammenbruch von Riches Gesundheit heranziehen wollte, im Moment was das vollkommen irrelevant. Einem rücksichtslosen Fahrer hinterherzujagen half dem

Opfer ja auch nicht, wenn das Auto auf seinem Bein lag. Dafür war später immer noch Zeit genug. Die unmittelbare Aufgabe bestand darin, Riches Dehydration zu beheben und seine Ernährung sicherzustellen.

15

Im Treppenhaus des Motels wehte mir von irgendwoher der Duft eines Abendessens entgegen. Das Wasser lief mir im Munde zusammen, und da spürte ich, dass ich Hunger hatte. Und müde war. Und Riches verdammte Magersucht satthatte.

Ich öffnete die Tür zu unserem dunklen Apartment mit einem Kühlschrank, der so gut wie nichts außer Proteingetränken, Obst und einer im Gemüsefach versteckten Flasche Chardonnay enthielt. Ich schaltete das Licht an und machte Riche Platz. Er musste gespürt haben, dass ihm eine Auseinandersetzung bevorstand, denn er beobachtete mich argwöhnisch, als ich die Eingangstür hinter uns zumachte.

»Du hast gehört, was der Psychiater gesagt hat. Die Dehydration kann deinen Tod bedeuten. Du musst mehr Wasser trinken.« Ich versuchte zu klingen, als habe ich das Ruder fest in der Hand.

»Ich kann nicht.« Seine Stimme war kraftlos, hoffnungslos. Mit niedergeschlagenen Augen schaute er mich an und verschränkte die Finger ineinander.

Ich war bereit, das Ruder abzugeben. Es war nicht Riches Schuld. Er tat es ja nicht, um mir das Leben schwer zu machen. Doch dann stellte ich mir vor, ich hielte seinen leblosen Körper in den Armen. Ich marschierte zum Spülbecken, nahm ein Glas vom Geschirr-Abtropfständer und ließ Wasser aus dem Wasserhahn hineinlaufen. Riches Augen füllten sich mit Tränen, während ich zu ihm ging und ihm das Glas hinhielt. »Trink!« Ich stand wieder am Ruder.

Riches Stimme war nur ein Wispern. »Ich habe schon etwas getrunken.«

»Die paar Tropfen? Das reicht nicht.« Ich legte noch mehr Stahl in die Stimme. »Du trinkst das jetzt aus!«

»Ich kann nicht. Es macht mich fett.«

Ich hob das Glas und begutachtete das Wasser – farblos, kalorienfrei und garantiert in der Lage, Riches Durst zu stillen, den er zweifellos verspürte. »Das ist *Wasser*, Herrgott noch mal!« Die Frustration ließ mich lauter werden als beabsichtigt.

Während eines Familienurlaubs vor drei Jahren hatten Riche, Andy und Louise in dem Badeort die Bestände an Orangen- und Mango-Mineralwasser weggetrunken. Als wie aus dem Nichts ein Regenunwetter aufzog, schlüpften Riche und ein Freund in ihre Badehosen und sausten auf ihren Fahrrädern durch die Pfützen. Nachdem sie genug davon hatten, ließen sie die Räder liegen und beschmierten ihre nackte Haut von oben bis unten mit Schlamm. Mit seinen langen Beinen, dem dürren, aber muskulösen Körper und seinem breiten Grinsen erinnerte Riche an einen Gassenjungen aus einem Roman von Charles Dickens. Heute schaffte ich es nicht einmal mehr, einen Tropfen Wasser zwischen seine ausgetrockneten Lippen zu bringen, und er hatte den gebrochenen, hoffnungslosen Blick eines Kriegsgefangenen.

»Wie kann jemand mit deiner Intelligenz auf den Gedanken kommen, dass Wasser dich dick macht? Willst du mich auf den Arm nehmen?«

Riches bebende Unterlippe, die Tränen in seinen Augen und die angespannte Körperhaltung beantworteten meine Frage. Ich hatte noch nie von jemandem mit Magersucht gehört, der Wasser verweigerte, weil er glaubte, es mache ihn fett. Meine Hände zitterten.

Er wartete auf meinen nächsten Schritt. Weder die Therapeutin noch der Ernährungsberater hatten mir irgendeinen Rat gegeben, wie ich Riche zum Trinken bewegen könnte, aber ich hatte sie ihm gegenüber vom negativen Denken reden hören. Zwar hatten sie damit bislang keine großen Erfolge erzielt, sein Verhalten zu ändern, doch einen Versuch war es immerhin wert.

»Du gehorchst deinem negativen Denken«, sagte ich. »Du solltest stattdessen mir vertrauen. Ich bin deine Mutter. Ich würde nie etwas tun, das dir schadet.« Ich fühlte mich wie ein als Mommy verkleideter Wolf.

Aber meine Worte bewirkten sowieso nichts. Ich begriff nicht, dass in demselben Moment, in dem ich Riches Magersucht angriff, indem ich ihm Wasser aufzuzwingen versuchte, die Magersucht-Stimme in seinem Kopf so laut wurde, dass seine Vernunft-Stimme übertönt wurde. Und falls er meine Stimme überhaupt hören sollte, dann nahm er sie nur als ein Flüstern wahr.

Riche presste die Lippen zusammen, und eine Träne rollte ihm über die Wange. Ich nahm einen Finger und wischte sie weg. Er winselte bei meiner Berührung und rannte ins Badezimmer, um die Kalorien abzuwaschen, die ich möglicherweise auf ihn übertragen hatte.

Während er noch damit beschäftigt war, rief ich Jan Cullis an und erzählte ihr, dass Riche immer noch nicht trinken wolle, obwohl der Psychiater mit der Einweisung ins Krankenhaus gedroht habe.

Jan seufzte. »Es ist immer dasselbe«, sagte sie. »Kommen Sie mit Riche zu mir nach Hause, dann will ich mal sehen, was ich tun kann.«

Ich sagte Riche, wir würden jetzt zu Jan fahren. »Und diskutiert wird nicht«, knurrte ich. »Du kommst mit mir nach unten und steigst ins Auto.«

Ich wartete auf Riches Widerstand, doch er tat, was ich ihm gesagt hatte. Wie immer, wenn Kalorien oder eingebildete Kalorien nicht direkt involviert waren, zeigte er ein herzerweichendes Bemühen, mir ein guter Sohn zu sein.

Die Sonne war bereits untergegangen, als ich außerhalb von Jans Apartmentkomplex parkte, doch die Spätsommerluft fühlte sich warm und federweich auf meiner Haut an. Ich schielte auf mein Handgelenk: acht Uhr. Ich bezweifelte, dass ich diese Art der Hilfe irgendwo sonst in Australien finden würde.

Jan bat uns, in ihr Apartment einzutreten, und wir folgten ihr ins Wohnzimmer. Es war durch eine Bank von der Küche getrennt. Mit dem Rücken zur Wand und den Blick auf den vermaledeiten Esstisch gerichtet, schob er sich seitlich ins Wohnzimmer. Jan stellte uns ihrer Tochter Sam vor, die aus Melbourne zu Besuch gekommen war, dann forderte sie uns auf, uns zu setzen. Ich nahm auf dem Sofa Platz, während Riche vor mir herumzappelte.

»Sam ist Ärztin«, sagte Jan zu Riche. »Sie wird dir erklären, weshalb du Wasser trinken musst.«

Sam blickte Riche ernst an. »Ohne Wasser kannst du nicht leben«, sagte sie. Sie setzte sich mit untergeschlagen Beinen auf das Sofa, ihr langes dunkles Haar war zu einem imposanten Pferdeschwanz zurückgebunden. So war ich früher auch einmal gewesen, eine junge und zuversichtliche Person. Vor den Kindern, vor der Magersucht.

»Man braucht es, um Blut zu produzieren, und das Blut transportiert den Sauerstoff ins Gehirn. Deine Nieren benötigen Wasser, um deinen Körper von Abfallprodukten zu reinigen. Und unser Gehirn befindet sich in einer wässrigen Flüssigkeit.«

Jan stand auf, holte eine Flasche Wasser aus dem Kühlschrank und befüllte ein Glas. Sie ging damit zu Riche. »Du musst das trinken«, sagte sie. »Ich verspreche dir, es macht dich nicht dick.«

»Sie essen Fleisch!« Riche spuckte die Wörter förmlich aus, seine Stimme voller Abscheu. »Und Sie haben andere schlimme Sachen in Ihrem Kühlschrank!«

Der Kühlschrank befand sich hinter den feindlichen Linien, seine Inhalte waren Riche verborgen, doch ich vermutete, er wusste aus Jans Gesprächen bei Footprints of Angels, dass sie zur dunklen Seite der Macht gehörte – die, die Fleisch- und Milchprodukte zubereitete und aß.

Jan überlegte einen Moment. »Weißt du was? Wir kaufen jetzt einfach frisches, in Flaschen abgefülltes Wasser. Im Supermarkt auf der anderen Straßenseite wird es getrennt von allen Essenssachen gehalten. Ich schicke Sam rüber.«

Zeh Minuten später erschien die junge Frau mit mehreren Flaschen – von unterschiedlichen Herstellern. Jan bot Riche eine an.

»Hier«, sagte sie, »du hast gesehen, wie Sam sie hergebracht hat. Sie ist nicht in die Nähe meines Kühlschranks gekommen. Das Wasser ist sauber und kalorienfrei.«

Riche schüttelte den Kopf. »Nein«, sagte er. »Es macht mich fett.« Er schaute mich mit einem Blick an, wie man ihn manchmal bei einem Obdachlosen sah, der um Essen bettelte. Nur dass es hier umgekehrt war. »Bring mich nach Hause. Bitte!«

»Du musst trinken«, sagte Jan. »Sonst rufe ich einen Krankenwagen. Wenn du nicht trinkst, bekommst du im Krankenhaus eine intravenöse Infusion, und wenn du nicht isst, kriegst du eine nasogastrische Magensonde.«

Riche presste die Fingerspitzen an die Stirn. Er rollte sich zusammen und machte hässliche würgende Geräusche, während sich sein Körper unter Schluchzern schüttelte. Die Klimaanlage schien kein bisschen zu helfen – ich schwitzte.

Riche wandte mir sein tränenüberströmtes Gesicht zu. »Sorg dafür, dass sie keinen Krankenwagen ruft.« Er sprach mit erstickter Stimme, der Kopf war glühend rot. Er hielt mir die umgedrehten flachen Hände entgegen und bettelte mit verzerrtem Gesicht: »Bitte!«

»Es tut mir furchtbar leid.«

Der Vorgang würde die reinste Tortur für Riche werden. Von fremden Leuten auf eine Trage gehievt, in den Krankenwagen gerollt und an eine Maschinerie angeschlossen, mit der bereits andere, vermutlich dicke Menschen verbunden gewesen waren; in aller Eile ins Krankenhaus transportiert, um dort weiteren Foltern der gleichen Art ausgesetzt zu sein. Die Tränen rannen mir ungehindert über das Gesicht.

Hätte ich zusätzlich zu meinem Retrospektoskop noch ein Futuroskop besessen, dann hätte ich in »Help Your Teenager Beat an Eating Disorder« von James Lock und Daniel Le Grange gelesen, dass die Furcht eines Elternteils von einem magersüchtigen Kind als Wankelmut oder Zögern interpretiert werden kann. Dies wiederum kann den Widerstand des Kindes verstärken. Doch dieses Buch war noch nicht publiziert, als ich weinend in Jans Wohnzimmer saß, jeder Muskel meines Körpers zum Zerreißen gespannt. Mir war nicht bewusst, welche gemischten Signale ich meinem Sohn durch meine Verzweiflung ungewollt zusandte.

Sein Atem war nicht mehr als ein flatterndes Keuchen. Der Kopf schwang von einer Seite zur anderen, sein Blick flackerte. Plötzlich stürzte er in Richtung Balkon. Jan begriff, was er vorhatte, rannte vor ihm zur Balkontür, schmiss sie zu und schob den Riegel vor. Riche machte kehrt und stürmte zur Eingangstür. Jan sprang am Couchtisch vorbei und verstellte ihm den Weg.

»Komm, Riche«, sagte sie. »Trink das Wasser.« Sie griff nach dem Telefonhörer und begann zu wählen.

»Nein, warten Sie«, sagte ich.

Indem sie Riche auf die Probe stellte, unterschätzte Jan vielleicht seine Angst vor Fett. Rettungssanitäter mochten feindliche Fußsoldaten sein, im Vergleich dazu war Wasser ein Atomsprengkopf. Er würde sich weigern, es zu trinken. Und Jan würde mit ihrem Bluff fortfahren müssen. Riche würde dies als einen Betrug meinerseits verstehen. Ich würde sein Vertrauen verlieren. Außerdem bereitete mir das eskalierende Drama in diesem Raum zunehmend Angst. Würde sich der Stress als zu belastend für Riches geschwächtes Herz erweisen? Meines fühlte sich an, als verkrümmte es sich unter der Anspannung, ihn so außer sich zu sehen.

»Ich nehme Riche mit nach Hause«, sagte ich. »Ich werde es weiterhin versuchen.«

Jan musste einiges Vertrauen in meine Fähigkeit haben, Riche dazu zu bringen, Wasser zu trinken – schließlich war es mir bei den Proteingetränken gelungen –, daher gab sie mir die Flaschen und brachte uns zum Auto. Sie sah zu, als sei es die normalste Sache der Welt, als ich den Rücksitz von potenziellen

Schadstoffen reinigte, die Flaschen darauf ablegte und dann mit dem endlos dauernden Zirkus begann, die Tür zu öffnen und Riches Sicherheitsgurt zu schließen. Nach einigen Wochen Training gelang mir dies, ohne in Schweiß auszubrechen.

Jan umarmte mich. »Rufen Sie mich an, wenn Sie mich brauchen.«

»Danke!« Es kam von Herzen. Jan war es nicht gelungen, Riche zum Trinken zu bewegen, aber sie hatte mir gezeigt, dass ich nicht allein dastand. Dafür würde ich ihr ewig dankbar sein.

*

Im grellen Licht unseres Apartments wirkte Riche zerbrechlich und ausgelaugt. Während er darauf wartete, dass ich zu sprechen begann, durchlebte ich einen Moment völliger Verzweiflung. Ich glaubte, er würde sterben, und zwar sehr bald, und in meinem Zustand überdrehter Emotionen und Erschöpfung dachte ich, dies sei mir immer noch lieber, als ihn jahrelang wie Jans Tochter Bronte in einem Krankenhaus leiden zu sehen. Der Tod war nicht das Schlimmste, was einem Menschen zustoßen konnte. Auch nicht das Gefängnis.

»Ist dir klar, dass ich eingesperrt werde, wenn du stirbst?«

Riche war nicht imstande, Wasser zu trinken, um sich selbst zu retten. Würde er es tun, um mir das Gefängnis zu ersparen? Es war die letzte Karte, die ich ausspielen konnte.

»Denn du wirst sterben. Das ist so sicher wie das Amen in der Kirche.«

Riche riss die Augen auf. »Gib mir eine Flasche.«

Ich nahm die Flasche mit einem Plastiksiegel über dem Deckel. »The Original Adam's Ale Pure Australian Water« stand auf dem Etikett. Ich machte eine Show aus dem Aufbrechen und Entfernen des Plastiksiegels: Diese Flasche ist unverwanzt! Riche hielt sie auf Armeslänge von sich und zog eine ebenso große Show ab, als er sie untersuchte. Er betrachtete sie aus den unterschiedlichsten Blickrichtungen, schaute lange auf die Öffnung und las die Angaben auf dem Etikett. Schließlich holte er tief Luft, schloss die Augen, setzte die Flasche an die Lippen und trank sie halb aus. Er machte eine Pause, um Luft zu holen, dann trank er den Rest der 250 Milliliter Wasser. Er gab mit die leere Flasche zurück.

»Ich habe Angst«, sagte er. »Es macht mich fett.«

Ich widerstand dem Wunsch, ihn in den Arm zu nehmen, und wiederholte mein abgedroschenes Mantra: »Vertrau mir, ich bin deine Mutter. Ich würde dir nie Schaden zufügen.«

Worte, die nicht einmal ich glaubte.

Ich lauschte, als er ins Badezimmer ging. Er spuckte ein paar Mal, nachdem er sich die Zähne geputzt hatte; aber er übergab sich nicht. Als er zurückkam, fragte er mich erneut, ob ihn das Wasser fett machen würde. Wieder musste ich ihn beschwichtigen. Eine Stunde später versicherte ich ihm erneut, das Wasser würde seinem Körper nicht ein einziges Gramm Fett zufügen. Und nein, ich würde ihn auch nicht austricksen. Und ja, meine Hände seien total sauber gewesen, als ich die Flasche angefasst hatte. Und nein, die Flasche sei im Supermarkt nie in die Nähe von Essen gekommen. Woher ich das wissen wollte? Ich wusste es, weil ich schon eine Million Mal in dem Supermarkt gewesen war. Und nein, ich würde ihm nie im Leben eine Lüge auftischen.

*

Nachdem Riche eingeschlafen war, setzte ich mich, über ein Glas Chardonnay gebeugt, an den Tisch. Ich trank einen Schluck Wein, und während ich die kühle, wohltuende Flüssigkeit in meinem Mund kreisen ließ, überlegte ich mir, wie viele Kalorien darin enthalten sein mochten. Viele, hoffte ich. Der Empfang des Motels war bereits dicht, daher konnte ich kein tiefgekühltes Abendessen aus dem begrenzten Angebot mehr erstehen. Abgesehen vom Wein verfügte ich über Obst und die Wahl zwischen zwei Konservendosen: gebackene Bohnen oder Thunfisch. Ich füllte mein Glas nach und gab mich dem Selbstmitleid hin. So würden möglicherweise meine nächsten fünf oder sieben Jahre aussehen – ein endloser, aufreibender Kampf. In meinem Kopf hämmerte es, und mein Körper schmerzte. Ich starrte ins Glas, zu niedergeschlagen, um noch zu lesen oder mich schlafen zu legen. Vielleicht wäre ich in meiner Benommenheit die ganze Nacht so sitzen geblieben, hätte nicht das Telefon geklingelt.

»Wie war dein Tag?« Kevin schien aufgekratzt zu sein.

Das Bild meines weinenden Sohns stand noch vor meinem inneren Auge, und ich brachte es kaum fertig, überhaupt mit meinem Mann zu reden. »Was glaubst du wohl?«, fauchte ich. Mein Gott, ich klang wie eine Hexe. Ich setzte neu an: »Entschuldige. Wie geht es dir?«

»Voll im Stress.« Kevins Standardantwort. »Wir haben ein Mandat für die Aufnahme von einer Milliarde Dollar reingeholt.«

Die braunen Backsteinwände und die beigefarbenen Gardinen kesselten mein farbloses Leben ein, und ich spürte, wie in mir ein Schalter umgelegt wurde.

»Das interessiert mich einen Scheißdreck!«

Wer war dieser Mann in seinem Nadelstreifenanzug und

mit den silbernen Manschettenknöpfen, der irrwitzige Summen Geld in das Gespräch einwarf, während sein zu Tode hungernder Sohn mit tränenfeuchten Wangen einen unruhigen Schlaf schlief?

»Entschuldige«, sagte Kevin kleinlaut. »Ich weiß nie, was ich sagen soll. Du klingst ziemlich fertig. War es ein harter Tag?«

Ich berichtete. Selbst in meinen Ohren hörte es sich trostlos an.

»Wie viel Wasser hast du denn in ihn reingekriegt?«

»250 Milliliter, einen Viertelliter.« Ich merkte, wie der Klang meiner Stimme schärfer wurde.

Was kümmerte es ihn? Zahlen bekamen für ihn nur als Dollars Bedeutung.

»Toll«, sagte er und meinte es vermutlich wirklich so.

»Ja, das ist wirklich toll.« Schon wieder so eine Verdrehung der Tatsachen ins Positive. Toll wäre es, wenn ich ein Abendessen in einem Chaos aus Kindern und Hunden in Mullumbimby servieren könnte. Toll wäre es, wenn Riche zwischen unkontrollierten Bissen irgendeines Essens in vollen Zügen Saft in sich hineinschütten würde. Toll wäre es, nicht drei Stunden lang wegen eines Viertelliter Wassers kämpfen zu müssen.

»Glaubst du wirklich, das ist alles meine Schuld?«, fragte Kevin.

»Du bist einfach nicht in der Lage, die Verantwortung für irgendeine deiner Handlungen zu übernehmen!« Damit war ich fein raus. Auf hohem Ross sitzend, galoppierte ich davon, und nichts konnte mich zügeln.

Der Punkt war, dass es in unserer Ehe immer ein gewisses Maß an Konkurrenz gegeben hatte. Sie war Teil dessen, was uns funktionieren ließ, und führte uns an unsere Grenzen. Der Gedanke, Kevin gegenüber einzugestehen, dass ich glaubte, in meiner Hauptaufgabe, meiner Rolle als Mutter, versagt zu haben, ging mir gegen den Strich. Nicht zum ersten Mal drehte ich den Spieß um, bevor ich vor meiner eigenen Haustür kehrte, und schlug Kevin vor, einen Therapeuten aufzusuchen. »Riche zuliebe.«

»Ich habe einen Termin beim Psychologen von Merrill Lynch gemacht«, sagte er.

»Der wird nichts von Magersucht verstehen. Und du wirst nichts zur Sprache bringen, was zu persönlich ist.«

»Ich kann niemand anderen aufsuchen.« Kevins Stimme zitterte. »Unter den gegebenen Umständen laufe ich rum wie ein Idiot.«

Einen Moment lang hätte ich meinen Mann gern in den Arm genommen. Auch er musste es hassen, Riche leiden zu sehen. Und er hatte recht. Zwischen diesen bedeutungslosen Milliarden-Dollar-Geschäften und unseren anderen beiden Kindern, ganz zu schweigen von meiner kranken Mutter und dem alternden Vater und den Tieren, die ich mittlerweile angehäuft hatte, blieben Kevin diese paar Stunden einfach nicht, die er brauchte, um einem Therapeuten seine Seele auszuschütten. Immerhin war der bei Merrill Lynch angestellte Psychologe schnell verfügbar. Ich machte ein murmelndes Geräusch, um ihm zu zeigen, dass ich ihn verstand.

Kevin war ein Meister darin, seine Gefühle zu verbergen; die Annahme, er habe deswegen keine, war ein Fehler, den ich zu häufig beging.

16

Eine Erinnerung blubberte an die Oberfläche, wie Riche als vielleicht Vierjähriger Seifenblasen blies und begeistert über die in Regenbogenfarben glitzernden Geistererscheinungen kreischte. Hatte er seinen Miniatur-NASA-Raumfahrt-Anzug getragen oder in seinem synthetischen Batman-Kostüm geschwitzt? Ich wusste es nicht mehr, aber woran ich mich erinnerte, waren seine glänzenden Roald-Dahl-Augen und die überschwängliche Ausgelassenheit, als er unter dem Blauregen hinter unserem Haus den Seifenblasen nachjagte. Und ich weiß noch, wie er Stielaugen machte und mit offenem Mund dastand, als die Seifenblasen auf den Pflastersteinen zerplatzten und es so war, als hätten sie nie existiert. An diese Seifenblasen erinnerte mich Riches krankhafte Verweigerung des Wassers. Eine Woche nach seiner ersten Flasche »The Original Adam's Ale« war Riche dazu übergegangen, jeden Tag unter meiner Beobachtung zwei Viertelliter-Flaschen zu trinken. Bei jeder Flasche musste ich das Siegel am Deckel brechen, ihm die Flasche reichen und mich für die Reinheit verbürgen. Obwohl er immer noch wie ein Flüchtling des Dritten Weltkriegs aussah, war seine Zunge mittlerweile feucht, und die Haut hatte ihr trockenes, pergamentartiges Aussehen verloren.

Die Ergebnisse des Bluttests ein paar Tage später waren weder besser noch schlechter. Am darauffolgenden Freitag ging ich für einen weiteren Bluttest ins Wesley Hospital zu der pädiatrischen Arzthelferin, die Riche als Einzige an seine Armbeuge ließ, um die Bestätigung zu bekommen, dass sich die Elektrolytwerte im Blut stabilisiert hatten.

»Nein, was für hübsche blaue Augen, und dann diese Wimpern«, sagte Trish, deren irischer Akzent meinen Sohn wie immer entzückte. »Heiratest du mich später, wenn du mal groß bist?«

Um zu Trish zu gelangen, mussten wir an einem Café mit seinem vor Kalorien strotzenden Arsenal vorbei und eine dramatische Fahrt mit einem Aufzug überleben, der uns möglicherweise in eine Falle mit fremder Leute Nahrungsmittel lockte. Doch mit der Nadel war Trish eine Künstlerin, und Riche belohnte sie, indem er ihr kommentarlos kostbare Milliliter Blut lieferte.

Nach dem Test folgte meine übliche Freitagabend-Mahnwache auf der Bank außerhalb von Games Workshop. An diesem Wochenende gedachte ich dort so viel Zeit wie möglich zu verbringen, bevor Kevin, Andy und Louise am Samstagnachmittag eintrafen. Ich blätterte in den Zeitschriften und beobachtete die Teenies in ihren Segelschuhen und die Familien, die gegenüber bei Rebel Sports einkaufen gingen. Von Zeit zu Zeit kam der Geschäftsführer vor die Tür und starrte zu Games Workshop hinüber, genervt durch das Gejuchze bei den Kriegsspielen. Ein Mitarbeiter hatte mir erzählt, ihr Chef benutze die Beschwerden über den Krach, um die Leistungen der Angestellten zu bewerten: Drei Beschwerden an einem Abend brachten ihnen eine Kiste Bier ein. Zwei ununterbrochen ruhige Stunden auf der Bank brachten ihnen meine Dankbarkeit ein.

Riche hätte liebend gern bei Games Workshop gewohnt, es war der Ort, wo er ein wenig befreit von den Fesseln seiner

Krankheit zu sein schien, wo zuweilen sogar ein scheues Lächeln über sein Gesicht huschte. Jedes Spiel dauerte zwischen vierzig Minuten und drei Stunden, und es gab die unterschiedlichsten Spiele, unter anderem Warhammer, Warhammer 40 000, Herr der Ringe, Warhammer Skirmish und Warhammer Mordheim. Riches Favoriten waren Warhammer und Mordheim – beide vielschichtiger als die anderen Spiele, wie mir Riche später erklärte.

Ihm gefielen die Freitagabende am besten, denn dann leitete Sean das Spiel, und der setzte hauseigene Armeen ein. Normalerweise beherrschten zwei oder drei Jungen ihre Armeen, jeder nach individuellen Regeln. Doch unter der Ägide von Sean bildeten die Teilnehmer zwei Mannschaften. In den Teams befehligte jeder Mitspieler eine einzelne Einheit einer Armee. Diese rauen Spiele waren augenscheinlich weniger taktisch, sie ähnelten eher einer Massenkeilerei. An diesem Abend behielt ich Riche, wie an anderen Abenden, aus der sicheren Distanz der Bank im Auge, und ich hatte nicht vor, mich einzumischen. Immer wenn ich Ausschau nach ihm hielt, schien er total engagiert zu sein. Er warf das Haar aus dem Gesicht und stimmte sogar etwas ängstlich mit ein, wenn die anderen begeistert zu brüllen begannen. Dabei achtete er aber auf ständigen räumlichen Abstand zu den anderen Jungen, und ich bemerkte, dass er keine der Spielfiguren selbst berührte. Nachdem die Feindseligkeiten des Abends beendet waren, holte ich ihn ab, und wir eilten zum Parkplatz. Im Motel gab ich ihm seinen Obstteller und wartete, bis er schlief, bevor ich nach unten in den Laden schlich, um ein Tiefkühlgericht für die Mikrowelle zu kaufen. So war das jeden Freitag, seitdem wir hier waren.

Ich schob mir gerade einen Bissen Hähnchen in irgendeiner klebrigen Soße in den Mund, als das Telefon klingelte. Es war Dr. C, die Ärztin aus dem Walton Bridge Medical Centre, die uns zu dem Psychiater überwiesen hatte und regelmäßig Riches Blutwerte überwachte. An einem Freitagabend? Mein Herz schaltete ein paar Gänge höher, und meine Achselhöhlen wurden feucht.

»Es gibt da ein Problem mit Riches Bluttest.« Sie war nur schwer zu verstehen bei all dem Gelächter und Gehupe von Autos im Hintergrund. »Sein Kaliumwert ist zu hoch, er liegt bei 6,5. Es kann sich um einen Fehler des Labors handeln, aber ich mache mir Sorgen, da ich nicht weiß, was das Proteinpulver enthält.«

Meine medizinischen Kenntnisse ließen mich im Stich, und ich verfiel einem primitiven abergläubischen Reflex: Die Zeit der Abrechnung war gekommen. Riche würde sterben, weil ich seine Einweisung ins Krankenhaus verweigert hatte. Ich schloss die (wahrscheinlichere) Möglichkeit eines Laborfehlers aus und stellte mir vor, wie Riche mit verdrehten Augen zusammenklappte. Wenn der Kaliumwert wirklich so hoch war, konnte er sterben. Dr. C und ich wussten, dass das Pulver mit Kalium angereichert sein konnte. Zu allem Übel hatte ich in dieser Woche auch noch ohne Absprache mit dem Ernährungsberater mehr Pulver in Riches Proteingetränke getan. Nicht viel, aber vielleicht genug, so dachte ich, um dadurch ein Problem zu schaffen. Bei einem Kaliumwert von 6,5 konnte sich Riches Herzrhythmus ändern, und das in einem Körper, der nur einen ziemlich kleinen Spielraum für Irrtümer besaß. Es war wie der Kalte Krieg, nur im Inneren seines Körpers. Und jetzt gerade klingelte das rote Telefon.

Ich weiß nicht, weshalb ich nicht darauf bestanden hatte, die Zusammensetzung des Pulvers zu erfahren. Wenn bei Riche Krebs diagnostiziert worden wäre, hätte ich einer Chemotherapie doch auch niemals zugestimmt, ohne zu wissen, welche Medikamente eingesetzt werden sollten. Und bei einer Lungenentzündung hätte ich mich nie auf irgendwelche ungekennzeichneten Antibiotika eingelassen. Doch die Therapeuten hatten es für das Beste gehalten, ihren Klienten diese Informationen vorzuenthalten. Und ich, außer mir vor Sorge und dankbar, endlich Hilfe gefunden zu haben, die sich außerhalb des Krankenhauses abspielte, hatte das einfach so hingenommen.

»Ich rufe in der Pädiatrischen Klinik an und melde mich danach bei Ihnen«, sagte Dr. C und legte auf.

Ich rannte in Riches Schlafzimmer, um zu sehen, ob er im Schlaf gestorben war. Das rasche und flache Heben seiner Brust beruhigte mich. Zurück in der Küche stopfte ich den aufgewärmten Hähnchenauflauf in eine Plastiktüte und verknotete diese fest, bevor ich sie in den Abfalleimer warf, dann öffnete ich Türen und Fenster und wedelte mit den Händen, um den Geruch zu vertreiben. Aus den benachbarten Apartments drangen Fernsehgeräusche und das leise Summen von Gesprächen herein. Ein gelegentliches Lachen. Ich beneidete Kevin. Ich sah ihn vor mir, wie er ruhig in seinem Bett schlief, nachdem er mit unseren anderen beiden Kindern zu Abend gegessen hatte, diesen beiden, die sich nicht vorstellen konnten, dass es für einen Menschen nichts Schlimmeres geben konnte, als an einem gedeckten Tisch zu sitzen.

Dr. C rief zurück. »Die Stationsärztin hat gesagt, wenn Sie Riche bringen, wird sie den Test unverzüglich wiederholen. Nach einer halben Stunde bekommen Sie die Ergebnisse. Wenn der Kaliumwert allerdings wirklich so hoch ist, muss er dort zur Beobachtung bleiben.«

Jetzt war es so weit: der Notfall, den ich befürchtet hatte. So viel also zu meinem Versprechen. Aber ich würde es nicht zulassen, dass Riche starb.

»Wie soll ich Riche dazu bringen, die Klinik aufzusuchen?«

»Das weiß ich nicht«, sagte sie. »Aber wenn er sich weigert, müssen Sie den Krankenwagen rufen.«

Die üblichen Albtraum-Bilder von Zwang und Spritzen schossen mir durch den Kopf, doch ich würde es tun, falls es sein musste. Ich würde meinen Sohn nicht aufgeben.

Auf der verzweifelten Suche nach Unterstützung wählte ich die Handynummer von Riches Therapeutin. Nichts. Später erfuhr ich, dass alle Mitarbeiter von Footprints of Angels zu einem gemeinsamen Abendessen ausgegangen waren und ihre Mailboxen eingeschaltet hatten. Ich knallte den Hörer aufs Telefon. Riches Blut konnte fatale Kaliummengen in sein Herz befördern, während ich Zeit mit unbeantworteten Telefonanrufen verplemperte! Ich schnappte mir Handtasche und Schlüssel und stürmte sein Schlafzimmer. »Riche, wach auf!« Ich umklammerte die Schlüssel. Das Metall bohrte sich in mein Fleisch.

Seine lange Wimpern flatterten, und seine blauen Augen starrten mich unter hochgezogenen Brauen an.

»Es gibt ein Problem mit dem heutigen Bluttest«, sagte ich. »Wir müssen ins Krankenhaus und den Test noch einmal wiederholen lassen.«

»Ich bin zu müde«, sagte Riche. Er rollte sich auf die Seite, mit dem Gesicht zur Wand.

»Komm, Dr. C hat alles arrangiert. Es wird nicht lange dauern.«

Gähnend und seine Augen mit dem Handrücken reibend schwang er seine nur aus Haut und Knochen bestehenden Beine aus dem Bett. Er schlüpfte mit den Füßen in seine abgewetzten Ledersandalen und stand auf, vollständig bekleidet. Er erklärte nie, weshalb er sich weigerte, seinen Schlafanzug anzuziehen, aber als Grund vermutete ich, dass dieser für ihn Entspannung bedeutete. Riche gestattete es sich nie, in seiner Wachsamkeit nachzulassen.

Ich hielt ihm die Haustür auf, und er taumelte an mir vorbei, das Wispern eines Lebens, eingehaucht in ein Strichmännchen mit aufgeblähtem Kopf. Er folgte mir die Treppe hinunter in die ziemlich schwüle subtropische Nacht, die zweifellos in ganz Brisbane Leute dazu veranlasste, Steaks auf den Grill zu werfen und ein paar Flaschen Bier zu köpfen. Wir brachten das Autoritual hinter uns, ohne dass Riche protestiert hätte, und während der Fahrt über die Autobahn schwatzte ich, um ihn abzulenken. Ich verspreche dir, dass ich dich nicht im Krankenhaus abliefere, hatte ich gesagt.

Der Parkplatz des Royal Children's Hospital war eine kalte Zementhöhle mit unübersichtlichen Ecken, die außerhalb der Reichweite des fluoreszierenden Lichts lagen, und zu dieser Stunde fast leer. Füge keinem Menschen Schaden zu – das war Teil des hippokratischen Eids. Ob die Ärzte der Notfallstation wohl etwas von Magersucht verstanden? Ob sie wohl wussten, dass Riches Einweisung ins Krankenhaus, außer bei absoluter Notwendigkeit, für ihn einen Schaden bedeuten würde?

Die Frau in der Anmeldung der Notfallstation, ein desinteressierter Haufen Mensch mit dicken Backen und Dauerwellen, hörte mir gelangweilt zu, als ich ihr unsere Situation erläuterte. »Haben Sie eine Karte der Krankenversicherung?«

Sie nahm die Karte, die ich ihr hinhielt, und kramte in ein paar Notizzetteln herum. »Nein, die Ärztin hatte vor einer Viertelstunde Dienstschluss. Der andere Bereitschaftsarzt ist gerade beschäftigt. Sie müssen warten.«

Ich machte mir ein Bild vom Wartezimmer: eine Familie mit einem blassen, krank wirkenden Baby wartete auf der einen Seite, ein paar junge Kinder rüttelten an der hinteren Wand des Getränkeautomaten. Eine andere Gruppe kauerte armselig in der mittleren Sitzreihe. Das hier war weit entfernt von den Ambulanten Stationen für Erwachsene, in denen ich während meiner Ausbildung gearbeitet hatte. An Wochenenden hatte es dort von verletzten Fußballspielern und aggressiven Betrunkenen gewimmelt, aber auch von Opfern von Verkehrsunfällen und schwitzenden Männern mittleren Alters, die ihre Brust umklammerten. Manchmal mussten die Patienten Stunden warten, bevor sie an die Reihe kamen. Mit etwas Glück würden wir also in weniger als einer Stunde wieder im Auto sitzen. Ich setzte mich auf einen Plastikstuhl, während Riche auf und ab lief.

»Setz dich«, sagte ich. »Du brauchst Ruhe. Der Stuhl hier ist sauber.«

»Auf diese Stühle setze ich mich nicht.« Er warf einen feindseligen Blick nach rechts – ein leerer Chipsbeutel und eine Getränkedose, die ich am anderen Ende der Reihe übersehen hatte. Die kalte Luft der Klimaanlage hatte seine Lippen blau anlaufen lassen, und an den nackten Armen bildete sich eine Gänsehaut. Er trug ja nie etwas anderes als sein T-Shirt, da er dem neuen Pullover, den ich ihm gekauft hatte, nicht traute.

Die Zeit verging. Das kranke Baby mit seinen verängstigten Eltern wurde aufgerufen. Kranke Babys brauchten schnelle Behandlung. Das wusste ich, aber es musste doch jemanden geben, der sich um *mein Baby* kümmern konnte. Er sah blass und übermüdet aus und schien kurz vor einem Kollaps zu stehen.

Konnte uns denn nicht wenigstens eine Schwester in ein Untersuchungszimmer bringen? Dort bestand immerhin die Chance, dass ich ihn dazu überreden konnte, sich auf die Kante des Bettes zu setzen, nachdem dieses mithilfe eines frisch gewaschenen Bezugs dekontaminiert war.

Türen knallten. Fahrbare Liegen wurden rein- und rausgeschoben. Das Baby musste im Krankenhaus bleiben. Dr. C hatte darauf bestanden, dass Riches Blutentnahme von einer Ärztin oder einem Arzt gemacht wurde – nachts fungierten sie bei Notfällen als Chefärzte –, doch jetzt hätte ich sogar irgendeinen Assistenzarzt, der noch vollkommen grün hinter den Ohren war, auf Riches Arm losgelassen. Es war Mitternacht, und wir warteten bereits seit einer Stunde. Eine Stunde vergeudete Energie.

»Können wir nicht morgen zum Labor fahren?«, fragte Riche. »Ich fühle mich nicht schlecht. Ich spüre überhaupt keinen Unterschied.«

»Den spürst du auch gar nicht«, sagte ich. »Erst wenn es zu spät ist und dein Herz in einen gefährlichen Rhythmus verfällt.« Ich machte eine kurze Pause, um meine belegte Stimme unter Kontrolle zu bringen. »Riche, ich will dich nicht verlieren!«

Riche stoppte abrupt sein Hin- und Herlaufen und starrte mich mit offenem Mund an. Mir war sofort klar, dass er den Tod bislang nicht als natürliche Folge seines Verhaltens betrachtet hatte. Es war ein vollkommen neuer Gedanke für ihn, und er machte ihm genauso viel Angst wie mir.

Dennoch hielt er ihn nicht davon ab, sein Hin- und Herlaufen wieder aufzunehmen. Die Minuten schleppten sich dahin. Um ein Uhr ging ich zur Anmeldung. »Entschuldigung«, sagte ich in freundlichem Ton. Ich wartete, bis die Frau aufschaute. »Mein Sohn hat die letzten beiden Stunden gestanden, da ihn seine Magersucht glauben lässt, die Stühle seien mit Kalorien kontaminiert. Kann ihn nicht ein Arzt möglichst schnell drannehmen?«

»Dürfte nicht mehr lange dauern, Lady«, sagte die Frau an der Anmeldung in einem Ton, der besagte: Hab ich doch alles schon x-mal gehört. Ihr Mund bewegte sich irgendwo zwischen Lächeln und Grimasse, dann widmete sie sich wieder ihrer Arbeit. Ich ging zurück ins Wartezimmer und setzte mich schweigend hin. Riche marschierte weiter auf und ab.

Ich mag keine Krankenhäuser. Außer für Bluttests und den Besuch beim Psychiater hatte ich mit Riche noch keins betreten. Das allererste Mal lag zwölf Jahre zurück und war in New York gewesen, als Riche geboren wurde. Als die ersten Wehen eingesetzt hatten, waren Kevin und ich die Straßen in der Nähe unserer Wohnung auf und ab gegangen, die Dreiundachtzigste und den Broadway, um die Dinge zu beschleunigen. Wir wichen Bettlern aus und ignorierten die verwunderten Blicke der Samstagabend-Menschenmassen. Später hupten ungeduldige Autofahrer, als ich mich in ein Taxi sinken ließ, das mich ins New York Hospital brachte, wo Riche an einem Aprilmorgen um 7:53 Uhr zur Welt kam. Wir nannten ihn Richard Samuel. Den zweiten Vornamen erhielt er aufgrund seiner amerikanische Staatsbürgerschaft, in Anlehnung an Uncle Sam. Richard wurde er nach seinem Großvater genannt, in einem Moment der Überspanntheit aber auch nach einem gewissen Richard Löwenherz. Jahre später klärte uns Riche darüber auf, dass die Kreuzritter Mörder und Frauenschänder gewesen waren. Geschichte hängt eben immer, wie die Erinnerung, von der Perspektive ab.

Nach Riches Geburt hatten uns die Schwestern in ein winziges Zimmer geschoben, von dem aus man auf den East River schauen konnte, einer der wenigen Räume, die die schöne Aussicht und die spartanische Einrichtung einigermaßen vorteilhaft miteinander verbanden. Jackie Kennedy hatte hier nach der Geburt ihrer Kinder gelegen, jedenfalls behaupteten dies die Schwestern, und eine kurze Inspektion legte den Schluss nahe, dass man den Raum in seinem ursprünglichen Zustand belassen hatte. Riche lag in einem Bettchen neben meinem Krankenhausbett, und für Kevin wurde ein Ausziehbett ins Zimmer gequetscht. Als die Schwestern Riche während der offiziellen Ruhezeiten in den Säuglingssaal legten, weinte ich untröstlich und so lange, bis sich meine Geburtshelferin einschaltete und man ihn mir zurückbrachte. Er kuschelte sich in meine Arme, krallte sich an meine Brust und öffnete die Augen. Sie hatten die Farbe des Ozeans bei uns zu Hause in Australien.

Ich schaute auf die Uhr. Wir hatten jetzt drei Stunden in dieser Brisbaner Notfallstation verbracht. Und Riche hatte während der ganzen Zeit gestanden oder seine Dauermärsche gemacht.

»Mir ist kalt«, sagte er. »Können wir nicht nach Hause gehen?«

Ich stürmte zur Anmeldung. »Mein Sohn friert«, sagte ich, ohne auch nur den Versuch zu unternehmen, freundlich zu bleiben. »Wenn ihn niemand untersucht, können wir hier auch gleich verschwinden.«

»Warten Sie.« Die Frau verließ mich durch eine Tür hinter ihrem Schreibtisch und kam mit einer Schwester zurück.

Wir folgten ihr über einen Korridor zu einem durch einen Vorhang abgetrennten Untersuchungsraum mit einem frisch bezogenen Notfallwagen, einem Metalltisch und einem an die Wand geklebten, nicht mehr ganz neuen Poster von »Thomas und seine Freunde«. Riche überprüfte das offensichtlich saubere Laken eingehend, bevor er sich an die Liege lehnte.

»Ich hasse Thomas, die Eisenbahn und seine Freunde.«

»Als du jung warst, hast du ihn aber geliebt. Erinnerst du dich noch an deine Holzeisenbahn?«

»Das war mein altes Ich«, sagte Riche. »Mein ungezogenes Ich.«

»Wie bitte?«

Nach allem, was wir bereits miteinander durchgemacht hatten, konnte mich so eine Aussage immer noch aus den Socken hauen.

»Ich war ungezogen«, wiederholte Riche.

Ich überlegte heftig, wie ich das Gespräch in andere Bahnen lenken konnte. »Was meinst du denn, was man hier besser an die Wand hängen sollte?«

»Man sollte eine Ameisenfarm an der Wand anbringen«, sagte er. »Dann gäbe es dort immer etwas Interessantes zu beobachten.«

Wir diskutierten seinen Vorschlag und hatten beinahe herausgefunden, wie man die Ameisen dazu bewegen konnte, in dem sterilen Behandlungsraum zu bleiben, als der Vorhang weggezogen wurde und sich uns ein junger Arzt vorstellte. Er hatte einen schweren asiatischen Akzent, den ich nicht zuordnen konnte. Ich fragte mich, ob er seine Ausbildung in einem Land gemacht hatte, in dem Menschen eher an echter Lebensmittelknappheit und Unterversorgung als an dieser seltsamen Krankheit meines Sohns starben.

»Es tut mir leid, dass Sie so lange warten mussten«, sagte er.

»Mir auch«, erwiderte ich trocken.

»Sie brauchen einen Bluttest?«

Riche nickte. Der Arzt legte ihm einen Stauschlauch um den Arm und forderte ihn auf, eine Faust zu machen. Riche fror, und er hatte während der drei Stunden Wartezeit nichts gegessen und getrunken, mit der Folge, dass sich seine Venen zusammengezogen hatten. Der Arzt mühte sich mit der Kanüle ab, während sich Riche krümmte und aufschrie. Als die Kanüle endlich eine Vene traf, dauerte es lange, bis die Spritze gefüllt war. Schweiß lief Riche über die Stirn, und das Gesicht, ohnehin schon blass, wurde kreidebleich. Der Arzt hatte die Probenröhrchen zu weit entfernt abgelegt, und als er sich nach ihnen reckte, wackelte er mit der Kanüle. Riche winselte. Der Arzt füllte die Röhrchen und zog die Kanüle heraus, bevor er den Stauschlauch gelöst hatte – ein Fehler, der einen anständigen Bluterguss garantierte. Dann nahm er die Proben und überließ Riche und mich dem Vergnügen, das Thema Ameisenfarm erschöpfend und abschließend zu behandeln.

Um kurz vor drei kamen die Testergebnisse zurück: Riches Kaliumwert lag bei 4,1 – im Normalbereich. Vermutlich war die ursprüngliche Probe irgendwann geschüttelt worden, sodass das Kalium aus den Blutzellen freigesetzt worden war und einen falschen, zu hohen Gehalt verursacht hatte. (Und in der Tat, in diesen ersten Tagen der Einnahme von Proteingetränken wäre ein niedriger Kaliumwert die wahrscheinlichere Komplikation gewesen. Doch das sollte ich erst noch lernen.)

Riche lachte und schwatzte mit mir, als wir das Krankenhaus verließen, und er machte den Eindruck, als habe er im Lotto gewonnen. Wir kehrten ins Apartment zurück, wo wir eineinhalb Stunden Schlaf erhaschten, bevor Riche mich für das erste Proteingetränk des Tages weckte. Die Zeiten fürs Aufstehen verschoben sich immer mehr nach vorn – mittlerweile waren wir bei fünf Uhr morgens angelangt. Riches zwanghafte Verhaltensweisen und seine Magersucht nahmen einfach keine Rücksicht darauf, dass es nachts spät werden konnte.

*

Später am Tage fuhr ich mit Riche zu den Roma Street Parklands. In einem traumähnlichen Zustand der Erschöpfung schlenderten wir durch die penibel ausgerichteten Gartenanlagen, vorbei an Beeten mit leuchtend violetten und rosaroten Petunien und durch eine mit Schlingpflanzen bedeckte Laube. Ein Gärtner rupfte in Vorbereitung der herbstlichen Neubepflanzung ein paar wuchernde Springkräuter aus. Wir hielten am künstlichen Wasserfall in der Mitte des Parks, und Riche starrte einige Zeit ins Wasser.

»Es ist deine Schuld, dass ich nicht mit Papa reden kann.« Es klang wohlüberlegt, als bestätige er eine unumstößliche Tatsache.

Ich glaubte, er mache einen Scherz.

»Du hast mich zu Hause mit ihm allein gelassen, nachdem wir bei dieser Psychologin waren«, fuhr er fort. »Deshalb hatten wir diesen Krach. Hättest du mich nicht mit ihm allein gelassen, wäre das nicht passiert.«

Später sollte ich diese Anschuldigung als Versuch seines ausgehungerten Gehirns begreifen, eine unerträgliche Situation zu rationalisieren. Damals konnte ich das noch nicht verstehen. Ich fühlte mich, als hätte er mit einem Messer auf mich eingestochen, und wusste nicht, was ich ihm antworten sollte.

17

Haben Sie schon mal die Minuten einer Woche gezählt? Mathematisch ist das ganz einfach: ein paar schnelle Multiplikationen, und am Ende kommen Sie auf 10080 Minuten. Wenn Ihr Sohn Sie um fünf Uhr morgens weckt, weil er seinen ersten Proteindrink haben will, wenn die Krankheit ihn seit fünf Monaten vom Schulunterricht fernhält, und wenn Ihr Sohn den Abstand zwischen den Zusammenbrüchen nicht mehr beschleunigen kann, dann wird er meinen, diese Minuten wollten kein Ende nehmen. Ich hatte keine Handhabe auf die Stunden, in denen ihn im Schlaf Trugbilder von Nahrungsmitteln verhöhnten, wie er mir erzählte. Doch ich konnte ihm helfen, tagsüber die Zeit zu verkürzen.

Folglich reihten wir uns an einem Donnerstagabend, ungefähr eine Woche nach dem Kalium-Ereignis, in die endlose Kette der Bremslichter ein, die sich nordwärts in Richtung der Taoist Tai Chi Society von Brisbane bewegte. An diesem Kurs teilzunehmen war nicht die klügste Entscheidung, die ich hätte treffen können – schließlich waren Leibesübungen Teil der Abmagerungs-Strategie von Riche –, doch ich war mittlerweile auf der Jagd nach positiven Zerstreuungen für ihn fast genauso extrem geworden wie er in seiner Gier nach schwindendem Gewicht. Zusätzlich zu diesem Unterricht hatte ich es auf eine Rechnung von 3000 Dollar bei Games Workshop gebracht, alles andere als hilfreiche kilometerlange Märsche durch die Botanischen Gärten und eine ganze Fantasy-Bibliothek von Davis Eddings und Terry Pratchett, die meinem Sohn in ihren fantastischen Landschaften zeitweilig Asyl gewährten. Wenn sich die Magersucht mit ihrer verlogenen, kreischenden Stimme erst einmal in den Kopf Ihres Sohns eingeschlichen hat, werden Sie die größten Anstrengungen unternehmen, diese zu übertönen.

Aber natürlich war es nicht nur Riche, der Ablenkung brauchte. Ich gab mich Gedanken der Selbstkasteiung hin, ausgelöst durch die Bücher, die ich gelesen hatte. Bruch, Pipher, Levenkron, das ganze Bücherregal voller Therapeuten-Literatur zeigte mit dem Finger auf mich. Da bot es sich an, sich der Disziplin einer Kampfkunst zu unterwerfen.

*

Reifen quietschten, und Hupen ertönten, als wir die Lutwyche Road hinunterfuhren und Riche sich über die Hässlichkeit der zeitgenössischen Architektur ausließ – nichts als Betonklötze und Glas –, während er im Stakkato mit den Händen auf seine Oberschenkel klopfte. Ich knirschte mit den Zähnen; das hatte ich alles schon x-mal gehört. Nachdem er diesen Tagesordnungspunkt abgearbeitet hatte, widmete er sich seinem Dauer- und Lieblingsthema: die Sünden der amerikanischen Aggression durch das Militär, ein persönlicher Affront gegenüber einem Jungen, der seine amerikanische Herkunft einst stolz wie eine Auszeichnung auf der Brust herumgetragen hatte.

Mir waren schon fast jene Tage lieber, an denen ihn die Gedanken in seinem Kopf zum Schweigen brachten.

Die Ampel an der Ecke zur Bradshaw Street war grün, daher bog ich links ab und parkte neben dem flachen Backsteingebäude, in dem der Unterricht stattfand, und ging um das Auto herum, um Riches Tür zu öffnen. Er kletterte heraus und wartete darauf, dass ich sie wieder schloss.

Ich hielt mich so neben Riche, dass ich die Straßenseite abdeckte, die Muskeln angespannt wie ein Außenverteidiger, der zum plötzlichen Sprung in den Straßenverkehr bereit war, falls wir auf dem Pflaster mit etwas Essbarem konfrontiert werden sollten. Riche blieb an der Straßenecke stehen, schaute argwöhnisch zum angrenzenden Chinarestaurant und sprintete dann die letzten paar Meter zur Tür, als wollte er den Kontakt mit den von der Luft übertragenen Kalorien auf ein Minimum reduzieren.

Bei unserem ersten Besuch des Tai Chi hatte er gefragt, ob in dem Restaurant Fleischgerichte verkauft würden – diese üblen doppelten Unglücksbringer, die Menschen fett machten und Tiere Grausamkeiten aussetzten. Gemäß meiner neuen Politik, immer nur dann die Wahrheit zu sagen, wenn es nötig war, log ich. Das Restaurant sei nur auf Vegetarier eingestellt und spezialisiert auf Tofu-Gerichte, und sei es nicht komisch, dass der asiatische Tofu genauso rieche wie asiatisches Lammfleisch? Hand aufs morsche Herz!

Oben stellte sich Riche in den vorderen Bereich des langen niedrigen Raums und schuf so eine neutrale Zone zwischen sich und dem feindlichen Küchen-Territorium jenseits der hinteren Wand. Das grelle Licht verlieh seinem Gesicht eine austerngraue Färbung, ganz ähnlich seinen Proteindrinks. Ich nahm meinen Platz hinter Riche ein und versuchte meinen Kopf freizubekommen. Wohin auch immer ich schaute, überall konnte ich meinen Sohn in den Spiegeln sehen, die die Wände bedeckten.

Der Übungsleiter, ein großer, stämmiger Mann, ließ die Teilnehmer Aufstellung nehmen. Wir waren eine bunte Mischung: ein junger Geschäftsmann, ein paar mittelalte Hausfrauen, drei albernde Sekretärinnen, Riche und ich. Alle auf der Suche nach innerer Gesundheit und Fitness oder, wie in Riches Fall, der Reduzierung von Körpermasse. Was seine Laune sogleich hob: Auf Riches Gesicht zeigte sich ein leichtes Lächeln, als er sich zum Übungsleiter umdrehte und auf die erste Übung wartete.

Wir hatten bereits die Hälfte der einhundertundacht mit Namen versehenen Sequenzen gelernt. Riche war immer der Erste, der einen Gleitschritt oder eine Drehung beherrschte. Doch die langsamen, kontrollierten Bewegungen frustrierten ihn, denn er wusste, dass er mehr Kalorien verbrennen konnte, wenn er Fahrt aufnahm.

Während einer Pause nahm ich ihn zur Seite. »Tai Chi ist eine Form der Disziplin. Du musst mit allen anderen im Takt bleiben.«

Riche schaute mich mit einem Blick an, der meine grenzenlose Dummheit widerspiegelte. »Das ist doch meine normale Geschwindigkeit. Die anderen sind so langsam, weil sie keine Ahnung haben.«

»Egal, du hältst dich jetzt an den Lehrer!«

Nach der Pause beobachtete ich, ob er meine Anweisung beherzigte. Er tat es nicht. Während alle anderen ›wie eine Schlange krochen‹ (Sequenz 75), düste er nach rechts und machte die schnellere Version von ›im Rückwärtsschreiten den Affen abwehren‹ (Sequenz 78). Mit seinen schnellen, ruckartigen Bewegungen wirkte er wie eine Aufziehpuppe. Und bei jedem Schritt gab er laute puffende Geräusche von sich, die heftiger waren als ein Rauschen des Windes. Diese Proteindrinks hatten wirklich

Durchschlagskraft. Ein oder zwei Teilnehmer blickten zu ihm hinüber. Die meisten stellten sich einfach taub. Riche machte munter weiter. Ich fing seinen Blick ein und formte mit den Lippen: »Langsamer!« Doch er ignorierte mich.

Wenn ich gewusst hätte, dass unsere Tai-Chi-Expedition sechs Wochen später mit dem letzten Abend des Anfängerkurses plötzlich beendet sein würde, hätte ich mich nicht mit dem Versuch aufgehalten, Riche zu bändigen.

An jenem letzten Abend, als wir noch darauf warteten, dass der Unterricht beginnen sollte, begann Riche unvermutet mit der Sequenz ›Junge bereit zur Flucht vor Kalorien‹. Diese beinhaltete Körperverdrehungen, Fußscharren, Händeklatschen und eine Reihe anderer ungewöhnlicher nervöser Zuckungen. Ich reagierte prompt mit der häufig praktizierten Sequenz ›Mutter in Alarmbereitschaft‹ – schnelle flache Atmung und von einer zur anderen Seite schweifender beobachtender Blick. Bis ich den Kuchen entdeckte, den der Kursleiter uns zum Abschluss mitgebracht hatte. Und dann wartete ich, die Muskeln bereits wieder unter Hochspannung, auf Riches nächste Bewegung. Bleib! Doch obwohl ich ihn unhörbar anflehte, ging er auf Tauchstation.

»Mir geht es nicht gut«, sagte er. »Können wir nicht nach Hause fahren?«

Der Übungsleiter zeigte Verständnis für meine Entschuldigung, überreichte uns unser marineblaues Abschluss-T-Shirt mit dem weißen Klub-Logo und bot uns Plätze in der Fortgeschrittenen-Gruppe an. Ich kannte Riches Antwort, bevor ich überhaupt fragen konnte. Schließlich hatte der Kuchen den Raum permanent und nachhaltig mit Kalorien bombardiert. Ich musste andere Wege ausfindig machen, den Affen abzuwehren.

18

Wir waren jetzt vier Wochen in Brisbane. Riches Wasserhaushalt hatte sich gebessert, und er hatte keinen Proteindrink ausgelassen. Der einzige nicht ausgetrunkene Drink war der während unseres Besuchs in Mullumbimby gewesen. Ich wusste nicht, ob er an Gewicht zugelegt hatte, denn der Ernährungsberater hielt Wort und ließ mich im Unklaren. Ich schätzte, dass es, wenn überhaupt, nur ganz wenig war. Die unmittelbare Gefahr eines Zusammenbruchs auf der Straße war zwar gebannt, dennoch blieb jeder Gedanke, ihn bei einer zünftigen Mahlzeit kräftig zulangen zu sehen, völlig illusorisch. Jans Voraussage während unseres Vorstellungsgesprächs – fünf oder mehr Jahre bis zur Genesung – begann sich als realistisch herauszustellen: Riche würde sich mit der Magersucht herumschlagen statt mit Pubertätsproblemen auf der Highschool.

Nun denn. Auf meiner Einkaufsliste standen jetzt: eine dauerhaftere Unterkunft in Brisbane, ein verständnisvoller Psychiater, die Absegnung von Riches medizinischer Stabilität durch einen Kinderarzt und ein Vorrat an Chardonnay, um meine abendliche Ration zu mir zu nehmen, wenn Riche endlich im Bett war.

Die Herausforderung bestand darin, es Kevin zu verklickern. Auf dem Gebiet der Finanzen gab es eine klare Gewaltenteilung: Er verdiente das Geld, ich gab es aus. Und das nicht nur fürs Essen. Bei uns zu Hause lagen noch genügend Bücher und Kleidung auf Halde, um das nächste Jahrzehnt bequem zu überstehen. Die Frage war, ob mein Ehemann einen längerfristigen Mietvertrag nicht als ultimatives Beispiel meiner fiskalischen Verantwortungslosigkeit betrachten würde.

»Ich muss ein Apartment mieten«, sagte ich während des abendlichen Sparringkampfs.

»Du meinst, einen Mietvertrag abschließen?«

»Zunächst für ein Jahr.«

Kevin wurde ganz still, höchstwahrscheinlich war er mit Kopfrechnen beschäftigt: 600 Dollar für die Therapie, 600 Dollar für das Kindermädchen der beiden anderen Kinder, 800 Dollar für unser Apartment im Motel. Hinzu kamen Extrakosten für die übrige Familie bei Wochenendbesuchen, denn Riche verkraftete keine jüngeren Kinder in seiner Wohnstätte, ›die sich nie die Hände waschen‹. Obendrauf gab ich noch mindestens 200 Dollar pro Woche für Warhammer-Figuren aus, obwohl sich der ursprünglich angstbesessene Exzess bei Games Workshop gelegt hatte. Es war die einzige Sache, die Riche von seinen schrecklichen Gedanken abbringen konnte, und eine der wenigen verbliebenen Möglichkeiten, nachdem Tai Chi gestrichen war, die 10080 Minuten jede Woche auszufüllen. Alles in allem machte das mehr als 2000 Magersucht-bedingte Dollar pro Woche aus. Es waren Kosten, die ich als nicht verhandelbar betrachtete, und ich war dankbar, dass wir sie aufbringen konnten. Kevin, ganz der Geschäftsmann, den ich geheiratet hatte, sah natürlich nur, wie eine endlose Welle Geld in die falsche Richtung von dannen schwemmte.

Kevin brach sein Schweigen mit einem Kraftwort. »Was muss ich dafür hinblättern? Halt die Klappe, Minnie!« Er machte eine

Pause, weil Minnie im Hintergrund bellte. »Dein Hund ist ein hoffnungsloser Fall. Du hättest ihn besser erziehen sollen.«

»Er ist eine Sie.« Es besänftigte mich etwas, dass Kevin das Pronomen wie üblich verwechselte. »Ich kenne die Kosten nicht. Ich muss erst mit einem Makler reden.«

»Diese Krankheit führt uns noch in den Bankrott.« Ein weiteres Kraftwort folgte. »Ich schätze, meinen Ruhestand kann ich mir in die Haare schmieren.«

Wir verfielen beide in Schweigen. Kevin hatte recht. Unser Traum von einer nach Patschuli duftenden Rente verschwand im Nirwana des Sonnenuntergangs. Wenn wir einer Einweisung von Riche ins Krankenhaus zugestimmt hätten, wäre das staatliche Gesundheitswesen für die Kosten aufgekommen – für erheblich größere sogar. Aber soviel Kevin auch über unsere Unkosten schimpfen mochte, so sicher war ich mir, dass er nicht zusehen wollte, wie Riche monatelang in einem Krankenhaus von uns und der Umwelt isoliert wurde. Unser Telefongespräch endete ausnahmsweise in zärtlichem Ton. Schließlich tappte Kevin genau wie ich ohne Orientierungshilfe im Dunkeln herum und war für jedes kleine Lichtlein dankbar.

*

Eine Mutter bei Footprints of Angels empfahl uns, es mal mit dem Psychiater ihrer Tochter zu versuchen. Ich vereinbarte einen Termin für die nächste Woche. Als der Tag gekommen war, machten wir uns nach den 5-Uhr-, 8-Uhr- und 11-Uhr-Proteindrinks, dem Zähneputzen, Spucken, Händewaschen, den mehrfachen Toilettenbesuchen und dem Sicherheitsgurtmanöver auf die Reise.

Vom Auto zur Praxis des Psychiaters veranstaltete Riche sein gewohntes Überwachungsprogramm. Innerhalb von Sekunden entdeckte er auf dem Bürgersteig ein teuflisches Apfelkerngehäuse und startete winselnd ein Ausweichmanöver – dieser Junge, der als Dreijähriger, nachdem er den »König der Löwen« gesehen hatte, im Haus herumgefegt war wie ein menschlicher Simba, sein Plastikschwert schwingend und brüllend: »Hörst du mich, Gefahr, ich lach dir ins Gesicht. Ha-ha-ha-ha!«

»Es wird dir nichts Böses geschehen«, sagte ich. In ihrem früheren Zustand hätte meine Mutter mir gesagt, ich hörte mich an wie eine gesprungene Schallplatte. Und das schon das ganze Jahr über.

Die fünfzig Meter durch feindliches Gelände schafften wir in weniger als fünfzehn Minuten. Kein neuer Rekord, aber beachtenswert. Im Empfangsbereich roch es nach Desinfektionsmitteln. An der Wand standen Vinyl-Stühle mit gerader Rückenlehne. Auf einem Schild stand: *Kein Essen oder Getränke. Danke!* Riche war dennoch nicht gewillt, das Wagnis der Stühle einzugehen, und er zog es vor, die Gelegenheit zur Verbrennung von ein paar Kalorien im Korridor zu nutzen. Unfähig, ihn daran zu hindern, meldete ich mich bei der Sprechstundenhilfe, setzte mich und schaute mir die Zeitschriften auf dem Tisch an. Ich griff nach einer Ausgabe von National Geographic.

Eine Tür wurde geöffnet, und ein Mann mit Brille in Jeans und offenem Hemd erschien. Er stellte sich als der Psychiater vor. »Ich möchte zunächst mit Riche reden«, sagte er.

Riche warf mir einen bösen Blick zu, einen noch eher stumpfen und harmlosen Pfeil aus seinem gut bestückten Köcher, doch dann schlurfte er relativ sanftmütig in das Sprechzimmer.

Ich setzte mich wieder hin und begann in meiner Zeitschrift zu blättern. Hinter einer anderen Tür hörte ich jemanden heulen, und zum ersten Mal seit geraumer Zeit spürte ich eine starke Welle des Mitgefühls.

Ich war wieder in mein National Geographic vertieft, als sich die Tür von Dr. S öffnete und Riche herausgewatschelt kam, gefolgt vom Psychiater. Dieser bat mich in sein Zimmer.

»Bleib nicht so lange«, sagte Riche. Er hatte seine Runden auf dem Korridor bereits wieder aufgenommen, wobei er zu schweben schien, schwerelos, fünf oder zehn Zentimeter über dem Fußboden.

Dr. S deutete auf einen Polstersessel an der Wand und setzte sich mir gegenüber auf einen Lederstuhl. Kein weißer Kittel und kein Schreibtisch als Barriere. »Erzählen Sie mir doch mal, was mit Riche los ist«, forderte er mich auf.

Erneut machte ich uns bis auf die Knochen frei. Dr S. hörte zu, ohne sich Notizen zu machen. Wenn ich zögerte, ermunterte er mich mit einer Frage. Als ich zu Riches Auseinandersetzung mit seiner Großmutter kam, runzelte er die Stirn und schüttelte den Kopf. »Das ist ja furchtbar.« Er saß mit übergeschlagenen Beinen, sein Gesichtsausdruck verriet volle Aufmerksamkeit. »Ihr Mann ist doch ein erwachsener Mensch. Er hätte sich für Riche einsetzen müssen.«

Ich sagte, es bereite mir Sorgen, dass wir keinen Kontakt mehr zu seiner Mutter hätten, vor allem für Kevin. Dr. S versicherte mir aber, manche Beziehungen könne man getrost ruhen lassen. Zumindest vorläufig.

»Nachdem ich mir Riche angeschaut habe, verstehe ich, dass Sie ihn zu Hause behalten möchten«, fuhr er fort. »Das Umfeld eines Krankenhauses würde ständig Panikattacken bei ihm auslösen. Aber wäre Ihre Hausärztin mit dieser Lösung einverstanden?«

»Sie stimmt zu, wenn ein Psychiater und ein Kinderarzt diesen Plan unterstützen.« Ich schob mich langsam in meinem Sessel vorwärts, bereit, mich notfalls auf mein Recht zur Einholung einer zweiten Meinung zu berufen.

Dr. S nickte. »Ich unterstütze Sie gern«, sagte er. »Riche wird es mit ambulanter Behandlung besser ergehen. Allerdings muss ich sein Vertrauen gewinnen, und das braucht seine Zeit. Riche muss die Freiheit haben, das Gespräch zu beenden, wenn es ihm reicht.«

Ich spürte, wie die innere Spannung von mir abfiel. Diese Herangehensweise klang gut. Schließlich verfügten wir jetzt über ein unterstützendes Ärzteteam, eine Hausärztin und einen Psychiater.

Blieb nur noch der Kinderarzt. Ich überlegte einen Moment. »Sie sprachen eben von Panikattacken. Was genau meinen Sie damit?«

Der Psychiater nickte erneut. »Sobald sich Riche Essen oder irgendetwas, was seiner Meinung nach kontaminiert sein könnte, ausgesetzt sieht, sagt ihm sein Gehirn, dass er sich davonmachen muss. Wenn das unmöglich ist, fühlt er sich in höchstem Maße unbehaglich. Sie sollten ihn also davor schützen, wann immer Sie dazu in der Lage sind.«

Ich erwähnte eine Therapeutin, die meine Entscheidung kritisiert hatte, Fleisch aus unserer Wohnung fernzuhalten. Wir hätten schließlich auch Bedürfnisse, hatte sie gesagt, als wenn Riche unsere Bürgerrechte damit antasten würde.

»Nein, Sie hatten vollkommen recht. Es ist ja auch nicht für immer.« Dr. S lächelte ermutigend. »Riche wird wieder gesund.

Bis dahin müssen Sie für seine Sicherheit sorgen, und Sie müssen ihm das Leben so erträglich wie möglich gestalten.« Ohne auf Einzelheiten einzugehen, berichtete er von einem Patienten mit schweren zwanghaften Symptomen, den er jahrelang behandelt hatte. »Heute ist er an der Universität. Er studiert. Und er hat viele Freunde.«

Studium an der Universität? Die befürchteten langfristigen Folgen von Riches Krankheit trafen mich mit neuer Wucht. Mein cleverer, redegewandter Sohn würde sich vielleicht an einer Universität herumtreiben? Mit etwas Glück … Ich schob den Gedanken beiseite.

»Was halten Sie von Medikamenten?«, fragte ich. »Glauben Sie, dass er Antidepressiva braucht?«

»Einen Versuch wären sie wert.« Dr. S stand auf und setzte sich an den Schreibtisch. »Sie könnten helfen, seine zwanghaften Vorstellungen zu mildern. Ich gebe Ihnen ein Rezept für Prozac in flüssiger Form. Wenn Sie den Eindruck haben, sein übermäßiges Händewaschen und andere Obsessionen verstärken sich, sollten Sie mit der Medikation beginnen.« Dr. S reichte mir den Zettel mit der Verschreibung. »Ich gebe Ihnen außerdem noch ein Rezept für Zyprexa mit. Es ist ein Antipsychotikum in Schmelztabletten-Form. Schieben Sie es Riche unter die Zunge, um ihn zu beruhigen, falls er mal wirklich außer sich gerät.«

Ich fühlte mich mies. Antipsychotika waren wahrlich schweres pharmazeutisches Geschütz. Ich konnte mir nicht vorstellen, sie Riche zu verabreichen, doch ich nahm die Rezepte. Der Psychiater überreichte mir seine Karte mit den Telefonnummern, unter denen ich ihn zu jeder Tages- und Nachtzeit erreichen konnte, und bat mich, in zwei Wochen wieder zu erscheinen.

Als ich auf die Uhr schaute, stellte ich fest, dass wir fast fünfzig Minuten miteinander geredet hatten. Ich machte mich mit meinem Sohn auf den Weg, und die Versicherung des Psychiaters, ich könne ihn Tag und Nacht anrufen, sowie die Rezepte für bewusstseinsverändernde Medikamente und das Gefühl, endlich jemanden gefunden zu haben, dem ich wirklich vertrauen konnte, jemanden, der Verständnis für Riches Krankheit aufbrachte, jemanden, der mir die Unterstützung geben würde, die ich so dringend brauchte, machten mich glücklich.

*

Die Suche nach einem Apartment mit Riche im Schlepptau stellte sich als schwierig heraus. Er hasste es, in fremde Räume geführt zu werden, die womöglich von geisterhaften Kalorien heimgesucht waren, und ich wollte es nicht riskieren, ihn allein im Auto oder, noch schlimmer, auf dem Bürgersteig zurückzulassen. Einmal weigerte er sich, über die Schwelle des Apartments zu gehen, das wir uns anschauen wollten.

»Riche hat Magersucht«, sagte ich zu der Maklerin, als wir uns außer Hörweite befanden. Ich ließ meinen Blick über die Küchenschränke wandern, die ihn abgeschreckt hatten. »Er will nicht unhöflich sein.«

»Das ist ja schrecklich«, sagte die Frau. »Bei Jungen kommt das doch selten vor.«

Ich schüttelte den Kopf. »Sie würden sich wundern. In seiner Altersgruppe machen die Jungs etwa fünfundzwanzig Prozent aus. Bei älteren Kindern sind es allerdings eher zehn Prozent.« Ich holte schnell Luft und fuhr fort: »Wahrscheinlich stimmen diese Zahlen aber nicht. Erwachsene männliche Erkrankte werden häufig unter Magen-Darm-Störungen geführt, eben weil man Magersucht als weibliche Verhaltensstörung betrachtet.«

Ich schaute genauer hin. Die Augen der Maklerin waren glasig geworden, und mir wurde klar, dass ich die Grenzen der höflichen Konversation überschritten hatte.

»Ich verstehe. Meinen Sie, diese Wohnung würde ihm behagen?«

Ich wusste, dass sie ihm nicht gefallen würde: zwei Schlafzimmer nebeneinander und ein Wohnküchen-Bereich. Riche wäre in seinem Schlafzimmer eingekerkert und könnte das Wohnzimmer wegen der Nähe zur Küche nicht betreten.

»Ich gebe Ihnen Bescheid«, sagte ich, während wir zum Treppenhaus gingen, wo Riche wartete.

Die Maklerin schenkte Riche ein strahlendes Lachen, das so mitleidlos war wie der reflektierende Streifen auf der Uniform eines Feuerwehrmanns. »Und, wie hat denn ein so netter junger Mann wie du Magersucht bekommen?«, fragte sie.

Der nette junge Mann stellte sich neben mich, nahm mich ins Visier und schoss einen seiner Giftpfeile ab, bevor er die Treppe hinabging.

»Ich habe doch hoffentlich nichts Falsches gesagt?«, fragte die Maklerin.

Wir nahmen das Apartment nicht und bedienten uns auch nicht mehr dieser Maklerin, und Riches Magersucht blieb von jetzt an gegenüber anderen Maklern unerwähnt.

Am Ende einer langen Suche fand ich ein zweistöckiges Reihenhaus mit einer Garage, von der es über eine Treppe ins Erdgeschoss ging. Vorn befanden sich der Wohnzimmerbereich und hinten der Küchenbereich, von dem es in einen taschentuchgroßen Hof ging. Gegenüber der Küche ließen zwei horizontale Schlitze in der Mauer den Treppenaufgang erahnen, der ins Obergeschoss zur Master Suite sowie zwei zusätzlichen Schlafzimmern und einem Badezimmer führte, alles in sicherem Abstand zur Küche. Das überschüssige Schlafzimmer konnte Riche zum Bemalen seiner Warhammer-Figuren nutzen. Von den Fenstern hatten wir freien Blick auf die angrenzenden Gärten: Rasen, Gruppen von Schmucklilien und Klivien sowie – natürlich – säuberlich gestutzte Buchsbaumhecken und Duftgeranien. Der Vorort war hübsch, und er besaß sogar einen hübschen Namen: St Lucia würde sich hoffentlich als Schutzheilige der Essgestörten erweisen. Doch dazu sollte es nicht kommen – ihre Sorge gilt eher den Blinden.

Kevin und ich zermarterten uns den Kopf über die Kosten, doch letzten Endes wussten wir, dass wir am selben Strang ziehen mussten. Ich unterschrieb den Mietvertrag, und wir zogen ein, unheimlich froh, dem kontaminierenden Einfluss des Reinigungspersonals im Motel-Apartment zu entkommen.

Am folgenden Wochenende brachte Kevin Andy und Louise nach Brisbane. Sie übernachteten in dem Motel, da Riche immer noch zu krank war, um unsere Unterkunft mit den anderen zu teilen, und wir vereinbarten, uns in einem Café in der Nähe des Einkaufszentrums zu treffen, nachdem ich Riche zu seinem Samstagmorgen-Vergnügen bei Games Workshop gebracht hatte.

Das Verlangen, meine beiden anderen Kinder zu sehen, war zu körperlichem Schmerz geworden, es presste mir regelrecht die Brust zusammen. Als sie das Café betraten, schloss ich eines nach dem anderen lange in die Arme, atmete ihren sauberen Duft ein und wollte sie gar nicht mehr loslassen. Louise sah prima aus. Andy hingegen wirkte dünn und verängstigt, als erwartete er jeden Moment, dass ich verschwinden würde. Bei Kaffee, Limonade und Kuchen hörte ich zu, wie Louise die Geschichte erzählte, die Kevin im Auto für sie erfunden hatte. Ich war erstaunt über seine erzählerische Leistung, doch das würde ich ihm nicht auf die Nase binden.

Nachdem Louise fertig war, zupfte mich Andy am Ärmel. »Willst du mal mein Tagebuch lesen?« Er zog ein Schulheft aus seinem Rucksack und gab es mir.

Die erste Eintragung stammte vom 10. Februar: ›Hiermit erklähre ich dies Tagebuch für eröffnet.‹ Die ersten Wochen klangen noch sehr fröhlich. Am 24. Februar schrieb er dann: ›Hallo Mamma, bin heute der Depreschion ein Schritt näher gekommen. Harte Arbeit mit Mathe aus dem Buch. Wetter viel Regen: Sandkasten voll mit Wasser.‹

Zu jung, um Depression richtig zu buchstabieren. Mit zehn aber alt genug, um zu wissen, wie sich diese anfühlt.

Als ich bei der Einleitung zum 27. Februar angelangt war, musste ich heftig blinzeln, um das Geschriebene durch einen Tränenfilm zu erkennen: ›Hallo Mamma, ich möchte, dass du bei mir wärst, um mich etwas zu lernen. Es ist hier wie ein Gefängnis, außer beim Früstück und Mittag. Und Louise schmeist immer Sand weg.‹

Armer Andy. Er liebte seinen großen Sandkasten, der früher mal als Volleyball-Feld gedient hatte. Während ich in Brisbane gegen die Magersucht ankämpfte, erfand Andy in seinem Sandkasten imaginäre Welten und streitende Dämonen.

Ich konnte nicht weiterlesen. Ich klappte das Heft zu, lehnte mich zu Andy hinüber und drückte ihn an mich. »Wir unterhalten uns später darüber«, sagte ich und meinte es auch so.

Doch irgendwie verschwitzte ich es. Ich brachte kaum die

Kraft auf, meine Kaffeetasse zu heben, und ich hatte keine Lösung für Andys Einsamkeit parat.

Das gesamte Wochenende über erhielten Kevin und ich die höfliche Fassade aufrecht. Wir waren jetzt seit fast zwanzig Jahren verheiratet. Ich war bei unserer Hochzeit dreiundzwanzig gewesen, er fünfundzwanzig. Ich erinnerte mich daran, wie ich damals das traditionelle Ehegelübde geändert hatte, indem ich den Passus der Gehorsamkeit gestrichen, die Formulierung ›bis dass der Tod uns scheidet‹ aber gelassen hatte. Es war mir nicht in den Sinn gekommen, die Ergänzung ›oder bis dass die Krankheit eines Kindes uns auseinanderreißt und die gegenseitige Schuldzuweisung unsere Beziehung zerfrisst‹ hinzuzufügen.

*

Den Psychiater und die Behausung hatte ich von meiner To-do-Liste gestrichen. Weinvorräte waren leicht zu besorgen. Blieb also noch ein Posten: der Kinderarzt. Das Problem hierbei war, dass Riches Gewicht in den sechs Wochen seit seinem regelmäßigen Besuch der Klinik (das hatte ich dem Ernährungsberater von Footprints aus der Nase gezogen) lediglich um zwei Kilogramm gestiegen war, wobei dies teilweise auch auf die Rechnung des besseren Wasserhaushalts gehen konnte.

Mit bloßem Auge konnte man nicht erkennen, ob er zugenommen hatte. Später sollte ich erfahren, dass die vertretbare Gewichtszunahme in diesen sechs Wochen zwischen sechs und neun Kilogramm hätte betragen sollen. Auch ohne diese Kenntnis war mir klar, dass zwei Kilo nicht genügten, und so musste ich wieder befürchten, der Arzt könnte darauf bestehen, Riche ins Krankenhaus einzuweisen. Daher schob ich die Terminvereinbarung mit einem Pädiater vor mir her.

In der Zwischenzeit hatte ich eine andere Besorgung auf meine Liste gesetzt – ein Kätzchen. Riche ließ sich freiwillig von niemandem berühren, nicht einmal von Trisska, aber ganz sicher brauchte er es, die Wärme eines anderen Lebewesens zu spüren. Ich hatte mir überlegt, er würde vielleicht bei einem Kätzchen eine Ausnahme machen, wenn es kein Fleisch fraß. Er war einverstanden.

In der Tierhandlung im Mount-Gravatt-Einkaufszentrum roch es nach feuchtem Stroh, doch ein fröhlicher Chor aus Miauen und Kläffen lockte Riche zur Tür hinein. »Guck mal«, sagte er und zeigte in die hinterste Ecke des Geschäfts.

Eine kleine, seidig glänzende graue Katze saß auf einem Balken und putzte sich. Sie sah älter aus als die Kätzchen im Schaufenster. Sie wendete den Kopf und betrachtete uns aus tellerförmigen grünen Augen. Hinter einer Trennwand kam ein identisches graues Kätzchen hervorgeschossen und sprang auf den Balken. Geduckt, den Schwanz von einer Seite zur anderen schlagend, schlich es sich an und attackierte den Kumpel. Das herumtollende und sich windende graue Wollknäuel plumpste auf den Boden.

Ein ungewohntes Lächeln machte sich in Riches Gesicht breit. »Von *denen* möchte ich eins.«

Die Verkäuferin erklärte mir, bei der Katzenrasse handle es sich um Layanese, eine Himalaja-Burma-Kreuzung der vierten Generation. Natürlich. Wie hätten wir auch auf ein Paar gewöhnlicher Hauskatzen hereinfallen können?

»Es sind Brüder«, fuhr sie fort. »Die letzten aus diesem Wurf. Wir hatten gehofft, ein gemeinsames Zuhause für sie zu finden.« Sie hob den Kopf und schaute uns fragend an.

Ich dachte wieder an den einsamen Andy in seinem Sandkasten. Riche schaute mich an. Ich schenkte ihm ein schiefes Lächeln. Zum Teufel mit der Kreditkartenabrechnung.

Riche taufte unsere neuen Hausgenossen Kaffran und Brin, nach Figuren aus »Gaunt's Ghosts«, einer Warhammer-Reihe. Irgendwie blieben sie in Riches Vorstellung unbefleckt von Kalorien, auch wenn dies für mich bedeutete, dass ich ihnen ihr Gemüse und ihren Fisch selbst zubereiten musste.

*

Ich hatte mir gerade mein erstes Glas Wein des Abends eingeschenkt, als Kevin anrief. Ich setzte mich in den Drehstuhl in der Nähe des Telefons. Die Kätzchen beobachteten mich von der Plattform oben auf ihrem Kratzbaum.

»Wir haben heute zwei kleine Kätzchen gekauft.« Ich nippte an meinem Wein.

»Das hat uns gerade noch gefehlt«, sagte Kevin vorwurfsvoll. »Noch ein paar Tiere mehr, um die wir uns kümmern müssen. Sind drei Hunde, ein Kaninchen und ein Haufen Meerschweinchen nicht genug? Übrigens glaube ich, dass eins der Meerschweinchen schon wieder schwanger ist. Es ist richtig fett.«

Ich zuckte zusammen. »Hättest du die Güte, dieses Wort nicht zu benutzen.«

»Welches Wort?« Kevin klang überrascht. »Habe ich ›ficken‹ gesagt?«

»Fett!«, zischte ich möglichst leise. Das Wort besaß die Kraft Schwarzer Magie; in jungen Gemütern konnte es Krankheiten verursachen. »Du hast ›fett‹ gesagt, und dieses Wort dürfen wir nicht mehr in den Mund nehmen.«

»Ach komm, als wenn Riche mich hören könnte.«

»Das ist nicht der Punkt«, sagte ich. »Loui oder Andy könnten dich hören. Willst du vielleicht drei Kinder mit Magersucht haben?«

»Natürlich nicht«, sagte Kevin. »Aber die werden doch nicht gleich magersüchtig, nur weil ich von einem Meerschweinchen sage, dass es fett ist.«

»Da hast du es schon wieder gesagt!« Ich trank gleich mehrere Schlucke Chardonnay und hoffte, dadurch würden sich die üblen Muskelverspannungen lösen, die sich den Nacken hinab bis zwischen die Schulterblätter zogen. »Ich hatte dich doch gebeten, dieses Wort nicht mehr zu benutzen.«

»Okay, okay. Ist angekommen. Ich werde das F-Wort nicht mehr benutzen.« Der ungeduldige Unterton in Kevins Stimme schien einen Knoten in meinem Kopf zu lösen: Er hielt mein Verhalten für lächerlich. »Meinst du nicht, du solltest etwas mehr schlafen?«

»Ich bin nicht müde«, meckerte ich. »Weshalb kommst du mir immer mit solchen Dingen? Du weißt doch, dass mir das auf den Wecker geht.«

»Sorry, sorry, sorry«, sagte Kevin. »Wollte doch nur helfen. Du klingst nämlich müde.«

»Bin ich aber nicht!«

Danach schwiegen wir beide, durch sehr viel mehr als nur die hundertfünfzig Kilometer voneinander getrennt. Eines der Kätzchen streckte sich und sprang vom Katzenbaum herab. Es kam zu mir und machte einen Buckel, während es sich an meinem Bein rieb. Ich stellte das Weinglas weg und streichelte das weiche Fell, und dabei wurde der Wunsch, das heftige Verlangen, einfach einzuschlafen und in unserem Cottage wieder aufzuwachen, immer stärker. Minnie würde an mir hochspringen, und meine Kinder, alle drei, lägen gesund und munter in ihren Betten. Der Albtraum wäre beendet.

Ich wusste, dass Kevin recht hatte. Ich trieb es zu weit. Ich glaube auch heute noch, dass das gesprochene Wort ein ungewolltes Gewicht bekommen kann, dass seine scharfen Spitzen gewaltiges Unheil anrichten können. Doch wenn ich an dieses Telefonat zurückdenke, wird mir klar, dass ich schon wie mein Sohn in kranken Ansichten gefangen war. Riches Krankheit war der wahre Hexenmeister – nicht das Vier-Buchstaben-Wort, das mein Mann geäußert hatte.

Schließlich brach Kevin das Schweigen. »Was hältst du davon, im April mit Riche zu kommen, damit wir zum Shearwater Bush Dance gehen können? Mal richtig ausgehen, das können wir gebrauchen. Andy und Louise nehmen wir mit, schließlich ist das Fest ja für Familien gedacht. Riche kann solange schlafen.«

Es herrschte eine peinliche Stille.

»Danach könnten wir ja vielleicht sogar miteinander schlafen.«

Mit ihm schlafen? Warum zum Teufel sollte ich das wollen? Wenn die Mühe, mein Glas wieder zu füllen, mich schon willenlos machte, dann reichte der Gedanke, meinem Mann zu seinem Vergnügen zu verhelfen, um mich ins Koma zu versetzen. Seit drei Monaten hatten wir keinen Sex mehr gehabt, und ich sah auch keinen Grund, die Trockenzeit jetzt zu beenden. Konnte der Mann denn nicht onanieren? Ich zwang mich, mir nicht die Frage zu stellen, ob unsere Abstinenz Kevin in die Arme einer anderen Frau treiben konnte. Ich musste mich auf Riche konzentrieren. Nichts anderes zählte.

Ich gab einen gequälten Seufzer von mir. »Und wie soll das funktionieren?« Meine Mutter war für einige Wochen in Kurzzeitpflege, sodass mein Vater mal Urlaub machen konnte. Wenn wir zu diesem Fest gehen würden, wäre Riche ganz allein auf unserem 250 000-Quadratmeter-Grundstück. »Wer soll sich denn um Riche kümmern?«

»Dann ist er zwölf Jahre alt. Ein paar Stunden wird er doch wohl allein zurechtkommen, meinst du nicht?«, fragte Kevin.

»Er kann noch nicht mal sein eigenes Zimmer benutzen.« Erstaunt stellte ich fest, dass Kevin vergessen haben musste, dass Riche glaubte, unser Cottage sei kontaminiert. »Außerdem sollte er nicht mit seinen Gedanken allein gelassen werden. Wer weiß, was er sich am Ende selbst antun könnte.«

»Nun denn, das war's dann wohl mit meiner Idee.«

Schweigen.

»Woran denkst du?«

»Nichts«, sagte ich. »Bringst du mir am Wochenende die Kinder?«

»Das geht nicht«, sagte Kevin. »Loui ist zu einer Party eingeladen. Wir kommen nächstes Wochenende. Müssen wir immer noch im Motel übernachten?«

»Ich fürchte, ja«, sagte ich. »Aber ich glaube, Riche wird nichts dagegen haben, wenn ihr tagsüber hier seid, solange ihr nicht nach oben geht.«

Ich überließ Kevin seiner Aufgabe als Meerschweinchen-Geburtshelfer, legte auf und griff nach The Australian. Ein paar Wörter sprangen mir ins Auge – Taliban, al-Qaida –, doch ich konnte mich nicht dazu bewegen, die Artikel zu lesen. In der ganzen Welt mochten Regime errichtet oder gestürzt worden sein, und Naturkatastrophen mochten Tausende getötet haben.

Isoliert und nichtswissend in einer Welt, die von Kalorien beherrscht wurde, war alles, worüber ich nachdenken konnte, die Ungerechtigkeit des Lebens, das Riche und ich uns teilten.

*

In der Erwartung, bei ihr auf Verständnis zu stoßen, erzählte ich Jan bei Footprints of Angels von meiner Auseinandersetzung mit Kevin.

»Sie müssen das mal aus Kevins Perspektive betrachten«, sagte sie. »Er möchte einfach einen Abend mit seiner Frau ausgehen, weil er sie liebt.«

Zu jenem Zeitpunkt hielt ich das für Unsinn. Kevin wollte nur keinen Ärger mit mir riskieren, wenn er ohne mich feiern ging – das war, was ich dachte. Außerdem war ich wegen fast allem stocksauer auf ihn, weswegen also sollte ich irgendetwas von seiner Warte aus betrachten? Milliarden-Geschäfte zu machen erschien wie ein Monopoly-Spiel im Vergleich zu der Perspektive, Riches Krankheit in den nächsten fünf Jahren zu managen.

19

Riche und ich entwickelten schnell eine Routine, die auf einem einfachen Prinzip beruhte: den Zeiten für Riches Proteindrinks. Die Zeit für einen Proteindrink war immer reif. Deren Zubereitung, Verzehr und Folgen bestimmten unser Leben.

Die Herstellung erforderte die strikte Einhaltung der Proteindrink-Präparations-Verordnung, die Riche im Verlauf einiger Tage aufgestellt hatte. Die einzelnen Schritte waren genau festgelegt.

Hände waschen. Tisch schrubben. Kühlschranktür öffnen und Sojamilch und Erdbeeren entnehmen. (Die Tür musste weit aufgezogen werden, damit der Kontakt zwischen der Sojamilch und dem kontaminierten Gummistreifen an der Kante vermieden werden konnte.) Hände waschen. Proteinpulver und Mixer aus dem Schrank nehmen. Die Zutaten abmessen und in den Mixer geben. Mixer laufen lassen. Hände waschen. Servieren. Hände waschen.

Diese Schritte waren notwendig, um zu verhindern, dass sich zusätzliche Kalorien an Händen oder Objekten in die Proteindrinks einschleichen konnten. Die horizontalen Gucklöcher im Treppengeländer mussten regelmäßig untersucht werden, bevor ich mit der Vorbereitung der Drinks beginnen konnte. Riche hatte sich angewöhnt, sich dort auf die Stufen zu hocken, weit genug entfernt von streunenden Kalorien, aber gut genug positioniert, um durch die Luken hindurch zu verfolgen, ob irgendwelche ungewöhnlichen Schritte unternommen wurden. An diese Regularien hielt ich mich jederzeit, selbst wenn er nicht zu sehen war, denn wie die Verkehrspolizei mit ihren Alkoholtests kannte auch seine Magersucht die durchschlagende Wirkung gelegentlicher Zufallskontrollen.

»Hast du meinen Drink fertig, Mama?«, rief er von der obersten Treppenstufe zu mir hinunter.

»Klar«, antwortete ich, nahm einen Becher und kletterte die Treppe hinauf.

Ich habe ungewöhnlich große Füße, zu denen auch noch unmäßig lange Zehen kommen, sodass die Stufen bei vielen Treppen einfach zu kurz für sie sind. In unserer neuen Wohnung war dies auch der Fall. Meine Fersen fanden nicht genügend Halt, und um nicht von der Stufe zu kippen, musste ich mich für die nötige Stabilität auf die Muskeln der Fußspitzen verlassen. (Riche hat meine großen Zehen geerbt. Als weitere Gene, derer ich mir zu jener Zeit bewusst war, vermachte ich ihm jene für übergroße blaue Augen, gutes Zahlengedächtnis, lange Oberschenkel, unscheinbare Wangenknochen, Zahnfehlstellung, Prädisposition für zwanghaftes Verhalten und Neigung zur Melancholie.)

Auf meinem Gang nach oben zählte ich immer die Stufen.

»Eins, zwei, drei …« Ganz langsam, um die Geschwindigkeit meiner Füße anzupassen, bewegte ich mich ohne Hast die Treppe hinauf. Riche hingegen tendierte dazu, die Stufen hochzustürmen, aus zweierlei Gründen: um irgendwelchen herumschwirrenden Kalorien aus der Küche zu entkommen und um seinen Energieverbrauch zu maximieren. Die Krankheit, die sich in seinem Gehirn eingenistet hatte und seine Gedanken kontrollierte, wusste ganz genau, wie man mit jedem Schritt zum Sieger werden konnte.

»Vier.« Damit war ich auf gleicher Höhe mit den Gucklöchern.

»Fünf, sechs, sieben.« Meine nackten Füße verursachten beruhigende Geräusche auf dem beigefarbenen Teppichbelag. Kleine synthetische Noppen kitzelten meine Haut. Auf dieser Höhe der Treppe schlossen mich zu beiden Seiten weiße Wände ein. Die siebte Stufe trug den ersten der Proteindrink-Flecken, die sich in einem sanften Bogen an die oberste Kante schmiegten. Die Lösung für eine in die Enge getriebene Essstörung war im künstlerischen Stil eines Jackson Pollock erheblich besser zu erdulden als überwachtes Refeeding: Lieber ein paar Spritzer und Flecken auf dem Teppich, als Killerkalorien schlucken.

»Acht, neun …« Gleich würde ich die Konzentration verlieren. Welche Rolle spielte es denn, wie viele Stufen es waren? Früher oder später würde ich oben ankommen. Was dann auch geschah. Und dort stand mir die nächste Proteindrink-Routine bevor.

Diese beinhaltete eine Vernehmung durch den jaulenden Parasiten in Riches Kopf. Hast du nur Sojamilch, Pulver und Erdbeeren genommen? War es nur die fettlose Sojamilch, die aus dem roten Karton? Hast du ganz bestimmt keinen Honig reingetan? Und bist du im Supermarkt irgendwo in die Nähe von Fleisch gekommen?

Ja, ja, ganz bestimmt nicht, nein. Die Lügen kamen mir wie geschmiert von den Lippen. Gegrüßet seist du, Maria, voll der Gnade. Wenn ich mir allerdings meinen Sohn anschaue, dann weiß ich, dass du gerade ausgezählt wirst oder mit Taubheit geschlagen bist.

Irgendwann begann Riche endlich zu trinken, und selbst dann vollzog sich das Ritual mit ständigen Unterbrechungen durch die gleichen Fragen und Antworten – hartnäckiges Verhör, resignierte Beteuerung – und beharrlichem Kippen des Bechers. Als Variante versuchte Riche ab und an, den Becher samt Inhalt die bereits mit Milch besudelte Treppe hinabzuschubsen, und zuweilen traf die Flüssigkeit auch den Pelz eines katzenartigen Wesens, das sich an meinen Beinen rieb. Nach dem Drink folgten Zähneputzen, Spucken, die Bitte, mit dem Spucken aufzuhören, und weiteres Spucken.

Eingebaut in das Rahmenprogramm dieser fünf Proteindrinks waren die täglichen Besuche bei Footprints – gewöhnlich morgens. Viermal pro Woche konsultierte Riche Sonia, einmal pro Woche den Ernährungsberater. Das hieß, dass ich mich fünfmal pro Woche davonstehlen konnte, um im Buchladen mit angrenzendem Café um die Ecke bei einer Tasse Kaffee in Zeitschriften und Büchern zu stöbern.

Am Nachmittag, nach dem letzten Proteindrink, machten wir uns dann zu Games Workshop auf. Danach wurde es Zeit für einen kurzen Spaziergang in der Abenddämmerung durch den Botanischen Garten oder die Roma Street Parklands, bevor wir in unser Reihenhaus zurückkehrten, wo Riche seinen Obstteller bekam. Und ich meinen Chardonnay. Die Besuche in der allgemeinmedizinischen Praxis von Dr. C waren auf alle vierzehn Tage reduziert worden. In die Wochen zwischen den beiden Arztterminen hatte ich den kürzlich vereinbarten vierzehntägigen Gang zum Psychiater geschoben. Bluttests waren als nicht mehr erforderlich erachtet worden. Und Tai Chi hatte dran glauben müssen.

Ein anderes Element unserer Routine war die tägliche Jagd

nach Erdbeeren. Manchmal kaufte ich sie auf dem Rückweg vom Buchladen zu Footprints. Wenn ich es vergaß, musste ich es auf dem Nachhauseweg von Games Workshop oder den Roma Street Parklands erledigen. Daran führte kein Weg vorbei. Erdbeeren waren sowohl für die Drinks als auch den abendlichen Obstteller essenzielle Bestandteile. Ich wappnete mich innerlich immer schon im Vorfeld gegen die bekannten Belehrungen, wenn ich sagte, ich müsse noch mal anhalten: keine bösen Nahrungsmittel kaufen, nicht in die Nähe anderer Nahrungsmittel kommen, die Erdbeeren nicht in Berührung mit anderen Nahrungsmitteln kommen lassen.

Dann parkte ich draußen beim Supermarkt, ließ Riche im Wagen zurück und beeilte mich, das Geschäft zu erreichen. Drinnen schützte ich meine Augen gegen das gleißende Licht der Neonröhren, während ich an der psychedelischen Auslage gelber Zitronen, verführerisch gefärbter Orangen, draller Mandarinen und Kisten über Kisten mit Äpfeln vorbeiwanderte – Pink Lady, Red Delicious, Sundowner und Fuji. Ich widerstand dem Drang, nach einigen dieser in den Kartons liegenden Äpfel zu greifen, die da poliert und glänzend lockten, aufgereiht wie die roten Pausbacken von Engelchen. Äpfel und Erdbeeren zusammen zu kaufen war mir untersagt. So lautete die Regel. Ich wusste, dass ich dieses Verbot eines Tages würde aufheben müssen, doch es gab so furchtbar viele Schlachtfelder, und ich war nichts als ein auf sich selbst gestellter Fußsoldat.

So wanderte ich also vorbei an den Äpfeln und Orangen, den Zitronen und Mandarinen, den Birnen und Pflaumen, den Kartoffeln, Tomaten und Auberginen, dem Rhabarber, den Möhren und Kohlköpfen, und die ganze Zeit stieg mir der Duft dieser verbotenen Früchte in die Nase. Manchmal hatte ich das Ende der Abteilung erreicht und nicht eine einzige Erdbeere gefunden. Oft versuchte ich es sogar erfolglos in zwei oder drei Geschäften. Einmal musste ich mich sogar mit einem Schälchen begnügen, das ich im Kühlschrank eines chinesischen Delikatessenladens in der hintersten Ecke aufgetrieben hatte. Es war das fünfte Geschäft, in dem ich es versucht hatte. Die Erdbeeren waren winzig und farblos, und an einigen fand ich bereits Spuren von Schimmel, aber ich wusste, dass sie reichen mussten. Magersucht nimmt keine Rücksicht auf Jahreszeiten. Und ich brauchte die Erdbeeren für den Obstteller und die Proteindrinks, die ich für den nächsten Morgen vorbereiten musste.

Riche hatte an der Zeit für seinen ersten Proteindrink mittlerweile noch weiter herumgeschraubt, daher begann der Tag ab Ende Februar bereits um 4 Uhr. Ich wusste zwar, dass dieser unter Magersüchtigen anscheinend übliche Wunsch dazu diente, noch mehr Zeit für das Verbrennen von Kalorien zu haben, doch ich brachte nicht die Kraft auf, mich zur Wehr zu setzen. Der Ernährungsberater hatte mir gesagt, ich solle die Proteindrinks gleichmäßig über den Tag verteilen, da Riche sie aber ausschließlich in der Wohnung zu sich nehmen konnte, hieß das für mich, mit den Zeiten zu jonglieren, den einen Drink hier eine halbe Stunde früher, den anderen dort eine halbe Stunde später zu servieren. Die letzten beiden Drinks des Tages nahm Riche in einem Abstand von ungefähr zwei Stunden zu sich, den abschließenden trank er um 16:30 Uhr, damit wir zu Games Workshop gehen konnten – eine Überlebens-Entscheidung. Gegen acht Uhr abends servierte ich den Obstteller, an Freitagabenden wegen des Großkampftags bei Games Workshop allerdings erst später. Jeden Abend brachte ich den Teller zu ihm aufs Zimmer. Da mir nichts anderes einfiel, gab ich Riche immer wieder dieselbe lasche Anweisung – Alles wird aufgegessen! – und wachte dann darüber, dass er seine Mahlzeit, wenn man einen Obstteller denn als solche bezeichnen kann, auch wirklich zu sich nahm.

Vielleicht ließ ich ihn aber auch allein, da es acht Uhr am Abend oder später war und ich mich seit den frühen Morgenstunden auf den Beinen halten musste, obwohl ich gedacht hatte, ich habe mit dem Füttern am frühen Morgen bereits vor elf Jahren aufgehört, und dann verlangte es mich nach ein oder zwei Glas Chardonnay (Was erzähle ich denn da? Meistens wollte ich eher drei oder vier.), und der Gedanke, ihm dabei zuschauen zu müssen, wie er einen Apfel sezierte, als handelte es sich um eine tote Ratte in einem Labor, ließ mir die kalte Kotze hochkommen, und ich hätte schreien können oder mit dem Kopf gegen die Wand donnern, wie er es tat, wenn die Stimme in seinem Kopf zu laut wurde.

Wenn ich in sein Zimmer zurückkam, fand ich herausgepickte Apfelstücke vor, auf seinem Teller zu einem kleinen Reliquienschrein geordnet.

*

Woche um Woche dieselben Besuche, dieselben Spaziergänge, derselbe Obstteller und dieselbe Plackerei, die teuflische Treppe mit den Drinks, Riches Lebenselixier, immer rauf und runter.

Die genaue Anzahl der Stufen kann ich Ihnen nicht nennen: Ich habe es nie geschafft, alle zu zählen. Was ich wohl berichten kann, ist die Tatsache, dass ich sie mit unterschiedlichem Tempo hinabging. Wenn ich Riche gerade den letzten Proteindrink des Tages gebracht hatte, nahm ich die Stufen in moderater Geschwindigkeit. Wenn Riche die milchige Flüssigkeit in seinen Backentaschen angesammelt hatte, damit er sie später ausspucken konnte, wenn er während des Zähneputzens ständig gespuckt und gehustet hatte, sodass ich befürchten musste, er würde sich übergeben, dann trottete ich langsam die Treppe hinab. Gelegentlich, wenn ich der Stimme in seinem Kopf entrinnen musste, nahm ich die Stufen auch zu schnell und strauchelte.

Doch an einem guten Tag – einem Tag, an dem der Parasit leiser zu sein schien und ein einziger Durchlauf der Fragen gereicht hatte, an dem Spucken und Husten leicht zu ertragen gewesen waren – reckte ich den leeren Becher auf dem Weg nach unten wie einen Pokal in die Höhe und nahm zwei Stufen auf einmal.

20

Als der Wecker klingelte, kroch ich aus dem Bett. Wenn die Umstände anders gewesen wären und Kevin bei uns gelebt hätte, hätten wir vielleicht die Kraft aufgebracht, uns gemeinsam gegen diese unchristlichen Zeiten aufzulehnen. Aber wie die Dinge nun einmal lagen, bediente ich mich einer Weisheit, die oft bei Zweijährigen angewendet wird: Konzentrier dich auf eine einzige Aufgabe, und die wichtigste Aufgabe war, dass die Drinks überhaupt getrunken wurden. Daher zog ich mir ein Kleid an und ging hinüber zu Riches Schlafzimmer.

Er schlief mit angezogenen Knien auf der Seite, in seiner grauen Hose und einem T-Shirt, auf das quer über die Brust der Spruch »Sehet die Zeichen« gekritzelt war. Darunter befanden sich neun Kreise. Einer enthielt das Friedenssymbol, die anderen Slogans waren: *Nein zu Drogen*, *Verschwendet kein Wasser* (was unter diesen Umständen geradezu geschmacklos anmutete), *Helft den Obdachlosen*, *Stoppt die Umweltverschmutzung*, *Rettet den Planeten*, *Helft recyceln*, *Nein zum Rassismus*, und schließlich – der einzige Slogan, der einen fast Zwölfjährigen hätte bewegen sollen: *Geht zur Schule*. Das Shirt hatte hübsch ausgesehen, als ich es vor einem Jahr für meinen Umweltschutz-Krieger gekauft hatte.

»Wach auf, Riche«, sagte ich. »Es ist Zeit für deinen Drink.«

Riche öffnete die Augen, und einen Moment lang sah ich in

ihnen kindliche Unschuld. Dann war er plötzlich hellwach, und sie wurden zu den Augen eines Menschen, der Dinge wusste, die ein Kind nicht wissen sollte.

»Bist du wach?«

Riche nickte. Ich überließ ihn seinem Händewaschen und ging nach unten, um *meine* Hände zu waschen. Ich nahm den Proteindrink und trug ihn gemeinsam mit dem schweren Angstkloß, der in meinem Bauch rumorte, die Treppe hinauf zu meinem Sohn. Das Grundschema der Routine blieb das gleiche, doch alle Komponenten wurden mit der Zeit schlimmer: das Händewaschen, das ihm die Haut von den Knochen scheuerte, die Fragen, die sich nur im Kreis drehten, das ständige von links nach rechts Kippen des Bechers, um die sämige Flüssigkeit an der Innenseite zu verteilen, das manische Zähneputzen, das ihm sicher irgendwann den Zahnschmelz abschrubben würde, und am Schlimmsten von allem: das Räuspern und Spucken, das erst kurz vorm Erbrechen aufhörte.

Nachdem ich die zermürbende Tortur hinter mich gebracht hatte, kehrte ich in mein Bett zurück und versank in einen Traum, aus dem ich durch ein krachendes Geräusch in Riches Badezimmer gerissen wurde.

Die Klobrille. Sie war auf die Schüssel gedonnert – er musste sie wieder mit dem Fuß hochgehoben haben, wie er es schon ein paar Tage zuvor getan hatte. Das ergab sogar Sinn. Der weiche Kunststoff war die ideale Oberfläche für die Ansammlung von Bazillen. Ich wollte nach unten in die Küche gehen, um Kaffee zu machen, doch dann wartete ich. Riches Badezimmertür würde offen sein, da er die Klinken nicht berühren konnte, und ich wollte ihn nicht in seiner Intimsphäre stören.

Der nächste Drink gestaltete sich nicht einfacher. Als wir damit fertig waren, beschloss ich, es sei an der Zeit, die Medikamente Einzug halten zu lassen. Ich wollte Riche das Antidepressivum streng nach Vorschrift verabreichen. Ein paar Milliliter Prozac würden sein Gehirn gewiss nicht mehr durcheinanderbringen als das ewige Hungern. Wir konnten es zu einer beziehungsstärkenden Mutter-Sohn-Aktion machen: »Es ist Zeit für unser Antidepressivum, Liebling.«

Nach dem Schlaganfall meiner Mutter hatte ich begonnen, das Antidepressivum Zoloft einzunehmen. Meine Mum und ich hatten immer ein angespanntes Verhältnis zueinander – und eine heftige Auseinandersetzung, wenn die unterschiedlichen Ansichten zweier Generationen aufeinanderprallten, so vermutete ich, wäre bei ihrer depressiven Grundeinstellung sicher wenig hilfreich gewesen. Bei meiner möglicherweise auch nicht. Als sie dann hirngeschädigt aus dem Koma erwachte und ich wusste, dass ich für immer die Chance verloren hatte, unsere Beziehung wieder zu kitten, ertappte ich mich bei morbiden düsteren Gedanken und Zweifeln, wie es um meine Fähigkeit bestellt war, eine gute Mutter für meine Kinder zu sein. Zoloft half mir, diese Gedanken einzudämmen. Wenn ich Riche jetzt Prozac verabreichte, konnte dies vielleicht sein Leben, und meines, erträglicher gestalten.

Um neun Uhr sagte ich Riche, ich müsse einkaufen fahren. »Ich brauche noch Wasser für dich.«

»Pass auf, dass es nicht in die Nähe von Nahrungsmitteln kommt!«

Im Einkaufszentrum wühlte ich in meiner Handtasche herum, die ein einziges Durcheinander von Papiertüchern, Einkaufsquittungen, losen Münzen, Steven Levenkrons »Anatomy of Anorexia« und einer Sammlung von Schreibstiften war, bis ich das eingerissene und schmuddelige Prozac-Rezept gefunden hatte. Ich überreichte es dem Apotheker. Nach kurzem Nachdenken gab ich ihm auch das Rezept über das Antidepressivum. Für alle Fälle.

»Hat Ihr Sohn die früher schon genommen?«

»Nein, er hat Magersucht. Der Psychiater meinte, Prozac könne vielleicht seine zwanghaften Verhaltensweisen eindämmen …« Ich stoppte. Der leicht irritierte Blick des Apothekers, als sei ich ihm einen Schritt zu nahe gekommen, sagte mir, dass ich wieder einmal mehr als notwendig gesagt hatte. »Die anderen sind nur für den Notfall gedacht.«

Der Apotheker zeigte mir die Prozac-Flasche. »Beginnen Sie mit einem halben Löffel täglich, immer zur gleichen Zeit.«

Ich nickte. »Mit dem Einhalten von Zeiten kennen wir uns aus.«

»Alkoholkonsum sollte auf ein Minimum beschränkt werden.« Er machte eine Pause, dann sah er auf Riches Geburtsdatum, das auf dem Rezept stand. »Ich denke, das dürfte kein Thema sein.«

»Nein«, sagte ich. Zumindest nicht bei meinem Sohn.

Nachdem ich die Medikamente bezahlt hatte, kaufte ich noch sechs Flaschen »The Original Adam's Ale Pure Australian Water« – mein Alibi für den Fall, dass Riche auf der Treppe Posten bezogen haben sollte, wenn ich nach Hause kam.

Daheim angekommen, stellte ich das Wasser weg, dann ging ich mit dem Prozac nach oben, wobei ich vor Furcht fast Bauchschmerzen bekam und die Schultermuskeln steinhart wurden.

»Ich fange jetzt damit an, dir ein Antidepressivum zu geben«, sagte ich in einem meiner Ansicht nach vernünftigen Tonfall. »Dr. S meinte, dadurch würdest du dich weniger ängstlich fühlen.«

»Das nehme ich nicht«, sagte Riche. Er wich zurück, stoppte jedoch wenige Zentimeter vor der Wand, als sei er in ein stummes Alarmsystem gelaufen, das ihn vor der kontaminierten Oberfläche warnte. »Das macht mich fett! Du bringst mich nicht dazu, es einzunehmen.«

Fast eine Stunde lang versuchte ich Riche davon zu überzeugen, dass ihn das Medikament nicht fett machen würde. Schließlich willigte er ein. Allerdings schien eher meine Hartnäckigkeit als meine Logik gesiegt zu haben. Auf seinem Gesicht lag ein Ausdruck von Resignation. Ich füllte den durchsichtigen Löffel halb voll mit der hellen Flüssigkeit und hielt ihn ihm hin. »Hier, nimm das.«

Riche schüttelte den Kopf. Der Blick eines in die Enge getriebenen Tiers. »Diesen Löffel fasse ich nicht an«, sagte er.

Konzentrier dich auf die eine Aufgabe.

»Na gut. Mach den Mund auf!«

Riche legte den Kopf nach hinten und öffnete den Mund. Ich schüttete die Flüssigkeit auf seine Zunge und sagte ihm, er solle sie hinunterschlucken. Sein Adamsapfel bewegte sich auf und ab.

»Mach den Mund wieder auf, ich muss kontrollieren, ob du die Medizin genommen hast.«

Er öffnete den Mund. Die Flüssigkeit war verschwunden. Der Druck in meinem Magen löste sich, die Schultermuskulatur war wieder entspannter. Ich hatte es geschafft! Doch meine Erleichterung war von kurzer Dauer. Der nächste Proteindrink war an der Reihe. Ich stellte die Medizin weg, wusch meine Hände, schnappte mir einen Becher, und schon begaben wir uns in eine neue Runde nervtötender Fragen und Antworten.

»Hast du nur Sojamilch, Pulver und Erdbeeren genommen?«

»Ja.« Meine Stimme war wie immer genauso roboterhaft und monoton wie seine.

»War es nur die fettlose Sojamilch, die aus dem roten Karton?«

»Ja.«

»Hast du ganz bestimmt keinen Honig reingetan?«

»Nein, ich habe keinen Honig reingetan.«

»Und bist du im Supermarkt irgendwo in die Nähe von Fleisch gekommen?«

»Nein, im Supermarkt bin ich gar nicht erst in die Nähe von Fleisch gegangen.«

Und das ein paar Mal hintereinander. Unser endloses disharmonisches Duett, mit Einlagen von Fußscharren und Schlurfen, Becherumkippen, Schütteln und den Minikrisen, wenn er den verflixten Becher hochhob und an die Wand zu schmeißen drohte.

*

Der Tag sollte nicht mehr besser werden. Wir hatten unseren Termin bei der Kinderärztin, es war der letzte Punkt auf meiner To-do-Liste für Riches Exil. Der Ernährungsberater war widerstrebend damit herausgerückt, Riche habe drei Kilo zugenommen – bei Weitem nicht genug, aber bestimmt ausreichend, um eine Kinderärztin davon zu überzeugen, dass Riche zu Hause in sicherer Obhut war. Riche war von dem neuerlichen Arztbesuch natürlich nicht angetan. Zu allem Übel hatte ich den Termin für zwölf Uhr mittags gemacht, und Riches nächster Drink stand um ein Uhr an.

Das Gelände war uns bekannt. Dr. Holts Praxis befand sich

im Wesley Hospital, wohin wir auch für die Bluttests bei Trish gingen. Die Strecke bis zum Aufzug schafften wir ohne Zwischenfälle, doch im Empfangsbereich von Dr. Holts Praxis gerieten wir in Schwierigkeiten, als eine schwangere Frau mit ihrem kleinen Sohn auftauchte, der Pommes frites in der Hand hielt. Riche sah die Fritten und nahm Reißaus, den Korridor entlang zum Fahrstuhl. Ich rannte ihm hinterher. Die Fahrstuhltür begann sich gerade zu öffnen, als ich sie fast erreicht hatte. Mit ausgebreiteten Armen baute ich mich vor Riche auf, um ihm den Weg abzuschneiden.

»Nein!« War ich es, die da so schrie? »Untersteh dich, da reinzugehen!«

Ein Mann stieg aus dem Fahrstuhl und warf uns im Vorbeigehen einen misstrauischen Blick zu, der zu besagen schien: Meide wahnsinnige Frauen und Gespensterjungen. Die Fahrstuhltür ging zu, und ich ließ die Arme sinken.

»Du kommst jetzt mit zur Ärztin«, sagte ich. »Keine Diskussion.«

»Der Junge hatte ganz schlimmes Essen.«

»Es tut dir nichts.«

»Ich werde fett!«

»Kalorien fliegen nicht durch die Luft!«

Dieselben Sprüche, nur ein anderer Tag. Wieder und wieder und wieder, bis Riche schließlich vor meiner Unerbittlichkeit kapitulierte. Doch auch dann weigerte er sich, den Empfangsbereich zu betreten, und statt im Korridor zu bleiben, stellte er sich draußen vor die Eingangstür. Ich erklärte der Sprechstundenhilfe die Situation.

»Keine Sorge«, sagte sie, »er kann reinkommen, wenn er an der Reihe ist.«

Ich dankte ihr und setzte mich auf den Stuhl, der der Tür am nächsten stand. Die Frau am Empfang sagte der Mutter des kleinen Jungen, die Ärztin sei jetzt bereit, sie zu sehen, und sie verschwanden durch eine Tür am anderen Ende des Empfangsbereichs. Riche weigerte sich immer noch, reinzukommen. Kurz darauf erschien eine Frau in der Tür, durch die die Mutter mit ihrem Sohn gegangen war, und rief Riches Namen.

»Komm!«, rief ich meinem Sohn zu.

Er bewegte sich nicht vom Fleck.

Ich warf der Sprechstundenhilfe einen verzweifelten Blick zu. »Er hat Angst, dass sich die Pommes in Dr. Holts Sprechzimmer befinden.«

Die Frau versicherte Riche, der Junge und dessen Mutter hätten einen Termin bei dem Geburtshelfer, dessen Praxis sich in derselben Abteilung befände. Riche schaute immer noch besorgt drein, doch er kam und folgte Dr. Holt.

Sie trug einen schmalen Rock und eine cremefarbene Bluse und streckte mir ihre gepflegte, manikürte Hand entgegen. Ich schüttelte sie und hoffte, sie würde meine abgebissenen Fingernägel nicht bemerken.

»Bitte, nehmen Sie doch beide Platz.«

Ich erklärte, weshalb Riche stehen müsse, setzte mich auf einen Stuhl vor dem Schreibtisch und betrachtete die auf einer Seite aufgestellten Fotos mit Dr. Holt und einem jungen Zwillingspaar.

Ich beantwortete die gewohnten Fragen, und Riche leistete den üblichen Widerstand, als ihn die Ärztin untersuchen wollte. Unter Murren ließ er sie seinen Puls messen, nachdem er sein übliches Theater mit dem Händewaschen abgezogen hatte. Doch als Dr. Holt nach dem Stethoskop griff, schreckte er zurück.

»Da passiert nichts«, leierte ich automatisch meine Beschwichtigung herunter. Mit dieser ermüdenden Vorstellung würden wir jetzt ein paar Minuten verplempern, und dann wäre alles wieder gut. »Es ist alles in Ordnung, es macht dich nicht dick.«

»Fick dich!«, brüllte Riche. Seine Augen funkelten vor Zorn, und er trat nach meinem Schienbein.

Dr. Holt wich einen Schritt zurück. Ich starrte meinen Sohn mit offenem Mund an. Er beschimpfte mich? Er hatte mich noch kein einziges Mal verflucht. Ich lehnte mich nach vorn und zog die Beine zurück. »Das ist die Magersucht, die aus dir spricht, das bist nicht du!« Es war zweckloses Gerede, und ich wusste es. Ich drehte mich zu Dr. Holt um. »Würden Sie bitte Ihr Stethoskop abwischen, damit Riche weiß, dass es sauber ist?«

»Natürlich.« Dr. Holt feuchtete ein Papiertuch an und putzte die Membran des Stethoskops.

»Komm, Riche«, sagte ich. »Es ist sauber.«

»Fick dich!«, wiederholte Riche, und seine Stimme war laut und scharf vor Wut, als habe ich die Ärztin aufgefordert, ihn mit einem heißen Bügeleisen zu verbrennen. Und schon trat er wieder mit dem Fuß nach meinem Schienbein. Die Anstrengung schien ihn zu ermüden, und die Wildheit seiner Tritte ließ nach. Schließlich hörte er auf und blieb keuchend stehen, während Dr. Holt sein Herz abhörte und die Manschette um seinen linken Arm legte, um den Blutdruck zu messen.

»Das reicht wohl«, sagte sie. »Ich glaube, für Riche ist das alles zu stressig. Sein Blutdruck ist niedrig, aber der Wasserhaushalt stimmt, und die Bluttests und die EKG-Ergebnisse, die Dr. C geschickt hat, sind gut. Ich freue mich für ihn, dass er nicht ins Krankenhaus muss. Kommen Sie wieder zu mir, wenn Sie besorgt sind, ansonsten kann Dr. C damit fortfahren, Riche zu beobachten. Ich denke, es ist für ihn nicht gerade förderlich, zu vielen Ärzten zu begegnen.«

Ich dankte ihr, und ich dankte Gott für die Ärztin, dann bezahlte ich die Rechnung. Es war ein echter Sieg.

Die Kinderärztin hatte bestätigt, dass es mir zu Hause gelungen war, Riches Wasserhaushalt zu stabilisieren, obwohl der erste Psychiater darauf bestanden hatte, Riche ins Krankenhaus einzuweisen. Doch mir blieb keine Zeit, die Bedeutung dieses Moments zu genießen, denn Riche setzte eine aufmüpfige Miene auf, sobald wir im Auto saßen.

»Den nächsten Drink nehme ich nicht«, sagte er.

»Das ist mir so was von egal!« Ich schleuderte meinem Sohn die Wörter entgegen. Bis jetzt war es mir ganz gut geglückt, die Person und deren Magersucht-Verhalten voneinander zu trennen, aber auch ich war nur ein Mensch. »Nach dieser Vorstellung tue ich mir das nicht mehr an.« Dann würden wir eben ausnahmsweise eine ›Mahlzeit‹ aussetzen.

Der graue Himmel wirkte niederdrückend, und ein unruhiger Wind zupfte müßig an den Bäumen, als ich wendete und die Milton Road in Richtung Footprints of Angels hinunterfuhr. Ich musste mit jemandem über das Geschehene reden, der mich verstand.

Riche war irritiert. »Wohin fahren wir?«

»Ich will keinen Ton mehr von dir hören!«, schnauzte ich ihn an. »Nicht einen einzigen, hast du mich verstanden? Mir reicht's.«

Er ließ sich in den Sitz zurückfallen und schwieg die Fahrt über.

Ich stellte den Wagen neben dem hohen Zaun der Klinik

ab. »Du bleibst, wo du bist«, sagte ich. »Rühr dich nicht vom Fleck!«

Ich stieg aus und knallte die Tür zu. Ohne mich noch einmal umzusehen, machte ich das Tor auf und betrat den Garten, wobei ich mir ziemlich sicher war, dass Riche viel zu viel Angst vor Kontamination hatte, als dass er die Wagentür selbst öffnen würde. Im Haus angekommen, fragte ich nach Sonia.

»Sie ist nicht da«, sagte eine andere Therapeutin.

Ich brach in Tränen aus und erzählte ihr, was vorgefallen war. »Riche war grässlich«, schluchzte ich. »Ich halte es nicht mehr aus.«

Die Frau gab mir ein Papiertaschentuch, setzte mich auf einen Stuhl, machte mir eine Tasse Tee und stimmte mir dann zu, ja, diese Krankheit sei ein Horror. Sie hörte mir zu. Ich trank den Tee. Danach war es an der Zeit, nach Hause zu fahren.

*

Während meines nächsten Termins bei Dr. C erzählte ich, was sich in der Praxis der Kinderärztin abgespielt hatte.

»Ich hoffe, sie glaubt jetzt nicht, Riche sei immer so.« Ich machte eine Pause und erwartete, Dr. C würde mich beruhigen.

»Schreiben Sie ihr doch und sagen Sie ihr, wie er wirklich ist«, meinte sie.

Endlich ging mir ein Licht auf. Ich hatte gedacht, sie würde mir versichern, dass die Leute hinter Riches durch die Krankheit verursachtem Verhalten durchaus den echten Riche sähen. Den Jungen, der bis vor wenigen Monaten aus der Schule noch die tollsten Beurteilungen nach Hause gebracht hatte, über den die Lehrer gesagt hatten: ›Er ist intelligent, motiviert, positiv und einfühlsam, es ist eine Freude, ihn zu unterrichten.‹ Oder: ›Riche war in diesem Jahr wie immer ein idealer Schüler.‹ Oder: ›Riche ist ein enthusiastisches und kooperatives Klassenmitglied.‹ In jeder Beurteilung, die er jemals bekommen hatte, war Ähnliches zu lesen gewesen. Der Junge, der im Alter von sechs Jahren den Leuten Tränen in die Augen getrieben hatte, als er mir bei meiner Geburtstagsfeier in einer improvisierten Ansprache dafür gedankt hatte, dass ich eine tolle Mutter sei. An diesen Jungen erinnerte ich mich, und von ihm, seinem alten Ich, sah ich immer etwas durchschimmern. Ich hatte es gesehen, als er mich eines Tages im Auto mit sanfter Stimme gefragt hatte, ob ich glaube, dass er sich mit den Drinks Mühe gebe. Als ob er sich danach sehnte, mich wissen zu lassen, dass er mir das Leben nicht absichtlich schwer machen wollte.

Offenbar war dies aber nicht der Junge, den die anderen Leute sahen. Nicht einmal Dr. C.

21

Die Haustür fiel ins Schloss, als mich meine Besucherinnen verließen, und damit war unser Reihenhaus wieder von der Außenwelt abgeschottet. Der Küchentisch war übersät mit glänzenden Krümeln (»Wir haben zum Tee einen mit Zuckerguss überzogenen Rosinenzopf mitgebracht. Ist das in Ordnung?«), doch ich lief sofort zur Treppe. Ich dachte, es sei besser, zuerst nach Riche zu schauen, bevor ich in der Küche alles sauber machte.

Oben angekommen, erwartete mich eine böse Überraschung. Auf den beigefarbenen Fliesen in Riches Badezimmer befanden sich rote Spritzer. Blut? Als ich in den Spiegel schaute, sah ich, dass dunkle Zornesfalten mein Gesicht verzerrten. Das Waschbecken war ebenfalls mit Blutspritzern bedeckt. Eine Welle der Benommenheit schwappte über mich hinweg, die Beine drohten mir wegzuknicken, und das Herz schlug mir bis zum Hals. Ich lehnte mich an den Türrahmen und rief laut nach Riche. Er erschien in der Tür seines Schlafzimmers. Die blutigen Arme und Hände hielt er in sicherem Abstand zum Körper, die Finger waren gespreizt.

Ich spürte, wie mir die Galle hochkam. »Was hast du mit dir angestellt?«

Riche senkte den Blick, sagte aber nichts. Er zuckte und zappelte wie eine Marionette in der Umklammerung eines Kleinkinds.

»Zeig mir deine Hände!«

Er hielt sie mir hin, die Handflächen nach unten. Sie waren mit geronnenem Blut bedeckt.

Hatte er sich die Pulsadern aufgeschnitten? Ich schluckte. »Umdrehen!«

Er drehte die Hände nach außen; die Handflächen waren ebenfalls blutig, doch obwohl die Haut am Handgelenk mit Blut besudelt war, sah ich keine Schnittstellen. »Was hast du gemacht?«

»Die haben diesen Kuchen mitgebracht.« Riche starrte durch mich hindurch, sein Blick ging ins Leere. Die Stimme klang mechanisch, wie programmiert. »Der war mit schlimmen Sachen bedeckt. Der macht mich fett.« Er betrachtete seine Arme, und seine Augen wurden angesichts des ihn bedrohenden Horrors immer größer. »Ich werde schon immer fetter.«

»Es war doch nur ein Kuchen«, sagte ich. Ich löste mich vom Türrahmen und ging zu ihm.

»Der war schlimm.« Er sprach weiter in dieser seltsam flachen Tonlage. »Ich habe ihn gesehen. Du hast mir gesagt, sie würden kein schlimmes Essen mitbringen.«

»Verdammt noch mal, das war nur ein Kuchen!«

»Ich habe versucht, meine Hände sauber zu machen. Ich wollte mich nicht fett machen.«

»Du hast das mit Scheuern angestellt?« Ich zeigte auf seine Hände und hatte die ganze Zeit das Gefühl, als könnte mich nichts, nicht einmal der Zementboden unter meinen Füßen, davor bewahren, gleich umzufallen.

»Das reichte nicht. Ich musste die Fingernägel benutzen«, sagte er. »Ich bin fett.«

Ich schüttelte den Kopf. »Warte, ich hole uns Verbandszeug.«

Ich lief in mein Schlafzimmer, nur um sofort wieder durch den Anblick blutiger Spuren – nicht zu entziffernde Graffiti – auf einer der Wände gestoppt zu werden. Riche musste das Blut von den Händen gegen die Wand geschleudert haben. »Was zum Teufel ist das hier?«

Riche erschien in der Tür. »Du hast sie reingelassen!« Jetzt klang er vorwurfsvoll.

Jo und Annemarie, zwei Freundinnen aus Mullumbimby, waren neben Kevin und den Kindern meine einzigen Besucher während der paar Monate seit unserem Umzug nach Brisbane gewesen. Ich sah niemanden, und ich führte auch keine Telefonate, außer mit einer engen Freundin und einer Cousine in Perth.

Ich hatte Tee gemacht, und wir hatten uns auf die Küchenbank gesetzt. Ich hatte so gesessen, dass ich die architektonisch geschmackvollen Gucklöcher im Treppengeländer im Blick behalten konnte, von denen Riche als Spion so hervorragend Gebrauch machte. Nach einer Dreiviertelstunde hatten Jo, Annemarie und ich uns nichts mehr zu erzählen. Wir umarmten einander, gaben uns Küsschen, und sie versprachen hoch und heilig, mich wieder zu besuchen. Ich wusste, dass sie es nicht tun würden, und ich verstand: Riches Krankheit war für mich zur Monomanie, zur alles beherrschenden fixen Idee geworden, und Wahnvorstellungen jedweder Art sind für andere nur schwer zu ertragen.

Jetzt sank ich auf mein Bett und umklammerte meinen Kopf. Er kann nichts dafür. Er ist krank. Schrei ihn nicht an! Ich schaute hoch und holte ein paar Mal tief Luft. Riche wirkte reumütig.

»Lass mich deine Hände waschen.« Ich stand auf, ging ins

Bad und stellte den Wasserhahn an. »Hier, halte sie unter das Wasser.«

Riche gehorchte und ertrug sogar, wenn auch murrend, meine Berührung. Ich wusch das Blut ab.

»Ich mach dir etwas Creme auf die Hände.«

Du blöde Kuh, dachte ich sofort, als Riche seine Hände wie einen Schutzschild hob und zurücksprang. Ich hätte ›Lotion‹ oder ›Balsam‹ oder ›Wundsalbe‹ sagen sollen. Oder ich hätte Riches Magersucht mit ›Mittel gegen Juckreiz‹ linken müssen. Ein ganzes Arsenal an Synonymen stand mir zur Auswahl, und ich hatte mir ausgerechnet das eine ausgesucht, das als Sinnbild für ›einfetten‹ stand.

»Schon gut, ich lasse es«, sagte ich. »Es würde dich zwar nicht fett machen, aber ich weiß, dass dir die Stimme in deinem Kopf erklärt, sie würde es tun.«

Vorsichtig bandagierte ich seine Hände, indem ich nur Mullbinden und Verbände benutzte, die fest verpackt waren, sodass Riche sicher sein konnte, dass sie nicht kontaminiert waren. Und dann, nachdem ich die Wand abgewaschen, die Spuren im Bad beseitigt und die Teppiche gereinigt hatte, brachte ich Riche zu Games Workshop, als Ablenkungsmanöver für ihn und Atempause für mich.

In dieser Welt der Freaks wirkte Riche weniger fehl am Platz. Keiner hier schien von seiner Krankheit zu wissen, und falls die anderen es ahnten, redeten sie nicht darüber. Die Mitarbeiter mochten ihn offenbar richtig gern. Sie reagierten auf seine mit strahlenden Augen gezeigte Begeisterung und behandelten ihn wie ihr Maskottchen. Riche seinerseits blühte bei der unverhohlenen maskulinen Energie auf. Seine Ankunft löste die üblichen überschwänglichen Begrüßungen aus.

»Hi, Champ!«, rief ein Mitarbeiter.

»Riche, alter Kumpel«, kam es von einem anderen. »Was ist denn mit deinen Händen los?«

Riche nickte kurz, überging die Frage mit einem Achselzucken und machte sich an den Spieltisch, wo eine Gruppe von Jungs mit ihren Truppen in die Offensive gingen. Es wurde gerade heftig darüber diskutiert, wer was wohin stellen musste. Riche räusperte sich, und ein halbes Dutzend Blicke richtete sich auf ihn. Die langen, einsamen Stunden in seinem verdunkelten Zimmer hatte er gut genutzt: Im Games Workshop nannte man ihn ›das wandelnde Regelwerk‹. Selbst die Mitarbeiter harrten bei umstrittenen Entscheidungen aus, bis er sein Urteil gesprochen hatte. Jetzt wartete alles darauf, dass er seinen Schiedsspruch fällte, was er auch in unmissverständlicher Weise tat, und danach erst wurde die Schlacht fortgesetzt.

Glücklich darüber, dass die Krise dieses Morgens überwunden war, begab ich mich in den Buchladen, um ein paar neue Bücher für Riche und irgendwelche Ergänzungen für meine Essstörungen-Bibliothek zu finden. Die Magersucht-Bücher teilten sich in diesem Geschäft ein Regal mit den Sex-Ratgebern, und ich fragte mich, welches Werk für diese seltsame Verbindung verantwortlich sein mochte. War es Kathryn Zerbes »The Body Betrayed«? Oder ein anderes der ungefähr fünfzehn Werke über Essstörungen, die ich in weniger als zwei Monaten gekauft hatte, eine krampfhafte Anhäufung an Literatur, wobei die Zeilen des einen Buchs mit den Aussagen des nächsten verschwammen, ein anscheinend endloser Strom von Schuldzuweisungen. Bei allen war das Kaufdatum schnell vergessen. Aber Sätze wie Zerbes Äußerung über die Mutter-Kind-Bindung – »Damit sich eine Essstörung entwickeln kann, muss in dem einen oder anderen Punkt dieser Beziehung etwas schiefgelaufen sein« – brannten sich in mein Bewusstsein.

Unten lächelte mich die Frau an der Café-Theke an. »Wie immer?«

Meine gewöhnliche Bestellung eines Rosinenbrot-Toasts und eines Cappuccinos entsprang zum einen der Bequemlichkeit, zum anderen löste sie in mir stets Verlegenheit aus, da ich annahm, dass sie angesichts des verwirrenden Angebots an in der Theke ausgestelltem Essen als eine versponnene Kritik ausgelegt werden mussten. In Wirklichkeit aber war mir der Appetit abhandengekommen, und ich aß, um mich zu ernähren, nicht aus Lust oder gar Appetit. Zuweilen selbst nicht mal aus Ernährungsgründen, so nervenaufreibend war das Thema Essen inzwischen geworden. Ich wollte einfach nicht entscheiden müssen.

Auf jeden Fall schob ich den Teller nach ein paar Bissen zur Seite und trank meinen Cappuccino. Als ich damit fertig war, lutschte ich ein Pfefferminzbonbon, um für frischen Atem zu sorgen, bevor ich Riche abholte und ins Reihenhaus brachte, an einen Ort, den ich mich standhaft ›Zuhause‹ zu nennen weigerte.

»Du hast doch keinen Kaffee getrunken und bist auch nicht in der Nähe von McDonald's gewesen?«, fragte Riche, als ich ihm die Bücher gab.

»Nein«, sagte ich. Als ob ich das jemals täte …

*

Kevin klang während unseres abendlichen Telefonats aufgekratzt. »Hast du daran gedacht, wählen zu gehen?«, fragte er.

Verdammt, es war der 22. März. Ich hätte das Einschreiben

mit meinen Briefwahlunterlagen für unseren Bundesstaat bei der Post aufgeben müssen. Allerdings war mir das ziemlich egal. Soweit mir bekannt war, boten weder die Liberal Party noch die Labor Party einen verbesserten Entwurf für die Behandlung von Magersucht an. Und was die Grünen betraf, so durften sie die Erde getrost ohne mich retten.

»Mach dir nichts draus, ich komme dich im Gefängnis besuchen.« Da war es wieder, dieses ungewollte Glucksen in Kevins Stimme, das mich immer wieder zur Weißglut brachte.

»Findest du das etwa komisch?«

Unsere Ehe ging in die Brüche, und er machte einen Scherz. Was sollte dann mit Riche geschehen? Machte er sich darüber Gedanken? Und spielten für ihn meine Gefühle überhaupt eine Rolle, wenn er rumwitzelte, während die ganze Last der Betreuung von Riche auf mir lastete, wobei die ganze verfluchte Angelegenheit doch seine Schuld war? Der Güterzug rollte heran, beheizt durch die schwarze Kohle meines Zorns. Ich hatte keine Lust mehr und schwieg. Nicht einmal das Geräusch von Kevins Atem brach die elektronische Stille.

»Herrgott, Amanda«, sagte er schließlich. »Was meinst du denn damit, dass unsere Ehe in die Brüche geht? Ich dachte, wir kommen inzwischen ganz gut miteinander aus, wenn man die Umstände bedenkt. Wir sind eben beide etwas gestresst, weil Riche krank ist.«

Heute schaudert es mich. Wenn ich an diese Tirade zurückdenke, einen Wortschwall, der einer Fanatikerin mit glasigem Blick würdig gewesen wäre, bin ich auch über Kevins Reaktion verwundert. Die Zurückhaltung in seinem Schweigen; der Anstand, den er zeigte, selbst als ihm die nächste böse Schuldzuweisung um die Ohren gehauen wurde, obwohl er mich doch nur zum Schmunzeln hatte bringen wollen. Dennoch sollte ich in der Retrospektive auch ein wenig Verständnis für mich aufbringen, da mich die unerwarteten Auswirkungen eines mit Zuckerguss überzogenen Kuchens total aus den Angeln gehoben hatten.

*

Meine Wut hatte sich einigermaßen gelegt, als Kevin am nächsten Abend anrief. Ich erzähle ihm, dass Riche und ich den größten Teil des Tages im Reihenhaus verbracht hatten, das immer noch nicht unser Zuhause war, und dass wir ansonsten nur bei Games Workshop gewesen waren und einen strammen Marsch durch den Botanischen Garten gemacht hatten.

»Hört sich ja an, als ob Riche glücklicher ist«, sagte Kevin. »Ich glaube, deine Entscheidung für das Reihenhaus war richtig.«

»Danke.« Ich spürte, wie sich der Abstand zwischen uns ein wenig verringerte. Es lag bereits eine ganze Weile zurück, dass einer von uns beiden zugegeben hatte, sich bei irgendetwas geirrt zu haben. »Riche ist froh, dass er ein separates Zimmer hat, in dem er seine Figuren bemalen kann, aber er braucht einen Tisch oder Schreibtisch.«

»Ich könnte einen besorgen.« Kevin klang begeistert. »Ich erledige das am Wochenende, wenn ich zu euch hochkomme.«

»Toll«, sagte ich. »Aber ich will ihn vorher fragen, ob er einverstanden ist.«

Riche hatte sich beim letzten Besuch der Familie im Reihenhaus in seinem Zimmer eingeschlossen, die Invasion ansonsten aber einigermaßen ertragen. Als ich ihm jetzt von Kevins Angebot berichtete, zeigte er sich gnädig, stellte aber einige Bedingungen: Kevin musste seine Hände waschen, er durfte nichts essen oder trinken, während er den Schreibtisch brachte, und er durfte den Schreibtisch nicht in der Nähe von McDonald's kaufen. Ich sagte, das sei doch selbstverständlich. Kevin kenne die Regeln. Riche knurrte. Er würde den Schreibtisch annehmen.

Jahre später sitze ich an einem anderen Tisch, der in dem kleinen Eckzimmer eines Hauses in den Blue Mountains steht, westlich von Sydney. Ein geöffnetes Fenster lässt die frische Bergluft herein, die nach den gewaltigen Norfolk-Tannen duftet, und im Nachbarhaus ertönen die wütenden Stimmen eines Ehepaares. Und vielleicht ist es das Geräusch dieser erhobenen Stimmen, das mich an Riches Knurren denken lässt, an das, was es sagte und im Zusammenhang mit seinem fortwährenden und stummen Kampf gegen seinen Vater doch wieder nicht ausdrückte. Damals spürte ich lediglich ein kurzes Glücksgefühl, dass er überhaupt auf das Angebot eingegangen war, als sei die Tür zu einem zuvor verbotenen Raum aufgebrochen worden. Jetzt wünsche ich mir, ich könnte eine Neufassung dieser Situation schreiben, in der ich die Worte für die Mutter finden würde, die ihren Sohn ermutigen würde, einfach ja zu sagen. Seinen Vater zu akzeptieren statt nur einen Schreibtisch. Denn dieses Knurren ließ ganz sicher einen Großteil seines Sehnens unausgesprochen. Allmählich beginne ich zu verstehen, dass das Retroskop ein Instrument ist, mit dem man vorsichtig umgehen muss. Es verdichtet Erinnerungen in ähnlicher Weise, wie eine Linse die Sonnenstrahlen bündelt. Und beide besitzen die Kraft, Verbrennungen zu verursachen.

*

Ich war gerade dabei, wie üblich die Sitzfläche der Küchenbank hochzuklappen, als zwei lachende Gesichter an der gläsernen Schiebetür hinter der Küche erschienen. Nachdem Louise und Andy eingetreten waren, liefen sie auf Zehenspitzen im Wohnzimmer herum, öffneten Schranktüren und schlossen diese wieder schnell.

Louise strich über den Teppichbezug des Kratzbaums. »Wo sind die Kätzchen?« Sie sprach mit gedämpfter Stimme.

»Oben.«

Sie blickte sehnsüchtig die Treppe hinauf, doch ich lächelte und schüttelte den Kopf. Ein paar Sekunden später kam eine Katze die Treppe hinabgeschossen und sprang auf den Kratzbaum. Louise lachte, schnappte sich das Tier und verbarg ihr Gesicht jubelnd in seinem Fell.

Es war wieder Zeit für Riches Proteindrink, den ersten in Anwesenheit der übrigen Familie. Er stellte ein paar zusätzliche Fragen, ob jemand anderes in die Nähe des Drinks gekommen sei, doch schließlich nahm er ihn von mir entgegen und trank. Mit diesem kleinen Erfolg in der Tasche kutschierte ich ihn zu Games Workshop, während Kevin mit Andy und Louise den Schreibtisch kaufen ging.

Riche und ich kamen pünktlich zu seinem nächsten Proteindrink ins Reihenhaus zurück. Ich machte den leeren Becher im Spülbecken der Küche sauber, als der Rest der Familie erschien. Kevin trug ein großes, flaches Paket und deponierte es in der Nähe der Treppe.

»Wo soll ich ihn aufbauen?«

»In Riches Bastelzimmer, weit genug weg von der Küche«, sagte ich. »Aber warte eine Minute, ich muss ihn erst vorwarnen.«

Zunächst jedoch ging ich kurz mit Louise schmusen. Es gab mir einen Stich ins Herz, als ich sie mit ihrem Spielzeug auf dem Sofa absetzte. Zwei Barbiepuppen und ein Meer von winzigen Anziehsachen.

»Hilfst du mir, Barbie anzuziehen?«, fragte sie.

»Ich kann nicht, Herzchen.«

»Darf ich mir dann ein Video ansehen?«

»Natürlich«, sagte ich. Was machte schon eines mehr oder weniger aus bei den Dutzenden, die sie sich in den letzten Wochen angeschaut hatte? »Sag Papa, dass er es anstellen soll.«

Oben traf ich Riche mit einem Buch in der Hand durch sein Zimmer laufend an.

»Setz dich«, sagte ich. »Du weißt doch, dass du nicht herumlaufen sollst, während du liest.« Ich verschränkte die Arme vor der Brust und ging davon aus, damit könne ich Eindruck und Respekt erlangen. Riche setzte sich und begann mit den Beinen zu wackeln. Die schnellen rhythmischen Bewegungen raubten mir fast den letzten Nerv.

»Dad hat den Schreibtisch gekauft. Ich denke, er sollte ihn in deinem Bastelzimmer aufbauen, dann weißt du, dass er nicht in die Nähe von Essen gekommen ist.«

»Er versucht aber nicht, mit mir zu reden, versprochen?« Das Wackeln wurde schneller.

»Er wird keinen Ton von sich geben.«

Riche erhob sich und nahm sein Hin- und Herlaufen wieder auf, immer noch mit dem aufgeschlagenen Buch in der Hand. »Er hat doch saubere Hände? Und wenn er fertig ist, soll er nach unten gehen. Er soll nicht glauben, dass er hier aufkreuzen kann, wann immer es ihm passt.«

Ich beruhigte ihn, sagte ihm, er solle sich wieder setzen, und ging nach unten, um Kevin mit dem Paket zu helfen. Als wir an Riches Tür vorbeikamen, sah ich ihn auf seinem Bett sitzen, den gekrümmten zerbrechlichen Rücken uns zugewandt. Vermutlich wog er weniger als das Paket, das Kevin und ich trugen. War es möglich, dass er nichts lieber getan hätte, als sich in die Arme seines Vaters zu stürzen, aber nicht wusste, wie er die Brücke zwischen ihnen schlagen sollte? Ich war zu ängstlich, ihn zu fragen.

Kevin hasste Handwerkerarbeiten und zog es nach Möglichkeit vor, jemanden dafür zu bezahlen, dass er diese Dinge für ihn erledigte. Dass er sich jetzt für Riche dermaßen ins Zeug legte, bewies mir, wie sehr er den Bruch in ihrer Beziehung bedauerte. Es sah fast so aus, als versuchte er, durch diesen blöden Schreibtisch wieder Zugang zu seinem Sohn zu finden. Ich wünschte ihm viel Glück, schloss die Tür hinter mir und ging nach unten.

Als ich eine Stunde später zurückkam, lagen Holz und Schrauben verstreut auf dem Boden, und in der Ecke häufte sich ein Stapel zerrissener Pappe und Plastik. Kevin versuchte gerade, zwei Teile des Schreibtischs miteinander zu verschrauben.

»Scheiße! Das ist ja unmöglich. Kannst du das hier mal halten?«

Ich hielt die beiden Bretter, während Kevin sie zusammenschraubte. Dann nahm er die Gebrauchsanweisung und zeigte auf eine bestimmte nummerierte Schraube.

»Ich finde sie nirgends. Kannst du sie für mich suchen?«

Ich wühlte in dem Wust von Schrauben herum, und als ich sie endlich gefunden hatte, gab ich sie Kevin.

Eine weitere Stunde und jede Menge Flüche brauchte es, bis ein einigermaßen passabel aussehender Schreibtisch in der Mitte des Zimmers stand. Kevin fuhr mit der Hand über das braune Holz. »Ich hoffe, er gefällt ihm.«

Riche fand Gefallen daran. Jeden Tag verbrachte er Stunden am Schreibtisch, immer stehend, und dann klebte er die Teile seiner winzigen Krieger zusammen und bemalte sie – manchmal mit vier oder fünf verschiedenen Farben, obwohl die Figuren nur zwei Zentimeter maßen. Was seine Meinung über seinen Vater betraf, konnte ich nicht einmal erahnen. In seinem Verhalten gegenüber Kevin änderte sich überhaupt nichts. Er sprach sogar davon, seinen Nachnamen ablegen zu wollen. Es war, als versuchte er, sämtliche Spuren von Kevin und seiner Großmutter aus seinem Leben zu streichen. Er sagte, er bevorzuge meinen Mädchennamen. Und als persönliche Bekundung seiner pazifistischen Grundhaltung wolle er jede Verbindung mit seinem Geburtsland kappen. In seinem Fall war dies der zweite Vorname, Samuel. Mich stimmte das traurig. Riche war immer gern amerikanischer Staatsbürger gewesen. Als kleines Kind hatte er sogar behauptet, sein Akzent unterscheide sich von unserem. Als Beispiel nahm er das Wort ›Tomate‹: »Ich sage Tom-ay-toe, und du sagst Tom-ar-toe, Mama.« Doch die Magersucht verursachte bei ihm eine absurde und geradezu krankhafte Anti-Kriegs- und Anti-Amerika-Haltung. Er verkündete mir an einem bewölkten Mittwochnachmittag, als neuen zweiten Vornamen habe er Henry gewählt.

22

Das Gesicht, das mich im ersten Tageslicht eines Aprilmorgens aus dem Badezimmerspiegel anstarrte, hätte meiner sechsundsiebzigjährigen Mutter gehören können. Die Tränensäcke unter den Augen, die ich als physisches Charakteristikum von ihr geerbt hatte, waren geschwollen und ließen mich aussehen wie einen Shar Pei, die chinesische Hunderasse mit den vielen Falten. Ich fuhr mir mit dem Mittelfinger über die unebene Haut und strich sie glatt. Vor zwanzig Jahren, als ich als Ärztin in der Notfallstation des Alfred Hospital in Sydney arbeitete, hatte ich mich einer Schönheitsoperation unterzogen, um die Tränensäcke loszuwerden.

Und jetzt waren sie wieder da, aber in der Zwischenzeit hatte ich zu viele Bilder von Berühmtheiten gesehen, die in den Strudel dieses Schönheitsoperations-Kreislaufs geraten waren. Jetzt, zwanzig Jahre nach der Operation, waren die Tränensäcke schlimmer als je zuvor. Stress, dachte ich. Der Stress raubt mir Jahre meines Lebens. Ich ließ die Haut los und sah, wie der Shar Pei wieder seine alte Form annahm. Ich fragte mich zum x-ten Mal, ob es bereits Ähnlichkeiten zwischen den Beschäftigungen, die ich im Laufe eines Tages hinter mich brachte, und Riches Angst vor Fett gab. Es war vier Uhr morgens, und er brauchte seinen ersten Drink.

*

Um elf Uhr hatte Riche diesen und zwei weitere Drinks zu sich genommen. Es war Samstag, und ich erwartete Kevin mit Louise und Andy nicht vor dem späten Nachmittag, daher lieferte ich Riche bei Games Workshop ab und wanderte zu Myers, Australiens größter Kaufhauskette mit einem unglaublichen Sortiment, dessen mehrstöckiges Ladenlokal sich ebenfalls in dem Einkaufszentrum befand. Ein paar Zierelemente wären schön, um den Fensterbrettern an der Rückseite unseres trostlosen kleinen Reihenhauses einen etwas freundlicheren Touch zu verleihen. Ich entschied mich für einen Elefanten aus Keramik. Er erinnerte mich an eine Geschichte, die Riche vor einem Jahr im Rahmen des Hausunterrichts erfunden hatte, eine Erzählung, bei der eine imaginäre Elefanten-Statue beschrieben werden musste, die bei einem Einbruch gestohlen worden war. Der elfjährige Riche hatte damals geschrieben:

Ich suche meine indische Statue des Hindu-Elefanten. Meine Statue glänzt und hat gewaltige weiße Stoßzähne. Mein Elefant hat den Rüssel erhoben, um zu trompeten. Er hat einen Sattel mit acht roten Quasten. Wenn du meinen Elefanten findest, wirst du sofort wissen, dass es meiner ist, wegen der Art, wie er dich mit seinen ovalen asiatischen Augen unentwegt anstarrt.

Dem Elefanten von Myers fehlte der Sattel mit den roten Quasten, doch wie Riches Elefant hatte auch er den Rüssel erhoben, als wollte er trompeten. Mir kam diese Haltung wie ein Zeichen der Herausforderung und Hoffnung vor.

Auf dem Rückweg zu Games Workshop fühlte ich mich plötzlich schwach. Vor meinen Augen schimmerten und tanzten weiße Punkte und Schlangenlinien. Das war mir in den letzten zwei Jahren mindestens schon ein halbes Dutzend Mal passiert, und ich hatte immer vermutet, dass es auf ein vorhandenes, aber kaum ernstliches Problem mit dem Stoffwechsel hindeutete. Was auch immer der Grund sein mochte, ich wusste, was es bedeutete: Ich brauchte Kalorien, und zwar schnell. Ich eilte zum Saftstand des Einkaufszentrums und bestellte einen Becher Apfel-Ananas-Saft. Mit dem Gefäß in der Hand schleppte ich mich zu einer Bank, und als ich die kalte säuerliche Flüssigkeit schlürfte, stellte ich mir vor, wie die Zuckermoleküle in meinen Blutkreislauf schlüpften und dort wie Segelbote auf der roten Flut schwammen und in mein Hirn gelangten. Aus früheren Erfahrungen wusste ich, dass es einige Minuten dauerte, bis ich wieder klar und deutlich sehen konnte. Wenn ich mich bewegte, wurden die Symptome schlimmer. Doch ein Blick auf die Uhr sagte mir, dass Myers gleich schließen würde, und Riche und ich mussten durch das Kaufhaus hindurchgehen, um den Aufzug zu erreichen, der uns in die Tiefgarage des Einkaufszentrums brachte. Als Alternative bot sich nur der Weg durch die Passage mit ihren Lebensmittelgeschäften, und das versprach Schwierigkeiten. Ich packte meine Einkaufstüten zusammen und stand auf, doch ein weiterer Schwindelanfall zwang mich, mich sofort wieder zu setzen.

Ich rief zwei vorbeischlendernde Polizisten zu mir, erklärte ihnen meine Situation und fragte sie, ob sie vielleicht Riche holen könnten. Die Polzisten schauten sich zweifelnd an, machten sich dann aber auf die Suche nach meinem Sohn. Ich lehnte mich auf der Bank zurück. Im Einkaufszentrum tummelten sich immer noch viele Leute, die die Sonne des frühen Herbstes genossen. Ein Mädchen in bauchfreiem Top und tief hängender Jeans lief mit einer großen Portion Pommes frites an mir vorbei. Bei jedem Schritt wabbelte ihr speckiger Schwimmring. So hätte ich mich nie gezeigt, dachte ich. Ich schloss die Augen und wartete darauf, dass ich wieder normal sehen konnte.

Als ich so alt war wie dieses Mädchen, hatte ich gerade die Schule hinter mich gebracht, und damit auch endlich meine Uniform abgelegt, zu der ein Schlips sowie ein steifer Strohhut mit breiter Krempe gehört hatten. Begierig, das Beste aus meiner neu gewonnenen Freiheit bezüglich Kleidung zu machen, wollte ich meine erste Jeans kaufen, und so marschierte ich mit einer Freundin aus der medizinischen Fakultät zu Jeans West und probierte einige an. Doch als ich in einer Hüfthose der Größe 32 vor dem Ganzkörperspiegel auf und ab stolzierte, sah ich, dass meine Oberschenkel für eine leichte Ausbuchtung in den Hosenbeinen sorgten, statt eine gerade Linie zu bilden, wie ich es gern gehabt hätte. Meine gertenschlanke Freundin verließ den Laden in ihrer neuen Levi's 501. Ich verabschiedete mich mit leeren Händen.

Es war schon verrückt, dass ich glauben konnte, zu dick für Jeans zu sein, wo ich doch gleichzeitig wusste, dass ich immer dünner als die meisten Gleichaltrigen gewesen war. Mein Schwiegervater sagte später über mich: »Eine Vollblutstute kann man nun mal nicht mästen.« Das mochte bei Rennpferden ja stimmen, ich aber habe nie genug gegessen, um den Test zu machen. Zum Frühstück gab es für mich ein Ei und ein Vegemite-Sandwich, als Abendessen ein Bananen-Sandwich. Mittags aß ich in der Cafeteria des Krankenhauses ein Käse-Sandwich oder eine Rosinenschnecke. Zwischen den Mahlzeiten hielt ich mich an Kaffee und Zigaretten. Spät nachts, wenn ich die Lehrbücher endlich zur Seite gelegt hatte, füllte ich ein leeres Vegemite-Glas zur Hälfte mit Kahlua-Kaffeelikör und schrieb Briefe, die ich nie abschickte, an Jungen, die gar nicht zu wissen schienen, dass ich existierte.

Ich aß genug, um den Tag zu überstehen, mehr aber auch nicht. Und das war in Ordnung. Ich trainierte, schwänzte frühe Vorlesungen und fuhr mit dem Fahrrad zehn Kilometer zum örtlichen Schwimmbad. Mir schien das ein äußerst vernünftiges Verhalten zu sein. Ungefähr eine Stunde lang kraulte ich in meinem einteiligen Badeanzug auf einer Bahn hin und her. Ein Bikini war für ein Mädchen, das zu dick für Jeans war, keine Option.

Als ich die Augen wieder öffnete und ins Hier und Jetzt gelangte, war das Mädchen mit den heißen Fritten und dem ausladenden Schwimmring verschwunden. Doch während ich da im Einkaufszentrum saß und auf Riche wartete, fragte ich mich, was dieses Wesen sich gedacht haben mochte, als es sich an diesem Morgen angezogen hatte. Sah es etwa dort, wo ich nur Fett ausmachen konnte, rubensche Rundungen? War es möglich, dass es ihr schlichtweg egal war? Ich käme genauso wenig auf den Gedanken, auch nur ein kleines bisschen Wabbelfleisch zu zeigen, wie ich auch nicht nackt durch das Einkaufszentrum laufen würde. Möglicherweise gehörten das Mädchen und ich jedoch zu einer unterschiedlichen Spezies Frauen. Dennoch beneidete ich sie um das, was es ihr möglich machte, ihr Fleisch so schamlos zu präsentieren, während ich mir das Entstehen dieser Mengen gar nicht erst erlaubt hätte. Und irgendwo, ganz hinten in meinem Bewusstsein, schwirrte ein großes Fragezeichen bezüglich eines unausgesprochenen und noch nicht vollständig durchdachten Verdachts herum.

Die flimmernden Linien in meinem Blickfeld waren unangenehm. Ich machte mir Sorgen, dass sie sich, wenn nichts dagegen unternommen wurde, zu Bewusstlosigkeit entwickeln konnten. Wodurch waren sie entstanden? Dies herauszufinden schien mir in diesem Moment dringender denn je zu sein. Riche war auf mich angewiesen, ich konnte mir keinen Blackout leisten. Erneut schloss ich die Augen und verhielt mich ruhig. Ich erinnerte mich an einen Arzt, den ich vor zwei Jahren aufgesucht hatte, als sich die Symptome erstmals gezeigt hatten. Er hatte mich angesehen und mich gebeten, auf die Waage zu steigen. 48 Kilogramm bei einer Größe von 170 Zentimetern. Das bedeutete einen Body-Mass-Index von 16,6, signifikant unterhalb des normalen Wertes von 18,5 bis 24,9. Als mich der Arzt damals gefragt hatte, ob ich magersüchtig sei, war ich entsetzt. Jetzt, im Schein von Riches Krankheit, ließ ich diesen unfassbaren Verdacht an mich herankommen, und zum allerersten Mal zog ich die Möglichkeit in Erwägung, dass meine Nahrungsaufnahme im Vergleich zu anderen Frauen, die ich kannte, sehr niedrig sein könnte, und dass vielleicht dies, zusammen mit meinem großen Kaffeekonsum und dem geringen Körpergewicht zu niedrigen Blutzuckerspiegeln führen konnte, die wiederum diese seltsamen visuellen Probleme verursachten. Schließlich konnte man den Symptomen ja durch Essen entgegenwirken. Vielleicht war mein Essverhalten bereits seit langer Zeit gestört. Eine Mutter und ihr Sohn: Wie weit fiel der Apfel am Ende wirklich vom Stamm?

Samstagnachmittags-Einkaufsgeräusche drangen zu mir durch. Kreischende Kinder, ein einseitiges Gespräch mit dem Handy, ein Delta-Goodrem-Lied aus einem nahegelegenen Geschäft. Und schließlich Riches Stimme, angespannt und ängstlich. Als ich die Augen öffnete und seinen Gesichtsausdruck sah, wusste ich, dass ich mich um meine Gesundheit genauso kümmern musste wie um seine.

*

Später am Nachmittag hörte ich das Tor des Gartenzauns vor unserem Reihenhaus scheppern, und Louise kam mit einer Zeichnung zur Tür hereingestürmt, die sie mir unbedingt zeigen musste. »Heldenhaftes Rot, karmesinmutig ...« Sie skandierte die fantasievollen Bedeutungen der Farben, die sie in ihrer Steiner-Schule gelernt hatte.

Andy kramte in seinem Rucksack und fischte ein Kleidungsstück heraus. Er schüttelte es und hielt es mir zur Begutachtung hin. »Das haben Jacqui und ich gemacht«, sagte er. »Das ist ein Chiton, wie man ihn im alten Griechenland getragen hat.«

Ich bewunderte Andys Handarbeit und machte mir nicht zum ersten Mal Sorgen um seinen Unterricht. Jacqui gab unter diesen schwierigen Bedingungen ihr Bestes. Sie übte mit ihm Mathematik und las griechische Mythen mit ihm. Doch sie hatte alle Hände voll zu tun, und Hausunterricht war nicht gerade ihr Ding. Früher oder später musste er wahrscheinlich eine Schule besuchen. Aber im Moment noch nicht. Ich wollte ihn nicht zwingen, irgendwo neu anzufangen, wenn ich nicht da war und ihm helfen konnte sich einzugewöhnen. Er hatte bereits genug damit zu tun, mit der Krankheit seines Bruders und der Trennung von mir klarzukommen.

Schließlich kam auch Kevin, und wir setzten die Kinder mit einem Video vor die Flimmerkiste, nahmen uns jeder ein Glas Wein und gingen hinten auf den Hof. Während wir unseren

Chardonnay süffelten, erzählte ich ihm, was im Einkaufszentrum vorgefallen war.

»Ich bin zwar ziemlich sicher, dass ich nicht magersüchtig bin«, sagte ich, »aber vielleicht habe ich so eine Art unterschwellige Essstörung.«

»Was zum Teufel bedeutet das?«

»Nun, ich glaube, dass ich zu dünn bin, und die Vorstellung, zunehmen zu müssen, gefällt mir nicht gerade. Ich habe aber immer noch die Periode.«

»Also weißt du, seit ich dich kenne, ist das Essen bei dir Thema. Du hast mir immer wieder erzählt, du hättest so einen schnellen Stoffwechsel und wie viel du isst. Die ganzen Jahre über habe ich dir geglaubt und überall herumposaunt: ›Meine Frau siehst du ständig essen. Sie isst mehr als ich.‹ Aber das ist doch Blödsinn. Du stellst mir diese Unmengen Essen hin, und ich futtere wie ein Bekloppter und werde immer dicker, während du deine Portion auf dem Teller herumschiebst und spätestens eine Stunde später Kohldampf hast und der Ohnmacht nahe bist. Und wenn wir zum Essen ausgegangen sind, müssen wir anschließend immer panisch nach etwas Essbarem suchen.«

Kevin hatte recht. Ich aß grundsätzlich kleine Portionen. Essen interessierte mich einfach nicht so wie ihn. Es war eine Notwendigkeit, ein Muss, kein Genuss, und wenn er sich bei der Entscheidung, ob er ein Eis oder eine Pizza wählen sollte, Zeit ließ, konnte ich aus lauter Frust und Ungeduld Schreikrämpfe bekommen.

Kevin rückte mit seinem Stuhl dichter an mich heran, legte mir einen Arm um die Schulter und zog mich an sich. Für mich war das aber eine ungünstige Position, und ich zupfte ihn am Ärmel. »Pass auf, sonst tust du mir weh.«

Herrgott, vielleicht hatte jahrelange Unterernährung bei mir auch noch für Osteoporose gesorgt. Am Ende würde ich aussehen wie Quasimodo.

Er lockerte den Griff, nahm den Arm aber nicht weg, und schließlich konnte ich es sogar genießen, sein Gewicht zu spüren.

»Trotzdem fand ich es immer toll, wie du aussiehst. Ich habe nie gedacht, du wärst zu dünn.«

Richtig, Kevin stand mehr auf den Hungerleider-Look. Lieber Kate Moss als Claudia Schiffer.

»Du bist für meine Essproblematik nicht verantwortlich«, sagte ich. Allerdings hatte er mich auch nicht aufgefordert, mehr zu essen, weshalb hätte er das auch tun sollen? Was man isst, ist kein ein Problem – bis es zum Problem geworden ist.

»Nun denn, wenn nicht ich, wer oder was dann?«

Ich zuckte mit der Schulter. Ein paar Minuten saßen wir schweigend da. Eine warme Brise raschelte in den Blättern des Eukalyptusbaums hinter dem Hof und trug den Geruch von in der Pfanne brutzelndem Fleisch aus der Küche unserer Nachbarn herüber.

»Also, was gedenkst du zu tun?«

»Ich werde mal mit Jan reden.« Ich stand auf, um ins Haus zu gehen. »Vielleicht sollte ich mich auch vom Ernährungsberater behandeln lassen.«

»Fantastisch. Hundertzwanzig Eier pro Woche obendrauf. Langsam halten wir den Laden allein über Wasser.«

Ich erstarrte. »Du bist und bleibst ein unglaubliches Arschloch, weißt du das?«

»Komm, Schatz! Das war doch nur ein Scherz. Ich finde es ganz prima, wenn du zum Ernährungsberater gehst. Du brauchst deine Kräfte für Riche.«

Die alte Leier. Doch diesmal überzeugte mich das Flehen in Kevins Blick. Ich erwiderte seine Umarmung, und wir betraten das Haus, wobei wir die Tür ganz schnell öffneten und wieder schlossen, um den Geruch des brutzelnden Fleischs von nebenan draußen zu lassen.

Das Wort ›Fett‹ hatte für mich lange einen negativen Beigeschmack, doch ich weiß nicht, wie ich die fixe Idee dieser identischen Zwillinge entwickelt hatte: ›fett und gefräßig‹ und ›fett und faul‹. Ganz sicher habe ich es nicht von meiner Mutter, die weder gefräßig noch faul, aber seit meiner frühen Kindheit übergewichtig war. In der Hitze von Kalgoorlie, wo ich aufwuchs, lief sie in einem Zelt von Kleid herum, das in smaragdgrünen und türkisfarbenen Falten um ihre Rundungen drapiert war. Ich liebte die Tiefsee-Farben dieses Kleides. Aber ich hätte es lieber gesehen, wenn meine Mum schlanker gewesen wäre.

Als Kind hing ich auch an meiner Barbiepuppe mit ihrer Wespentaille und den sanften Hüften. Ich bewunderte die Art und Weise, wie die Oberschenkel ihre geschmeidigen Rundungen behielten, wenn ich ihre Beine dazu brachte, Schritte zu machen. Als ich auf die High School kam, war meine Leidenschaft für Barbie verflogen, doch sie wachte immer noch von einem Regal in meinem Schlafzimmer aus über mich. Ich wusste, dass sie in Jeans toll ausgesehen hätte.

Aber verdammt, Tausende von Mädchen spielten doch mit ihrer Barbiepuppe, ohne gleich Essstörungen zu entwickeln. Und wie würde all dies bei meiner Tochter enden? In diesem Moment hielt sie ihre Cinderella-Barbie in den Armen und schaute sich einen Videofilm an. Neben ihr warteten zwei weitere Barbiepuppen darauf, ihre Aufmerksamkeit zu gewinnen. Es war schon verrückt, diese Sorge über den Einfluss von gut gekleidetem Plastikzeug auf die psychische Gesundheit meiner Tochter.

Nachdem sich Kevin, Andy und Louise zum Abendessen aufgemacht hatten, erhitzte ich im Backofen eine Handvoll tiefgekühlte Fritten und ein Stück Fisch. Dann setzte ich mich mit dem Teller vor meiner Nase an den Tisch und schlug Susie Orbachs Buch »Hungerstreik« auf, das ich gerade erst zu lesen begonnen hatte.

Die nächste Dosis Versagen in der Mutterrolle wurde mir verabreicht. Wenn man sich darüber einmal Gedanken macht, sind Mütter Lock-Enten und leichte Beute, das offensichtliche und fantasielose Ziel. Orbach schrieb, Mütter von Magersüchtigen würden ihre eigenen Unsicherheiten bezüglich ihres Körpers an ihre Töchter weiterreichen. Mahlzeiten würden zu Machtkämpfen und spiegelten den Wunsch der Mütter wider, geschätzt zu werden. Für die Mutter bedeute fett »Elend, Habgier, Schwäche, Schamlosigkeit, Widerspenstigkeit, Kontrollverlust, Unaufhaltsamkeit«.

Dieses Verhalten war augenscheinlich auf die Gesellschaft zurückzuführen, doch dieses Urteil half mir keineswegs, das Schuldbewusstsein zu schmälern, das mir erheblich schwerer im Magen lag als die aufgewärmten Fritten und der Fisch. Und es half mir auch nicht in der Frage, wie ich mit Riche fertigwerden sollte. Ob nun ich – oder Kevin – einen toxischen Einfluss auf Riches Leben hatten oder nicht, darüber konnte man streiten. Auf die eine oder andere Weise den Beweis zu finden würde Riche nicht helfen.

In Orbachs Analyse ging es nur um Mütter und Töchter. Wie in allen anderen Büchern zuvor auch. Informationen über Jungen mit Magersucht schienen dünn gesät zu sein. Allerdings unterschied sich der Verlauf nicht wesentlich, soweit ich das bislang überblicken konnte. Von Bedeutung war vielmehr, dass Riche jünger war als die meisten Betroffenen, obwohl es noch Jahre dauern sollte, bis es mir gelang, mir diese Information zu beschaffen.

Rachel Bryant-Waugh und Bryan Lask schreiben in »Essstörungen bei Kindern und Jugendlichen«, dass »die meisten Anzeichen von Magersucht im Kindesalter eher durch Beschränkung und körperliche Anstrengungen charakterisiert werden, als dass man sie mit Fressexzessen und anschließendem Erbrechen in Verbindung bringt«. Insbesondere bei Jungen sei die Sorge um Fitness und Gesundheit häufig Teil des Störungsbildes. Viele Jungen neigten zu überhartem Training, und oft nehme das zwanghafte Züge an. Das traf zweifelsfrei auf Riche zu.

Doch so interessant diese Information heute auch sein mag, sie hätte uns damals wenig geholfen. Das Einzige, was ich wusste, war die Tatsache, dass Riche die gleiche verzerrte Vorstellung von seinem Körperumfang hatte wie die in der Literatur beschriebenen Mädchen, und dass er den gleichen Widerstand gegen eine Behandlung an den Tag legte. Unser Problem war, dass die Klinik nicht auf Jungen ausgerichtet war – was nicht überraschte. Angefangen vom Namen der Einrichtung bis zu den Tagesaktivitäten (an denen Riche allerdings nicht teilnehmen konnte) roch der Ort förmlich weiblich. Das Tagesprogramm war für die Mädchen sehr geeignet; es war ein ziemlich gutes Modell einer ambulanten Unterstützung für Magersüchtige, die zu krank waren, um die Schule zu besuchen oder zu arbeiten. Es verschaffte den Familien Atempausen, bot den Mädchen Ablenkung und schränkte die Möglichkeiten für körperliche Überanstrengungen ein. Dank relativ kleiner Gruppen und eines speziell für die Behandlung von Magersucht ausgebildeten Beraterteams war die Überwachung während der Mahlzeiten möglich. Bei Riche hätte es jedoch niemals funktioniert.

Speziell für Jungen war mir keine Betreuungsstelle bekannt. Diese Lücke überbrückten wir mit Games Workshop. Er bot Riche ein unbezahlbares soziales Ventil in einer Welt ohne Essstörungen, lenkte ihn von seinen widernatürlichen Gedanken ab und sorgte sogar dafür, dass er eine Weile sein ständiges Auf- und Abgehen unterbrach. Unsere dortigen Besuche waren die einzigen Momente des Tages, in denen ich ihn lachen sah.

Einer unserer anderen Lichtblicke neben Games Workshop war die Unterstützung, die mir Dr. S, unser unerschütterlicher Psychiater, während unserer regelmäßigen vierzehntäglichen Besuche gab. Riche blieb dabei, seine Gespräche kurz zu halten, ab und zu deutete er gegenüber Dr. S aber ein Problem an – zum Beispiel seine Ängste, wenn die Familie zu Besuch kam. Dr. S sprach mit mir über mögliche Lösungen. Er half mir auch bei anderen Problemen – wie ich mich bei dem Konflikt mit dem Ernährungsberater verhalten, wann ich mich Riches Forderungen widersetzen, wie ich mit dem Stress der Proteindrinks umgehen sollte. Er sagte mir, Forschungen hätten den alten Glauben über den Haufen geworfen, dass Eltern Schizophrenie verursachen könnten, und dass sich dasselbe wohl eines Tages auch bei der Magersucht erweisen würde. Doch bis es so weit war, beherrschte mich das geschriebene Wort mit seiner Aussage über die mütterliche Schuld. Es war, als hätte ich mein eigenes, ganz spezielles Brandzeichen des Stockholm-Syndroms entwickelt.

*

Ich war so müde, dass ich kaum noch ein Wort erkennen konnte, daher klappte ich Orbachs Buch zu und legte es zur Seite. Als ich mich vor dem Schlafengehen auszog und in den Spiegel schaute, wurde mir endlich klar, dass ich meine Shar-Pei-Falten im Gesicht und die labberige Haut an meinem Bauch genauso dem Untergewicht wie dem Stress zu verdanken hatte. Ich hatte wohl kaum zehn Gramm Fett am Körper.

Beim nächsten Besuch in der Klinik erzählte ich Jan von meinem Verdacht. Gemeinsam kamen wir zu dem Schluss, ich sei zwar nicht magersüchtig, habe aber jenes schwierige Verhältnis zum Essen, das vielen Frauen zu schaffen mache. Es mag ja sein, dass mich andere Fachleute in der Skala für Essstörungen irgendwo anders angesiedelt hätten, doch wie immer die Diagnose lauten mochte, ich hatte ein lebensbedrohlich erkranktes Kind und musste einigermaßen fit sein, um es zu versorgen. Jan vereinbarte für mich einen Termin beim Ernährungsberater, der einen Essensplan für mich entwickelte.

Im Laufe der nächsten Wochen bekam ich nach und nach etwas Fleisch auf die Rippen. Riche gegenüber verlor ich kein Wort über meine neue Diät – vermutlich bemerkte er es auch gar nicht –, und nach einem Monat war meine Kleidergröße um eine Nummer gestiegen. Eines Tages, während Riche bei Games Workshop beschäftigt war, schlich ich zu Myers, um mir eine Jeans zu kaufen. Inzwischen war ich bei Größe 38 angelangt. Natürlich wusste ich, dass das nicht riesig war, aber mir war auch bewusst, dass ich, sollte ich noch mehr zulegen, bald so schwabbelig daherkommen würde wie das Mädchen im Einkaufszentrum, wenn ich nicht aufpasste. Der Stapel nicht infrage kommender Jeans auf dem Stuhl in der Ankleidekabine wuchs, während ich weitersuchte, wild entschlossen, etwas Passendes zu finden. Schließlich zog ich eine unelegante und unmoderne Jeans mit hoher Taille aus dem Regal, die leicht auch als Korsett dienen konnte. Ich vermied es, in den Spiegel zu sehen, als ich herumlief und den Sitz ausprobierte, bevor ich zur Kasse ging und bezahlte. Falls die Oberschenkel für Ausbuchtungen sorgen sollten, wollte ich es gar nicht wissen.

23

Kevin umging die üblichen Freundlichkeiten bei unserem abendlichen Telefonat. »Jacqui will uns verlassen«, fiel er mit der Tür ins Haus.

»O Gott!« Es war Mitte Mai. Nach fast vier Monaten war der Tag der Abrechnung gekommen. »Was sollen wir tun?«

Ich starrte auf die Gucklöcher im Treppengeländer und dachte einen Moment nach. Während der letzten zwei oder drei Wochenenden hatten Kevin, Andy und Louise in unserem Reihenhaus übernachtet – Louise auf dem Sofa, Kevin neben ihr auf einem provisorischen Bett aus Polstern und Kissen, Andy auf Polstern in meinem Zimmer. Kevin und Louise hatten sich nicht nach oben getraut, und Gespräche mit Riche waren natürlich streng untersagt. Riche war mit den Änderungen in der Routine ganz gut zurechtgekommen, ein Zeichen, so dachte ich, dass wir es wagen konnten, die Dinge etwas voranzutreiben. Und wir mussten die Entwicklung beschleunigen, wenn wir jemals wieder als Familie zusammenleben wollten.

»Andy könnte zu uns kommen und hier wohnen«, sagte ich, und dann, einen Moment später fügte ich hinzu: »Ja, das sollte er wirklich. Er wirkt immer deprimierter.«

Kevin klang überrascht. »Willst du das mit Riche besprechen?«, fragte er.

»Der wird Nein sagen. »Aber vielleicht ist das ein Weg, positive Änderungen zu erzwingen. Ich denke, er ist jetzt so weit.«

»Und Lou?«

Pause. »Nein.« Riche würde mir sagen, dass das Herz ein Muskel sei, und Muskel konnten keine Gefühle haben. Wie aber sollte ich mir dann den plötzlichen Schmerz in der Brust erklären? »Riche ist davon überzeugt, dass sie kontaminiert ist. Und ich kann nicht gleichzeitig eine Sechsjährige versorgen und mich um ihn kümmern.«

»Wer soll sich denn dann um sie kümmern?«

Ich dachte nach. »Was hältst du davon, wenn ich Jo frage?«

Wir sprachen es durch. Meine Freundin Jo, die mit dem glasierten Rosinenzopf bei uns aufgekreuzt war, zeichnete sich durch ihr ruhiges, unerschütterliches Wesen aus. Sie war eine Frau mit großem Herz und wäre sicher froh, helfen zu können. Sie würde unseren Wunsch verstehen, dass sich Louise sicher und behaglich fühlen sollte, und sie würde die Situation meistern. Louise war mit ihrer Tochter Rani eng befreundet. Außerdem wimmelte es in Jos Haus von Kindern und Tieren. Eine Situation, mit der Louise angenehm vertraut sein musste, denn bei uns hatte es vor Riches Krankheit nicht anders ausgesehen.

Falls Jo einverstanden sein sollte, würden wir die Kosten für die Betreuung von Louise mit zwei Übernachtungen pro Woche natürlich erstatten. Ich wusste, dass es unmöglich war, Jos gewaltigen Einsatz mit Geld aufrechnen zu wollen – dennoch war es uns wichtig. In der restlichen Woche würde Kevin Arbeit und Kinderbetreuung irgendwie unter einen Hut bringen müssen. Keiner von uns zog in Erwägung, dass Kevin Urlaub nehmen oder seinen Job hinschmeißen sollte, um auszuhelfen. Wir mussten damit rechnen, dass dieser Albtraum Jahre andauern und unsere ganzen Ersparnisse auffressen konnte.

Nachdem wir zu einem Entschluss gekommen waren, legten wir auf. Kevins Mitteilung hatte mich nicht überrascht. Ich fand es toll, dass Jacqui so lange durchgehalten hatte. Nicht viele Einundzwanzigjährige hätten die Isolation unserer Behausung ertragen, ganz zu schweigen von den Flöhen, der Mäusefamilie, die seit einer Weile die Herrschaft über unsere Speisekammer übernommen hatte, die Pythonschlange, die sich gern auf unserem Hühnerstall niederließ, und einer sechsundsiebzigjährigen Frau, die regelmäßig den Hund mit ihrer Tochter verwechselte.

Ich war zuversichtlich, dass der neue Plan funktionieren würde. Louise würde es sicher schöner finden, in der Steiner-Schule mit Wasserfarben zu malen und mit Filzstoff zu basteln, als in unserem Brisbaner Mausoleum vor dem Fernseher zu hocken. Andy war zu traumatisiert, als dass er eine neue Schule hätte besuchen können, daher schlug Jan vor, er solle am Tagesprogramm von Footprints teilnehmen. Dort könnte er auch seinen Hausunterricht erledigen.

Als ich Riche sagte, Andy würde bei uns bleiben, maulte er: »Muss das sein?«

»Ja.«

»Er rührt aber nichts von meinen Sachen an. Und ich will nichts mit ihm zu tun haben.«

»Das geht in Ordnung«, sagte ich.

Diese Jekyll-und-Hyde-Krankheit hatte Riche beinahe vollständig in sein negatives Ich verwandelt. Riche hatte nicht einfach nur einen schlechten Tag. Er war nicht mürrisch, weil er schlecht geschlafen hatte. Durch das Hungern hatten sich in seinem Inneren vielmehr gravierende Wandlungen vollzogen. Er war nicht schuld daran, aber ich wollte meinen alten Riche wiederhaben, jenen Riche, der gesagt hätte: »Ich kann es nicht erwarten, Andy wiederzusehen.«

*

Am darauffolgenden Freitag, für den wir Andys Umzug festgelegt hatten, schien die Zeit stillzustehen. Riche hatte sich nicht mehr zur bevorstehenden Ankunft seines Bruders geäußert, doch ich machte mir Gedanken, ob die Veränderung den Routineablauf seiner Proteindrinks beeinträchtigen würde. Im Laufe des Nachmittags, bevor Kevins Wagen vorfuhr und Andy mit einem prall gepackten Rucksack und einem breiten Grinsen hereinspaziert kam, hatte ich ebenfalls begonnen, aufgeregt auf und ab zu laufen, unfähig, mich mit einem Buch oder einer Handarbeit aufs Sofa zu setzen.

Andy fiel mir um den Hals. Ich ließ meine Wange an seinem weichen Haar ruhen und atmete seinen süßen Jungs-Duft ein. Louise flitzte mit einem kurzen »Hallo!« an uns vorbei und beeilte sich, das Sofabett für sich in Anspruch zu nehmen. Innerhalb von Minuten war der zitronengelbe Bezug mit einem Teppich aus Plüschtieren, Barbiepuppen, Feenflügeln und Frisierutensilien bedeckt. Als Letzter kam Kevin mit einer schmalen Matratze herein, die er an die Wohnzimmerwand lehnte. Er umarmte mich und küsste mich auf die Lippen. Ich erwiderte seinen Kuss flüchtig.

»Lasst es uns so schnell wie möglich hinter uns bringen«, sagte ich. »Ich habe mein Bett zur Seite geschoben. Man müsste Andys Matratze also dazwischenquetschen können.«

Kevin schnappte sich die Matratze. »Kann ich jetzt damit nach oben gehen?«

»Ja«, sagte ich. »Aber sprich Riche auf keinen Fall an.«

»Nein.« Kevins Miene änderte sich kein bisschen. »Das tue ich nicht.«

Kevin drückte seine Liebe zu mir eher durch Taten als durch Worte aus, und selbst dann entschied er sich immer für eine abgeschwächte Variante. So zog er einen Spaziergang mit dem Hund im Park einem Dinner bei Kerzenlicht vor, und er war der Meinung, ein kleiner Blumenstrauß von der örtlichen Tankstelle würde es genauso tun wie ein teures Bukett. Gleichzeitig tat er sich schwer, Emotionen zu zeigen. Er sagte nicht, wie es sich anfühlte, um Erlaubnis bitten zu müssen, wenn er sich in die Nähe seines ältesten Sohns begeben wollte. Und so konnte ich nur ahnen, wie tief sein Schmerz sitzen musste.

*

Für den nächsten Morgen war eine Fahrt in die Stadt geplant. Die Jungen konnten zu Games Workshop gehen, und Kevin sollte sich mit Louise einen Kinofilm anschauen, sodass ich mal etwas Zeit für mich selbst hatte.

»Sie können nicht mit uns im Wagen fahren«, sagte Riche. »Und Andy darf im Workshop nicht mit mir reden.«

Ich beruhigte ihn, und wir machten uns im Konvoi auf den Weg. Kevin folgte mir in die Tiefgarage von Myers und dort hinunter zu Parkdeck 3, wo ich das Auto wie gewöhnlich neben dem Aufzug abstellte. Seinen Wagen parkte Kevin in sicherer Entfernung. Riche und ich gingen zum Aufzug, Kevin, Andy und Louise hielten Abstand. Louise winkte uns zu, als sich die

Tür schloss. Ich wartete oben auf Andy, danach brachte ich die beiden Jungen zu Games Workshop.

Louise wollte noch einen Abstecher in den Spielwarenladen machen, und kaum hatte sie das Geschäft betreten, da entdeckte sie einen rosa Plüsch-Teddybär. Er hatte eine rosa Plastik-Liebesherz-Nase, mit rosa Liebesherzen geschmückte Ohren und ein weißes mit Liebesherzen bedrucktes Halsband. Louise rieb ihr Gesicht am Fell des Bären und lachte mich an. »Ich liebe ihn!«, sagte sie. »Kaufst du ihn mir?«

Wir zogen weiter, den Bär fest unter Louises Arm geklemmt. »Ich nenne ihn ›lieber Bär‹«, sagte sie. »Er wird dafür sorgen, dass die Albträume weggehen.«

Albträume! Von Albträumen hatte ich bisher nichts gehört.

*

Als es Zeit für sie wurde, mit Kevin wieder nach Mullumbimby zurückzukehren, half ich Louise, ihre Siebensachen einzusammeln.

»Du bist doch wirklich ein glückliches Mädchen«, sagte ich. »Du hast jetzt zwei Familien. Rani wird wie eine Schwester für dich sein.«

»Ich will aber nur einmal in der Woche bei Rani übernachten.« Sie wirkte sehr klein und ernsthaft. »Kannst du nicht für die andere Nacht nach Hause kommen?«

»Das geht leider nicht«, sagte ich und rang mir ein Lächeln ab. »Aber ich rufe dich jeden Abend an.«

Louise verabschiedete sich von Andy und ging dann mit mir zu Kevins Auto, das auf der Straße unter einem großen Eukalyptusbaum abgestellt war. Die Sonne war hinter dem benachbarten Apartmenthaus auf der anderen Straßenseite verschwunden, und es wurde langsam kühl. Ich hob Louise hoch und vergrub mein Gesicht in ihren Haaren, während ich sie fest an mich drückte. Wie mochte diese neue Regelung auf sie wirken? Ob sie wohl dachte, ich habe sie weniger lieb als Riche und Andy?

Dr. S, unser Psychiater, hatte mir gesagt, Louise sei noch jung. Mir bliebe genügend Zeit, mit ihr alles wieder ins rechte Lot zu bringen. Ich hoffte, er hatte recht. Ich umarmte sie noch einmal, setzte sie in den Kindersitz und schnallte sie an, wie ich es auch bei Riche tat. Sie umklammerte den lieben Bär und lächelte mir mit Tränen in den Augen zu, dann schloss ich die Tür.

*

Jeden Abend spülte ich mein Antidepressivum mit ein paar Schluck Chardonnay hinunter. Ich hatte Zweifel, denn ich fragte mich, ob zwanzig Milligramm Zoloft, um die Flut negativer Emotionen zurückzuhalten, nicht so etwas wie der Bau eines Staudamms mit Pappe war. Doch zumindest unterdrückte die Tablette meine Tränen. Anschließend rief ich immer meine Tochter an.

Eines Abends erzählte sie mir, in der letzten Nacht habe sie ihren ersten Zahn verloren. »Die Zahnfee hat mir einen Dollar gebracht«, sagte sie mit offenkundiger Freude in der Stimme.

»Toll!« Ich ließ mich in den Sessel fallen.

Louise plapperte weiter. Ich sagte hin und wieder »Ja« oder »Echt?«, damit sie wusste, dass ich noch am Apparat war, doch innerlich quälte ich mich. Die Rolle einer Zahnfee war Teil meiner Arbeitsplatzbeschreibung als Mutter gewesen, es war eine meiner Lieblingsaufgaben. Ich erinnerte mich, wie ich aufwendig gestaltete Mitteilungen zusammen mit in farbiges Papier eingewickelten Münzen hinterlegt hatte, als die Jungen noch klein waren. Ich hatte die Zähne behalten, sie mussten noch irgendwo im Cottage liegen. Noch mehr Spaß hatte es gemacht, als die Jungen älter wurden und das Geheimnis bereits kannten. Als Andy im letzten Jahr einen Zahn verloren hatte, hatte ich gewartet, bis Louise eingeschlafen war, hatte mir dann ihre Feenflügel und ihr Diadem ausgeborgt und war die Arme schwingend in Andys Zimmer getänzelt. Er war fast aus dem Bett gefallen, so sehr hatten ihn die Lachkrämpfe geschüttelt, und es hatte ihm Todesqualen bereitet, seiner kleinen Schwester nichts von dem Besuch der Zahnfee erzählen zu dürfen.

Irgendwann war Louise am Ende ihrer Geschichte angelangt und schwieg. Als sie wieder zu sprechen begann, bebte ihre Stimme. »Kannst du nicht nach Hause kommen, Mama?«, fragte sie. »Ich möchte wirklich nicht zweimal hintereinander bei Rani übernachten, bitte schön.«

Die Höflichkeit dieses zweiten Anlaufs, der Versuch, ein besseres Ergebnis auszuhandeln, wenn sie lieb bitte sagte, raubte mir den Atem. Ich schluckte heftig. »Riche ist zu krank«, sagte ich. Dann griff ich in die Trickkiste und erzählte ihr, wie schön es doch sei, zwei Familien zu haben, wie glücklich sie sich schätzen dürfe, in Rani eine ›Beinahe-Schwester‹ zu besitzen – doch es klang wenig überzeugend, nicht einmal für mich. Schließlich gab ich auf und sagte ihr, es sei Zeit, das Gespräch zu beenden.

»Leg nicht auf!« Ihre Stimme überschlug sich fast. »Ich muss dir noch etwas erzählen.« Meine Tochter machte eine Pause und suchte verzweifelt nach irgendeiner anderen Geschichte, die sie mir auftischen konnte, und dann piepste sie: »Ich habe heute ein tolles Bild gemalt.«

Sie lieferte eine Pinselstrich für Pinselstrich exakte Beschreibung eines Bachs und eines Baums.

»Schlafenszeit«, sagte ich, als ihre Stimme immer leiser wurde. »Mach die Augen zu.«

Ich schloss ebenfalls die Augen und konzentrierte mich auf unser allabendliches Spiel, eine Telefonversion des Rituals von Mullumbimby. »Stell dir vor, du sitzt auf meinem Schoß.«

Wir verfielen beide in Schweigen.

»Jetzt stell dir vor, dass ich dich auf die Nasenspitze küsse.« Wieder Schweigen. »Hast du es gespürt?«, fragte ich.

»Nein.«

Ich wiederholte das Ganze, und beim zweiten Anlauf klappte es. An manchen Abenden brauchte ich ungefähr zehn Minuten geistigen Herzens und Küssens, bis Louise zufrieden war. Das waren dann die Vier-Gläser-Abende. An diesem hier genügten drei.

»Gut, ich lege jetzt auf«, sagte ich, weil ich nicht wollte, dass meine Tochter erneut anfing zu verhandeln. Die Leitung wurde unterbrochen, und ich kippte mir die nächste Fuhre Wein ins Glas.

Am nächsten Tag, während Andy mit dem Tagesprogramm bei Footprints beschäftigt war, stürzte ich mich auf den Haushalt, um das Selbstmitleid, das ich mir selbst entgegenbrachte, niederzukämpfen. Riches zwanghaftes Verhalten und sein Fanatismus in Bezug auf Reinlichkeit machten tatsächlich nur vor seinem Warhammer-Zimmer Halt, und er hasste es, wenn ich dort putzen wollte. Er gab nur nach, wenn es irgendwann total versifft war. Als ich den Staubsauger aus dem Einbauschrank in der Nähe von Riches Schlafzimmer nahm, schaute er von seinem Buch hoch, in dem er auf seinem Bett liegend las.

»Was hast du vor?«

»Ich mache dein Bastelzimmer sauber.«

Ein besorgter Blick traf mich. »Berühr bitte nicht meine Figuren.«

Der stechende Geruch von Farbe und Leim schlug mir entgegen, als ich die Tür öffnete. Ich setzte den Staubsauger ab und schaute mich um. Riche hatte die Verpackungen seiner Figuren-Bausätze auf den Boden geworfen, und auf der Oberfläche sämtlicher Gegenstände befand sich ein feiner schwarzer Film des Sprays, den er als Grundierung benutzte. Vielleicht war es für ihn eine Entlastung, in seinem Reich die Sau rauszulassen, nachdem ihn sein Geist dazu zwang, mit äußerster Kontrolle über seine Handlungen zu wachen, sobald er sich in die Außenwelt begab. Doch nicht alles war dreckig. Als ich in den Einbauschrank linste, entdeckte ich auf den Regalen Hunderte der Plastik- und Metallfiguren, eine Reihe hinter der anderen, akribisch zusammengeklebt und bemalt, in Regimentern aufgestellt, als zögen sie gleich in die Schlacht.

Ich machte mich an die Arbeit und sammelte Pappstücke und Plastikfolien vom Boden auf. Die Farbreste machten alles glitschig und hinterließen dunkle Schmutzflecke an meinen Fingern. Auf dem Schreibtisch sah es nicht besser aus als auf dem Fußboden, es offenbarte sich mir ein wirres Durcheinander von Pappe, Farbtöpfen, Pinseln und Figuren. Ich widerstand dem Wunsch, Ordnung in dieses Chaos zu bringen. Riche würde es sofort bemerken und die Figuren als kontaminiert betrachten. Hinter dem Schreibtisch lag ungefähr ein Dutzend Figuren achtlos auf dem Boden, die offenbar aussortiert worden waren. Ich kniete mich hin, um sie mir näher anzuschauen. Einige waren kaum berührt worden, während andere nahezu fertig waren – die Details in unterschiedlichen Farben hervorgehoben und Sand darauf geklebt, um dem Ganzen Struktur zu verleihen. Stundenlange Arbeit steckte darin und eine ganze Stange Geld. Verwirrt ging ich zu Riche und fragte ihn, was mit den ausgemusterten Figuren sei.

Riche sah mich mit versteinerter Miene an. »Sie haben schlechte Erinnerungen.«

»Wie meinst du das?«

Er blickte zu Boden und antwortete nicht sofort. Die Mundwinkel zuckten, und es sah aus, als würde er gleich weinen, doch er beherrschte sich. »Ich habe sie an schlechten Tagen gemacht.«

»Schlechte Tage?« Hatte es auch andere gegeben?

»Tage, an denen die Stimme in meinem Kopf richtig böse Dinge zu mir gesagt hat.« Seine Mundwinkel zuckten erneut, und seine Augen füllten sich mit Tränen.

»Diese Stimme, was sagt sie denn zu dir?« Ich machte meine Stimme so sanft wie das Streicheln, das ich ihm gern hätte zukommen lassen.

»Nur Blödsinn. So blöde Sachen darüber, wie schlecht ich bin, und dass ich überhaupt nichts wert bin.« Er zog die Knie bis unter das Kinn. »Es wird immer schlimmer, Mama. An die letzten Tage kann ich mich nicht mehr gut erinnern. Sie sind ganz verschwommen.«

Riches Traurigkeit legte sich schmerzhaft um mein Herz. Gleichzeitig freute es mich, dass er sich mir anvertraut hatte – es erschien wie eine Art Durchbruch –, und mein Wunsch, weiter aufzuräumen, hatte sich verflüchtigt. Ich schmiss die unerwünschten Figuren in eine Tüte, trug den Staubsauger aus dem Bastelzimmer, warf die Tür zu und ging in Riches Schlafzimmer, um dort ein Buch zu lesen. Meine Anwesenheit war der einzige Trost, den ich ihm bieten konnte.

*

Beim nächsten Proteindrink wurde es schlimmer als je zuvor. Riche hatte gerade mal die Hälfte getrunken, als er ins Badezimmer stürzte, sich wand und würgende Geräusche von sich gab, als versuche er auch noch den allerletzten Tropfen des Drinks aus dem Magen zu befördern.

Ich schrie ihn an, er solle aufhören, doch er ignorierte mich. Er drehte den Becher um und schüttelte ihn, ein Teil des dickflüssigen Inhalts spritzte ins Waschbecken. Ich griff nach seinem Arm, meine Finger umfassten mühelos den kaum geschützten Knochen – es war das erste Mal, dass ich ihn hart anfasste, seitdem er in meinem Schlafzimmer das Blut an die Wand geschmiert hatte. Ein paar Sekunden stemmte er sich dagegen, dann hatte ich ihn aus dem Bad gezogen. Ich ließ ihn los und stellte mich in die Badezimmertür. Als er sah, dass ich ihm den Weg zum Waschbecken versperrte, hob er den Arm und schien den Drink die Treppe hinabwerfen zu wollen.

»Tu es nicht«, zischte ich. »Du brauchst dieses Getränk, Riche. Es verhindert, dass du ins Krankenhaus musst.«

»Es macht mich fett«, wimmerte er.

Ich suchte nach einem Weg, zu ihm durchzudringen. »Es ist Nahrung für dein Gehirn, Riche.« Vielleicht half das ja. Riche war stolz auf seine Intelligenz.

Er starrte mich wütend an, nahm dann aber ein paar Schlucke und setzte den Becher wieder ab.

»Dein Gehirn, Riche!«

Wieder sog er kurz am Strohhalm. Und in dieser Weise ging es weiter, bis er den Becher geleert hatte. Nur kurze Zeit darauf konnte ich mir ein Bild davon machen, welche Kraft es ihn gekostet haben musste, dieses Gefäß nicht wegzuschleudern, das ihm wie der Schierlingsbecher erscheinen musste.

Als es Zeit für den nächsten Proteindrink wurde, nahm ich meinen Posten in der Badezimmertür ein, bevor ich ihm den Becher reichte. Aber der Kampf gegen die Magersucht ist wie der Versuch, einen vollen Luftballon platt zu drücken – wenn man eine Seite runtergequetscht hat, wird die andere Seite umso dicker. In diesem Fall waren es Riches Backen, die nach einigen Schlucken dicker wurden.

»Richtig schlucken«, mahnte ich.

Er machte eine gewaltige Show aus dem Schlucken, indem er die Backenmuskulatur bewegte. Als er den Becher ausgetrunken hatte, forderte ich ihn auf, den Rest zu schlucken, den er in seinen Wangen angesammelt hatte. Sein Adamsapfel hüpfte auf und nieder, und es sah wirklich so aus, als habe er mir gehorcht, doch dann drückte er sich an mir vorbei ins Bad und spuckte einen großen Schwall ins Waschbecken, und ich durfte feststellen, dass er die Flüssigkeit im Mund herumgeschoben und nur Luft geschluckt hatte.

Ich beschloss, diesem Spiel ein für alle Mal ein Ende zu bereiten. »Mach den Mund auf!«, sagte ich. »Zeig mir, dass du alles runtergeschluckt hast.«

Riche öffnete den Mund; eine Pfütze milchiger Flüssigkeit bedeckte seine Zunge und hatte sich in seinen Backen angesammelt.

»Noch mal schlucken!«

Er tat es. Und schaute mich dabei aus Augen voller Elend an.

»Zeigen!« Ich bemerkte, dass ich meine Hände wie ein Fischweib in die Hüften gestützt hatte. Diese Konfrontationstaktik hinterließ bei mir einen bitteren Nachgeschmack, ich fand mich selbst unausstehlich, doch mir blieb keine andere Wahl.

Riche öffnete den Mund. Er war leer. Er ging ins Badezimmer und spuckte und spuckte, und obwohl mich sein Spucken wie Messerstiche traf, führte es zu nichts anderem als der Produktion von mehr Speichel.

*

Es war ungefähr um diese Zeit, als ich über ein Buch stolperte, das Family Based Therapy, kurz: FBT, beschrieb, familienbasierte Therapie, zuweilen auch als Maudsley-Methode bezeichnet. Am Maudsley Hospital in England entwickelt, plädiert diese Methode für die Einbeziehung der ganzen Familie, um die Eltern bei dem Versuch zu unterstützen, ihren magersüchtigen Kindern die Gewichtszunahme zu Hause zu erleichtern. Während mir das Buch nicht die ersehnte Bestätigung lieferte, dass Eltern nicht für die Krankheit verantwortlich sind, sagte es mir doch, dass Schuldzuweisungen nicht hilfreich seien. Mehr noch, es behauptete, dass Eltern bei entsprechender Unterstützung durch Fachleute ideal dazu geeignet seien, die Gewichtszunahme im häuslichen Rahmen selbst zu gestalten. Familienbasierte Therapie ermutigt Eltern, den Kindern die Entscheidung über das Essen abzunehmen. Fachleute helfen bei der Ausarbeitung der täglich erforderlichen Energiezufuhr, und die Eltern setzen ihren Kindern das Essen vor, wobei, falls notwendig, jederzeit Ernährungsberatung angefordert werden kann.

Als ich über FBT zum ersten Mal las, erinnerte ich mich an die Streitereien um das Essen in Mullumbimby, die ich mit Riche geführt hatte, und ich dachte, die im Buch gestellten Forderungen wären zu hart. Ich fragte mich, wie es überhaupt jemand schaffen sollte, diese Methode anzuwenden. Heute, Jahre später, frage ich mich, weshalb ich die Gemeinsamkeiten zwischen dem, was hier empfohlen wurde, und dem Theater, das ich mit Riche in Mullumbimby veranstaltet hatte, so gar nicht sehen konnte.

Als ich das FBT-Buch zum ersten Mal in die Hände bekam, lebten wir bereits vier Monate in Brisbane. Zu dieser Zeit hatte Riche jeden einzelnen vorgeschriebenen Proteindrink zu sich genommen, abgesehen von dem nur halb geleerten Becher während unseres einmaligen Besuchs in Mullumbimby und dem ausgefallenen Drink nach dem Besuch beim Psychiater. Insgesamt konnte man also sagen, dass ich Riche erfolgreich im häuslichen Rahmen aufpäppelte, mit einiger Unterstützung durch Sonia und noch mehr durch Dr. S. Wenn ich das geschafft hatte, wäre es mir doch wahrscheinlich auch früher gelungen, ihn zu Mahlzeiten zu überreden, wenn ich es richtig versucht hätte. Letztendlich, das wusste ich mittlerweile, war die regelmäßige Ernährung seines hungernden Gehirns der Schlüssel zur Genesung.

Wenn ich zurückblicke, erkenne ich, dass Footprints mit seiner Methode auf dem richtigen Weg war: Das Hauptgewicht aller Bemühungen liegt auf der Gewichtszunahme (bei zu geringen Fortschritten notfalls mithilfe der künstlichen Auffütterung im Krankenhaus), man besteht auf medizinische Überwachung, und es ist eine ambulante Einrichtung, die den persönlichen Kontakt und eine mitfühlende Betreuung bietet.

Ideale Bedingungen also, um die familienbasierte Therapie anzuwenden. Es gibt allerdings auch gravierende Unterschiede zwischen den beiden Behandlungsansätzen. FBT geht davon aus, dass gerade Eltern, die von ihren Kindern ein gewisses Maß an Selbstbestimmung einfordern, verschiedenen Methoden und Ansätzen der Therapeuten kritisch gegenüberstehen, da die Rechte der magersüchtigen Minderjährigen zum Teil eingeschränkt werden. Später sollte ich in einem anderen Buch über familienbasierte Therapie, »Essstörungen bei Kindern und Jugendlichen«, erfahren, dass der Therapeut bei Treffen mit den Eltern »Tricks verrät, die möglicherweise funktionieren können, den Eltern hilft, Varianten zu überlegen, und den Erfolg elterlicher Bemühungen auswertet, wobei er besonderes Augenmerk darauf richtet, Wege zu finden, wie die Ergebnisse verbessert werden können«. Individuelle Psychotherapie zur Lösung von Problemen werden bei FBT erst dann angewandt, wenn die magersüchtige Person auf dem Genesungsweg und nicht mehr unterernährt ist, klar denken kann und ihre Selbstständigkeit wiedergewinnt.

Footprints hingegen konzentriert sich mit intensiver Psychotherapie auf den anorektischen Patienten – vier Sitzungen pro Woche –, wodurch beabsichtigt wird, dem oder der Kranken beizubringen, wie das ›negative Denken‹ gezügelt werden kann. Ein anderer gravierender Unterschied besteht in der Bedeutung, die Footprints dem Ernährungsberater beimisst.

Mit der Zeit sollte ich auch erfahren, dass der FBT-Ansatz die einzige Methode ist, deren Effektivität in klinischen Untersuchungen bereits bewiesen wurde. Es stellte sich heraus, dass sie erfolgreicher ist als die künstliche Auffütterung im Krankenhaus, bei der es eine große Rückfallquote gibt. Und sie ist, wie ich es intuitiv schon immer gewusst hatte, humaner für die Betroffenen. (In Krankenhäusern werden die Patienten, insbesondere jüngere, häufig auf Normalstationen gebracht, in denen das Personal keine Spezialausbildung für Essstörungen hat und dazu tendiert, Magersucht als ein Verhaltensproblem zu betrachten.)

Von alldem wusste ich nichts, als ich dasaß und las. Stress und Erschöpfung hatten ihren Tribut gefordert, sodass mir das klare Denken schwerfiel. Meine Informationsbeschaffung war mangelhaft – ich hatte immer noch keinen Internetzugang –, und bisher hatte ich zu viele Bücher gelesen, die mir einredeten, ich sei das Problem. Die unterschwellige Botschaft des Buches, das jetzt in meiner Hand lag, war, dass ich möglicherweise doch nicht Teil der Lösung sein konnte.

Ich sah auf die Uhr. Es war Zeit für Riches Proteindrink. Ich legte das Buch zur Seite und verdrängte es, vergaß den Titel und den alternativen Weg, den es beschrieb. Zu einem gewissen Teil war dieser Weg für mich ohnehin bereits verloren.

24

Auf der Plakatwand gegenüber dem Gebäude von Footprints of Angels wurde für den Auftritt einer Band namens Fat City geworben. Perfekt! Mit diesen Klienten würde das Konzert bestimmt ein Riesenerfolg werden. Riche, mit der ständigen Suche nach bösartigen Kalorien beschäftigt, nahm es nicht wahr. Ob er sich wohl auch mit der Gewissheit herumschlug, dass an diesem Abend auf Channel 9 die »Bronte Story« ausgestrahlt werden sollte? Er erwähnte es nicht, und ich wollte ihn nicht fragen. Er hob seinen Fuß und machte einen gewaltigen Schritt durch das Eingangstor. Eine Woche zuvor hatte eine Frau diese neue Gewohnheit erzwungen, als sie dort ein paar Tropfen ihres mitgebrachten Kaffees verschüttet hatte. Andy und ich blickten uns schweigend an.

Ich führte Riche nach oben zu seinem Termin mit Sonia und brachte Andy mit seinen Hausaufgaben in den Tagesraum, danach machte ich mich zum Patchwork-Unterricht auf, mit dem ich vor Kurzem begonnen hatte. Riche hatte sich bereit erklärt, einmal pro Woche nach seiner Therapie eine Stunde länger bei Footprints zu bleiben, damit ich an dem Unterricht teilnehmen konnte. Unfähig, die Zeit mit Andy und den Mädchen im Tagesraum zu verbringen, da sie diesen mit Essen kontaminierten, war er solange allein und marschierte im Empfangsbereich auf und ab. Wenn ich zurückkam, sah er jedes Mal aus, als hätte er einen Marathon hinter sich.

Auf der Fahrt zum Patchwork-Unterricht plagte mich die Unruhe. Jan Cullis hatte uns gebeten, bei den Aufnahmen für die »Bronte Story« mitzumachen, einer Fortsetzung früherer Dokumentationen, für die Ray Martin (»A Current Affair«) mit Jans Tochter Bronte in der Montreux Clinic in Kanada gefilmt hatte. Wie sollte man ein Gleichgewicht zwischen dem Wohl eines Kindes sowie dessen Recht auf Privatsphäre und dem Wunsch finden, bessere Voraussetzungen für die betroffenen Kinder und deren Eltern zu erkämpfen? Es gab keine einfachen Antworten. Und jetzt war es zu spät, meine Meinung zu ändern.

In den Räumlichkeiten von Patches of Indooroopilly angekommen, ergatterte ich den letzten freien Platz in der Nähe von Susan, einer anderen Mutter von Footprints, und legte meinen antiken Dresdener Telleruntersatz zur Begutachtung vor. Er war noch nicht ganz fertig, aber auch wenn ein Stück fehlte, in meinen Augen sah der grün-rot-goldene Mittelteil beeindruckend aus. Die Kursleiterin zupfte an den ungenauen Ecken des Vierecks herum und schnalzte mit der Zunge. »Sie hinken hinterher«, sagte sie. »Wir fangen heute mit den Knotenmustern an. Wenn Sie das nicht aufholen, werden Sie mit Ihrer Decke bis zum Ende unseres Kurses nicht fertig sein.«

Ich fing Susans Blick auf, und sie grinste.

Die Stunde schleppte sich dahin. Ich war nervös, und jeder neue Gedanke führte auf Umwegen immer wieder zur Fernsehsendung. Meine schweißnassen Finger erschienen mir dick und klobig wie Würste. Zwei junge Mütter auf der anderen Seite des Tisches schwatzten über Krabbelgruppen und Nickerchenzeiten und was es zum Abendessen geben sollte, und ich betrachtete sie mit dem mitleidigen Blick, den man als Mutter eines Magersüchtigen für die Uneingeweihten übrig hat.

Noch ging es nur um pürierte Pfirsiche und Rahm. Aber wartet nur ab.

*

Auch ohne Jans Hinweis war mir klar, dass Riche sich die Sendung nicht ansehen sollte. Und es war ja auch nicht so, dass er im Wohnzimmer wie angewurzelt vor der Glotze saß. Er *konnte* ja gar nicht im Wohnzimmer sitzen. Oder sonst irgendwo in der Nähe von Essen. Inzwischen war die Park Street in Milton wegen ihrer Straßencafés zur verbotenen Zone erklärt worden. Wenn ich auf der Coronation Avenue hinter einem Lastwagen fuhr, der Nahrungsmittel transportierte, musste ich entweder die Spur wechseln oder mich zurückfallen lassen.

Daher bestand keinerlei Gefahr. Riche würde es den schmierigen Kalorien nicht erlauben, bei der erstbesten McDonald's-Werbung aus dem Fernseher zu springen und ihm an die Gurgel zu gehen. Doch selbst wenn er sich nicht zur Treppe schleichen und durch die Gucklöcher des Treppengeländers linsen sollte, konnte er den Ton der Sendung immer noch hören.

Ich beschloss, die Sendung aufzuzeichnen und sie mir anzuschauen, wenn Riche und Andy garantiert schliefen. Als ich jedoch Channel 9 einschalten wollte, flimmerte nur Schnee auf dem Bildschirm. Ich verschob das Gerät, versetzte ihm einen kräftigen Schlag, zog den Stecker heraus und schaltete es wieder an. Alles zwecklos. Bald musste die Sendung anfangen. Ich brauchte jemanden, der sie für mich aufzeichnete, doch wen sollte ich fragen? Ich lebte hier in Brisbane in einem gesellschaftlichen Vakuum und war meinen Nachbarn nie nähergekommen. Allerdings hatte ich nebenan im Apartmenthaus mehrere Mädchen ein- und ausgehen sehen. Dort konnte ich mein Glück versuchen.

Mit einer leeren Videokassette unter dem Arm stieg ich die Treppe zum Apartment der Mädchen hoch. Hinter der Wohnungstür hörte ich die sanfte Musik von Stimmen. Ich hob die Hand, wollte gerade anklopfen, und ließ sie dann wieder fallen. Was sollte ich sagen? Ich befahl meinem Herzen, Ruhe zu geben, und wischte die Hände am Rock ab, einem glockigen Gebilde aus dunkelorangen, salbeigrünen und lila Farben. Ich mochte den Rock und trug ihn jeden zweiten Tag, aber wirkte er nicht vielleicht ein bisschen schäbig? Und möglicherweise war auch die lockere bestickte Bluse, die ich aus dem Kleiderschrank meiner Mutter gerettet hatte, nicht der allerletzte Schrei. Ich fuhr mir mit den Fingern durchs Haar. Es war lange her, dass ich einen Frisiersalon von innen gesehen hatte.

Das Mädchen, das auf mein Klopfen hin öffnete, sah so aus, wie ich früher einmal gern gewesen wäre. Das rabenschwarze Haar fiel ihr in weichen Wellen auf die Schultern, und aus den Augen, braun wie gebrannter Zucker, sprach Klugheit. Weiße Shorts und ein T-Shirt lenkten den Blick auf gesunde Kurven und wohlproportionierte sonnengebräunte Beine. Sie begrüßte mich mit jener Art Lächeln, das tief aus dem Inneren zu kommen scheint, und hörte mir geduldig zu, als ich mich vorstellte und sie bat, die Sendung um halb acht für mich aufzuzeichnen.

Das Mädchen nickte. »Sie meinen die ›Bronte Story‹?«, fragte sie. »Kein Problem. Die schauen wir uns sowieso an.«

Für einen kurzen Moment fielen die Scheuklappen von mir ab, und ich erhaschte einen Blick auf die Welt jenseits der engen Grenzen unserer täglichen Routine. Reale Menschen, sogar Nachbarn würden sich die Sendung anschauen. Ich ließ die Kassette dort und ging nach Hause. Eine Stunde reichte, um sich vorzustellen, wie Tausende Zuschauer das Gerät ausschalten würden, aus Entrüstung über diese Eltern, die ihre armen kranken Kinder öffentlich zur Schau stellten. Über die Reaktion auf Riche machte ich mir keine Gedanken. Er würde die Herzen brechen, das war sicher, und er würde der Krankheit ein mitleidsvolles neues Gesicht geben.

Ich öffnete den Kühlschrank, und die Flasche Chardonnay lächelte mich an, doch ich widerstand. Ich musste noch einmal nach nebenan, um die Kassette abzuholen. Und ich wollte der Stadtstreicherin-Aufmachung nicht auch noch die Alkoholfahne hinzufügen.

Ich griff nach meinem neuesten Fund aus der Buchhandlung, »Helping Your Child Overcome an Eating Disorder« von Teachman, Schwartz und Gordic. Es war gut geschrieben, mit einer Menge hervorragender Ratschläge, doch die Autoren schienen über eine andere Art Magersucht zu schreiben als die, mit der wir es bei Riche zu tun hatten. Sie empfahlen regelmäßige Familientreffen, »um allen Familienmitgliedern die Möglichkeit zu geben, ihre Fragen und Beschwerden loszuwerden, damit Probleme gelöst und neue Schwierigkeiten vermieden werden können«. Der Gedanke, wir fünf säßen um einen Tisch herum, ließ mich fast lachen. Wir müssten es über eine Videokonferenz abwickeln, und selbst dann würde Riche vermutlich den Ton herunterdrehen – oder mich bitten, es für ihn zu tun –, sobald Kevin den Mund aufmachte. Ich legte das Buch weg und widmete mich meinem Patchwork. Als der Faden beim Entwirren eines Knotens riss, gab ich auf und starrte auf den leeren Bildschirm. Nach einer Weile hörte ich, wie oben Wasser rauschte und danach abgestellt wurde, was besagte, dass Riche ins Bett gehen wollte. Ich wartete, bis alles ruhig war, dann schlich ich nach oben, um ihm eine gute Nacht zu wünschen.

Riche lag in seinem Bett. Die Decke, die er über sein zerschlissenes altes T-Shirt gezogen hatte, kräuselte sich, als er seine Beine mehrmals anzog und wieder streckte.

»Bleib still liegen«, sagte ich. »Dein Körper braucht Ruhe.«

Anziehen, strecken, anziehen, strecken. »Hast du die Proteindrinks für morgen vorbereitet?« Die Beine hochheben, wieder fallen lassen, Oberkörper verdrehen, mit den Schultern zucken, Fäuste ballen, wieder öffnen. Die Gremlins, die fetten kleinen Monster kommen. Sie schwirren durch die Luft. Sie sitzen auf ihr. Sie sind rings um mich herum. Ich muss diese Kalorien verbrennen.

Riche beobachtete mich. Es war unmöglich zu erkennen, was er wirklich dachte.

»Ich warte darauf, dass du endlich einschläfst.« Ich gab ihm in Gedanken einen Kuss auf die Stirn und ging Andy Gute Nacht sagen.

Pünktlich um halb zehn klopfte ich an die Tür der Nachbarinnen. Das hübsche Mädchen erschien mit der Kassette.

»War da ein kleiner Junge in der Sendung zu sehen?«, fragte ich.

»Sie meinen diesen Riche? Nein. Bringen Sie die Kassette morgen Abend wieder. Dann kommt er dran.« Die junge Frau musste die Ankündigung gesehen haben – sie und Tausende andere in Australien.

»Er ist mein Sohn«, flüsterte ich.

Ich wartete. Das Gesicht des Mädchens war regungslos. Karamellfarbene Augen starrten mich an. »Das tut mir schrecklich leid«, sagte sie schließlich. Und in diesem Moment fühlte ich mich etwas weniger isoliert.

Am nächsten Morgen war die Stimmung bei Footprints of Angels fast heiter. Zuschauer hatten die Telefonzentrale von Channel 9 nach der Sendung mit Anrufen überflutet, und Bronte hatte in einem eigens eingerichteten Chatroom mit zahlreichen Magersüchtigen und deren Angehörigen gesprochen.

Riche ging für seine Therapiestunde zu Sonia, Andy beteiligte sich an den Aktivitäten der Gruppe im Tagesraum, und ich verdünnisierte mich in den Buchladen. Ich fand einen freien Platz im angrenzenden Café und schlürfte einen Cappuccino, obwohl ich wahrlich kein Koffein nötig hatte, um meinen Puls auf Touren zu bringen.

Als ich zu Footprints of Angels zurückkam, lief Riche im Garten auf und ab. »Können wir nach meinem nächsten Drink zu Games Workshop fahren?«

»Natürlich«, sagte ich. »Wie war denn dein Gespräch mit Sonia?«

»Gut.«

Immer die gleiche Antwort. Ich widerstand der Versuchung, weiter in ihn einzudringen, und schluckte meine Fragen hinunter. Dennoch, mir leuchtete nicht ein, weshalb das Recht meines zwölfjährigen Sohns auf Privatsphäre weiterhin höher eingeschätzt wurde als mein Recht als Elternteil und wichtigste Bezugsperson. Sonia mochte mit Riche während der Therapiesitzungen ja viermal pro Woche eine Stunde lang über seine Probleme reden, aber ich hatte mit diesen Problemen 10080 Minuten pro Woche zu tun. Ich musste mich durch jeden Proteindrink hindurchkämpfen – und es wurde keineswegs einfacher.

Trotzdem blieb mein Kontakt zu Sonia auf mehr oder weniger erzwungene Gespräche auf dem Flur beschränkt. Es war, als müsste ich in vorderster Linie kämpfen, die Waffen aber ruhten hinter Schloss und Riegel im Waffenschrank. Dennoch rief ich mir oft in Erinnerung, dass es Footprints gewesen waren, die es mir ermöglicht hatten, Riche vor dem Krankenhaus zu bewahren. Und die sein Leben durch die Proteindrinks retteten – mit freundlicher Unterstützung meines Verstands.

Wir beeilten uns, nach Hause zu kommen, und ich nahm den Kampf mit seinen Magersucht-Gedanken auf, damit er den nächsten Proteindrink runterwürgte. Meistens vergaß ich dabei, dass Riche gemeinsam mit mir kämpfte. Es war einfacher, es als eine Auseinandersetzung zwischen seinem und meinem Willen zu betrachten. Doch er kämpfte wirklich, jeder kleine Schluck bedeutete einen Sieg über die zeternde Stimme in seinem Kopf.

Dem Drink folgte das Ritual des Zähneputzens. Es schien schlimmer zu werden. Riche schrubbte und spuckte und gurgelte und spuckte zwanzig Minuten lang, während ich sprungbereit in der Nähe lauerte, falls er zu brechen beginnen sollte. Er tat es nicht. Er kam aus dem Badezimmer, und nachdem er in seine Sandalen geschlüpft war, konnte es für ihn in Richtung Games Workshop gehen. In der Stadt achtete ich darauf, ob ihn Leute aufgrund der Ankündigung im Fernsehen erkennen würden, doch es blieb bei dem normalen Anstarren.

*

Nachdem Andy und ich abends unseren tiefgekühlten Fisch mit Pommes gegessen hatten, zog ich los, um die Videokassette zu holen, die ich meinen Nachbarinnen am Nachmittag vorbeigebracht hatte. Mein Engel mit den rabenschwarzen Haaren hatte Tränen in den Augen. Sie öffnete die Fliegengittertür und umarmte mich.

»Ich war auch eine von denen.«

Sie ließ mich los und wischte die Tränen weg. Ich wusste nicht, was ich sagen sollte. Ihre Kurven und das Lächeln, um die ich sie jeweils so beneidete, waren ein hart erkämpfter Triumph, kein genetisches Geschenk. Linkisch tastete ich mich voran. »Wie haben Sie es geschafft, gesund zu werden?«

»Meine Familie und mein Arzt haben mir gut zugeredet, ich solle ins Krankenhaus gehen«, sagte sie. »Ich wollte wieder gesund sein, damit ich studieren kann. Ich habe vor, Ärztin zu werden.«

Ich lächelte und sagte ihr, sie würde bestimmt mal eine prima Ärztin.

»Sie müssen mich irgendwann besuchen kommen, dann kochen wir für Sie.«

Ich dankte ihr und wusste, dass die Einladung bald in der Hektik eines jungen und geschäftigen Lebens untergehen würde. Ohnehin konnte ich Riche nicht allein lassen. Und ich hätte nichts Interessantes zu erzählen. Dennoch war es ein Moment, den ich genoss.

Auf dem Nachhauseweg dachte ich über ihre positive Reaktion auf die Krankenhausbehandlung nach. Offensichtlich hatte es bei ihr geklappt. Vielleicht auch bei vielen anderen. Ich wusste aber, dass es für Riche die falsche Umgebung war. Schon die Logistik würde dafür sorgen, dass er einer jener Patienten würde, die Monate mit einer transnasalen Magensonde durch den Rachen und die Speiseröhre verbringen mussten. Kein Krankenhaus konnte sich diese intensive Schluck-für-Schluck-Betreuung erlauben, die ich hier zelebrierte, um ihn seine Proteindrinks einnehmen zu lassen.

Ich vergewisserte mich, dass Riche schlief und Andy sich hingelegt hatte, dann erst schaute ich mir die Aufzeichnung der Sendung an. Ab dem Moment, als Riche auf dem Bildschirm erschien, wusste ich, dass mich dieses Bild nie mehr loslassen würde. Seine großen Augen, umrandet von Schatten, starrten aus einem austerngrauen Gesicht, und seine Gliedmaße waren nicht mehr als mit Haut überzogene Knochen eines zusammengesunkenen Skeletts. Auf seinem Schoß hatte er Jans Hund Bob, was an sich schon ein Wunder war. Jan hatte Riche erklärt, Bob brauche Hilfe, da er ihre Tochter vermisse – ein Appell, dem Riche nicht hatte widerstehen können. Er beantwortete Ray Martins Fragen so leise, dass sie untertitelt werden mussten. Sobald die Fragen zu schwierig für ihn wurden, senkte er den Kopf – wobei ihm sein Haar, das ihm jetzt auf dem Rücken hing, über das Gesicht fiel – und zog Bob fester an sich. Ich dachte an die Lehrerin für hochbegabte Kinder an Riches Schule in Sydney, die vorausgesagt hatte, sie werde Riche in der Zukunft häufiger in den Nachrichten sehen. Ich fragte mich, ob sie wohl zugeschaut hatte.

An einer Stelle fragte Ray, ob Riche auf der Straße an einer McDonald's-Filiale vorbeigehen würde. Riche schüttelte den Kopf und zuckte voller Entsetzen zurück. Ich bezweifle, dass Ray das Ausmaß von Riches Bestürzung bei der Erwähnung dieses Namens erfasste, der durch den Filter der Magersucht betrachtet drei der größten gesellschaftlichen Sünden repräsentierte: Grausamkeit gegenüber Tieren, Globalisierung und Fett.

Jan beteiligte sich an dem Gespräch. Sie fragte Riche, ob Kevins Abwesenheit ein Loch in seinem Leben hinterlasse. Mit gesenktem Kopf nickte Riche. Als Jan nachbohrte, sagte er kaum hörbar: »Ich würde das Loch gern stopfen. Aber wie?« Die Kluft zwischen Vater und Sohn schien unüberbrückbar.

Die Kamera schwenkte zu Ray, der das nächste Interview ankündigte – mit Kevin und mir. Der Eindruck, den ich auf dem Bildschirm machte, versetzte mir einen Schock. Die letzten Monate hatten mein Gesicht um zehn Jahre altern lassen, und die Fernsehkamera packte noch einmal mindestens fünf Jahre obendrauf. Bei meiner Bitte um Verständnis für unsere Situation redete ich in der gehetzten, atemlosen Art einer religiösen Fanatikerin. Kevin hingegen hörte genau auf Rays Fragen, und seine Antworten waren ruhig und überlegt. Das Kamerabild schmeichelte seinem kräftigen Kinn und faltenlosen Gesicht. Dennoch standen wir zueinander und bildeten bis zum Ende des Interviews eine geschlossene Einheit als Paar.

Tatsächlich waren wir uns zum Zeitpunkt des Drehs einig gewesen. Ich erinnere mich an die Interviews als ein Fegefeuer, durch das wir gemeinsam hindurchmussten, beide von dem Wunsch beseelt, Riches Magersucht so zu erklären, dass die Zuschauer verstanden, dass er krank und nicht einfach nur unerzogen war. Während des Gesprächs hatte ich ganz auf Kevins Stärke gebaut, und er war vermutlich ganz froh gewesen, sie zeigen zu dürfen.

*

Reaktionen kamen in Form von Briefen von Freunden, die nicht gewusst hatten, dass Riche krank war, von Fremden, die uns alles Gute wünschten, und von zwei ehemaligen Lehrern von Riche. Kevins Familie hüllte sich weiter in Schweigen, anscheinend unfähig zu begreifen, was irgendeine Geste der Unterstützung für uns bedeutet hätte. Ich unterhielt mich mit einer früheren Lehrerin von Riche am Telefon.

»Ich kann das immer noch nicht fassen«, sagte sie. »Gibt es etwas, was ich tun kann?«

Ich murmelte meine Standardantwort (»Nett, dass Sie sich Gedanken machen.«), doch Caitlin gab sich damit nicht zufrieden. Sie schrieb einen Brief an Brian Jacques, Riches Lieblingsschriftsteller. Ich erfuhr davon erst, als es an einem Wintermorgen an unserer Haustür klingelte. Ein Kurier überreichte mir ein Päckchen mit einem englischen Poststempel. Es war an Riche adressiert.

Ich brachte das Päckchen nach oben in sein verdunkeltes Schlafzimmer. Die Balkontür dieses Raums ließ ich verschlossen, aus Furcht vor einem Selbstmordversuch. Riche machte die Gardinen nie auf, vermutlich um das unerlaubte Eindringen von Kalorien zu verhindern. Im Bücherregal sammelte sich auf unordentlichen Stapeln der Staub. Auf dem obersten Brett war ein halbes Dutzend halb voller Flaschen Adam's Ale aufgereiht.

Ich hielt Riche das Päckchen hin. »Das ist für dich gekommen.«

Er rührte sich nicht.

»Ich mache es für dich auf«, sagte ich. »Meine Hände sind sauber. Was auch immer da drin ist, es wird nicht kontaminiert.«

Ich öffnete das Päckchen und reichte Riche das darin enthaltene Buch und einen Briefumschlag. Er lächelte, und plötzlich schien der Raum nicht mehr dunkel zu sein. »Es ist von Brian Jacques«, sagte er ehrfurchtsvoll.

Schweigend las er den Brief, faltete ihn wieder sorgfältig zusammen und steckte ihn in den Briefumschlag zurück, den er zwischen die Seiten des Buches klemmte. Er streichelte den glänzenden Einband und betrachtete die Titelillustration. Um Riche herum schien die Stille zu wachsen, und sein Gesichtsausdruck wurde immer verträumter. Ich schaute noch eine kurze Weile zu und wagte kaum zu atmen, dann verließ ich leise den Raum.

Am Abend, als Riche bereits schlief, stahl ich mich in sein Zimmer und fand das Buch, eine signierte amerikanische Erstausgabe von »Triss«, jenes Buch über das Eichkätzchen, nach dem Riche seinen Hund getauft hatte. In dem Brief, mit der Hand auf edles handgeschöpftes Briefpapier geschrieben, stand:

Richard,

wie ich erfahren habe, sollst du ein eifriger Leser meiner Werke sein. Danke, Kumpel, es ist toll zu wissen, dass meine Werke von jemandem genossen werden, der so gebildet ist wie du.
Außerdem habe ich gehört, dass es dir nicht sonderlich gut gehen soll. Mach dir keine Sorgen, Richard, vor fast zwei Jahren war ich in einer ähnlichen Situation, und ich habe es gemeistert. Stell dir vor, letzte Woche habe ich meinen 64. Geburtstag gefeiert. Wenn also ein derart alter Maulwurf wie ich es schaffen kann, dann bin ich sicher, dass ein so junger und tapferer Krieger wie du es ganz leicht geregelt kriegt.
Kopf hoch, Junge, sei dir treu und gut zu deiner Familie – und denk dran: Wir halten alle zu dir, Richard!

Ich legte den Brief wieder ins Buch und stellte es zurück ins Regal. Wäre Bryan Jacques anwesend gewesen, hätte ich ihn umarmt.

*

Die beiden jungen Mütter schauten hoch, als ich beim nächsten Patchwork-Unterricht meinen Platz einnahm.

»Wir haben Sie im Fernsehen gesehen«, sagte eine. »Jetzt wissen wir, weshalb Sie Ihre Hausaufgaben nicht immer schaffen. Es muss hart sein.«

*

Nach der TV-Sendung bemerkte ich eine kleine Veränderung in meiner Selbstwahrnehmung. Durch all die Fürsorge war ich zu ›Riches Mum‹ geworden. Dennoch musste ich vorsichtig damit umgehen, ich durfte nicht vergessen, dass ich noch zwei andere Kinder hatte … und einen Ehemann. Früher oder später würden sie mehr Aufmerksamkeit meinerseits brauchen. Von noch größerer unmittelbarer Bedeutung war es (vor allem in Riches Interesse), dass ich nicht zu sehr in meiner Rolle als Mutter eines chronisch kranken Kindes aufging. Ich musste beweglich bleiben, bereit, als Reaktion auf jeden Fortschritt von ihm Änderungen vorzunehmen. Allerdings waren bis jetzt noch keinerlei Anzeichen sichtbar. Bestenfalls schienen wir einen Stillstand erreicht zu haben.

25

Es war ein Stellungskrieg, ein endloser Grabenkampf ohne jede Unterbrechung. Wenn ich mir vorher Gedanken darüber gemacht hätte, dann hätte ich angenommen, die Magersucht würde sich zu den Mahlzeiten bemerkbar machen – Streiterei wegen des Essens, und anschließend sei alles wieder wie immer. Mir war nicht klar, dass die Krankheit jeden wachen Moment kontrollierte und jeden Lebensbereich beeinflusste. Jede Woche brachte neue Herausforderungen mit sich. Was das Spucken betraf, hatte ich einen Sieg errungen, oder zumindest einen fragilen Waffenstillstand erreicht. Sonias Rat während einer kurzen Beratung im Flur folgend, hatte ich Riche auf dreimal Spucken pro Drink herunterhandeln können. Doch wer wusste, was noch vor uns lag? Gleichzeitig standen mir weitere Wochenenden ohne Kevin oder Louise bevor, aus welchem Grund auch immer: eine Geburtstagsfeier? Ein Schulkonzert? Ich hatte es vergessen. Jede mit Riche verbrachte Minute schien unauslöschlich in mein Gedächtnis eingebrannt zu sein, doch Einzelheiten irgendwelcher anderen Bereiche meines Lebens lösten sich in Nichts auf, kaum dass Kevin mir von ihnen erzählt hatte.

Nachdem wir uns am Samstag durch unsere morgendlichen Rituale der 4-Uhr-, 7-Uhr- und 10-Uhr-Proteindrinks durchgebissen hatten, eilten wir hinunter ins Auto, weil wir schnell zu Games Workshop kommen wollten. Andy flitzte hinten auf den Rücksitz. Riche wählte seinen Weg wie gewohnt ganz vorsichtig über einen Stolperdraht aus unsichtbaren Kalorien, bevor er sich auf dem Beifahrersitz niederließ. Als wir das Parkhaus des Einkaufszentrums erreichten, begann der zweite Akt des Schauspiels. Ohne uns je darüber verständigt zu haben, nahmen Andy und ich Riche in die Mitte. Unsere Augen tasteten den ganzen Boden vor uns nach potenziellen Gefahren ab. Die Erfahrung hatte mich gelehrt, dass uns genau wie die offensichtlichen Hamburger oder Fritten auch eine Einkaufstasche, in der sich Müsli und Büchsen befanden, ein Hosenscheißer mit klebrigen Fingern den ganzen Tag versauen konnte.

Andy hatte einen aufrechten Gang, eine gertenschlanke Gestalt, das dem meines abwesenden Gatten so ähnliche Gesicht war auf den Boden gerichtet, und die Arme hielt er steif neben dem Körper. Ich machte mir für einen Moment Sorgen darüber, welchen Einfluss dieser ganze Wahnsinn auf ihn haben mochte. Selbst in guten Zeiten war er kein großer Esser, und die Statistiken besagten, dass Geschwister von Magersüchtigen ein erhöhtes Risiko liefen, ebenfalls diese Krankheit zu bekommen.

Meine Aufmerksamkeit konzentrierte sich wieder auf Riche. Mit seinen zwölf Jahren trug er immer noch die gleichen Hosen der Größe acht wie an dem Tag, als wir vor sechs Monaten zum ersten Mal Footprints of Angels aufgesucht hatten. Sein T-Shirt schlotterte ihm um den Oberkörper, und die Sandalen waren alt und ausgelatscht. Die Zehen hatten tiefe Dellen in das Leder gegraben, doch er weigerte sich, ein neues Paar zu kaufen. Jedes Mal, wenn ich ihn darauf ansprach, traf mich ein ängstlicher Blick, der in mir die Frage aufwarf, ob er befürchtete, die neuen Sandalen könnten mit Kalorien kontaminiert sein, oder ob der Grund war, dass ihn die Magersucht jeglichen Selbstwertgefühls beraubt hatte. Vielleicht glaubte er, keine neuen Sandalen zu *verdienen*.

Bei Games Workshop empfingen ihn die üblichen Begrüßungen: »Hallo, Champion!« und »Riche, wie geht's, Kumpel?« Andy schlich still zur Seite und behielt seinen Bruder wachsam im Auge. Ich zog mich auf meine Bank außerhalb des Geschäfts zurück und holte meine Handarbeit heraus. Nachdem mein Patchwork-Kurs beendet war, hatte ich mich von meinem Telleruntersatz verabschiedet und mit einem Quilt begonnen. Dafür hatte ich eine Auswahl an Stoffen zur Verfügung, die einem das Wasser im Munde zusammenlaufen ließen: ein wunderbares Muster aus Früchten und Beeren in farbenprächtigem Violett, Magentarot und Pfauenblau, abgesetzt vor einem grün geblümten Hintergrund. Beim Anblick der Früchte begann ich fast zu sabbern, während mir angesichts der echten Dinge der Appetit verging, so vergiftet war das ganze Thema Essen für mich mittlerweile.

Der Sicherheitsmann kam an mir vorbei. Seit Monaten schon begrüßten wir einander freundlich.

»Wie geht's denn so?«, fragte er.

»Schlage mich so durch.«

Wenn er genauer hingeschaut hätte, wäre ihm aufgefallen, dass meine Fingernägel eingerissen und kaputt waren, da ich langsam den Bezug zu dem, was für andere die Zivilisation war, verlor.

Kurze Zeit darauf schaute ich nach Riche. Das nervige dumpfe Dröhnen der Musik schwoll zu aggressiven Schlägen an, als sich die Tür zum Laden öffnete, und der erwartet schwere Mix aus Gerüchen von Leim, Farbe und pubertierenden Knaben schwappte heraus. Riche, mit einem zaghaften Lächeln auf den Lippen, diskutierte gerade mit ein paar anderen Jungen über taktische Fragen an einem der Tische, auf denen das neueste Miniatur-Schlachtfeld mit seinen winzigen Zugbrücken, schiefergedeckten grauen Pappbauwerken und glänzenden synthetischen Auen aufgebaut war.

In Riches Vorstellung war Games Workshop irgendwie zu einem kalorienfreien Himmel geworden. Es lag nicht einfach nur an dem Kein-Essen-keine-Getränke-Verbot. Vor Kurzem hatte er sogar begonnen, die Bücher dort anzufassen, obwohl er wusste, dass sich auch andere Jungen ihrer bedienten. Außerdem hatte er sich angewöhnt, einige seiner eigenen Figuren mitzubringen, sodass er mitspielen konnte. In diesem Geschäft wirkte er mit seinem Strichmännchen-Körper, dem überdimensionalen Kopf und den langen Haaren wie eine Trickfilmfigur, die zum Leben erwacht war.

Irgendwann später sollte ich in Mullumbimby einer Frau begegnen, die mich aus der Fernsehsendung wiedererkannte. Sie erzählte mir, während eines Besuchs in Brisbane hätten ihre selbst Warhammer spielenden Söhne beobachtet, wie Riche absoluter Herrscher über den Tisch gewesen sei. Als sie ihn danach in der »Bronte Story« sahen, hätten sie nur gesagt: »Er ist eine Legende, Ma!« Und ich begann zu weinen, damals und jedes Mal, wenn ich mich an ihre Geschichte erinnerte, an das harmlose Gemüt, das unter der Hässlichkeit von Riches Krankheit zum Vorschein kam. Dann sah ich den Jungen, der immer noch unter den Schichten von Furcht und Zorn und Zwängen vor sich hin vegetierte, handlungsunfähig und nicht in der Lage, aus eigener Kraft etwas zu verändern. Wer weiß, vielleicht befanden sich diese Jungen an jenem Tag in der Menge und schauten zu, wie Riche seine Krieger aufstellte.

Eine Woche zuvor hatte der Ernährungsberater mit Riche darüber zu reden versucht, weshalb er in der Lage war, seine Warhammer-Figuren mit zu Games Workshop zu nehmen und sich an den Spielen zu beteiligen, während überall sonst seine Tabus unüberwindbare Barrieren darstellten. Wenn man das wüsste, hatte mir der Ernährungsberater erklärt, würde die Lösung vermutlich den Schlüssel zur Beseitigung von Riches Angst vor Kontamination liefern. Man könnte ihm zeigen, dass dieselben Prinzipien auch anderweitig greifen würden. Er könnte sich auf Stühle setzen, auf der Straße gehen, ohne Essensresten auszuweichen, Menschen berühren … meine Güte, vielleicht wäre er sogar imstande, irgendwann wieder Essen anzufassen!

Es war eine wunderbare Theorie, aber sie war grundlegend falsch. Wie ich sehr langsam begreifen musste, basieren Zwänge nicht auf dem, was wir mit alltäglicher Logik fassen können. Sie beinhalten manisches Denken in allen nur vorstellbaren Ich-darf-nicht-auf-Essensreste-treten-denn-sonst-Varianten. Irgendwie hatte Riche sich mental selbst ausgetrickst, um Games Workshop zur sicheren Zone zu erklären. Wenn wir zu tief in die Frage eindringen würden, weshalb er dort Dinge berühren konnte, würde der Zauber möglicherweise verfliegen. Und damit würde er sein einziges Vergnügen, das ihm in diesem Leben noch blieb, verlieren.

Anscheinend war sich Riche dessen voll bewusst. Er flehte mich an, den Ernährungsberater daran zu hindern, Games Workshop kaputtzumachen, wie er sagte. So marschierte ich also zu Footprints und bat darum, das Thema künftig auszusparen. Der Ernährungsberater versprach es widerwillig, beschwerte sich aber bei anderen Mitarbeitern über mein angeblich unkooperatives Verhalten.

Im Nachhinein bin ich der Meinung, ich hätte die Termine mit dem Ernährungsberater ablehnen sollen. Diese wöchentlichen Sitzungen mochten ja vielleicht für einige Mädchen sinnvoll sein, Riche halfen sie jedenfalls nicht. Da er die Türklinke nicht berühren konnte, fühlte er sich dort wie ein Gefangener, und dem Ernährungsberater war es nicht gelungen, eine nutzbringende oder gar vertrauenswürdige Beziehung zu ihm aufzubauen. Inzwischen wusste ich, dass meine Fähigkeit, Riche regelmäßig mit Nahrung zu versorgen, wichtiger war als jedes Gerede über seine Beziehung zum Essen, und ich ärgerte mich darüber, überhaupt zugestimmt zu haben.

Ich las in dieser Zeit »Eating Disorders in Children and Adolescents: A Clinical Handbook« von Lock und Le Grange, in dem die Arbeit des Ernährungsberaters nicht mit dem Kranken, sondern als Zusammenarbeit mit dem Kinderarzt und den Therapeuten empfohlen wird. Zudem wird dort erklärt, dass es bisher keine Studien gibt, in denen die Rolle des Ernährungsberaters untersucht wurde.

Aber Verzweiflung erzeugt Folgsamkeit. Obwohl ich mittlerweile wahrscheinlich ebenso viel, wenn nicht mehr über Magersucht gelernt hatte als der Ernährungsberater, lieferte ich meinen Sohn weiterhin diesen wöchentlichen Sitzungen aus, da ich wusste, dass es im Ansatz gut gemeint war. Immerhin war es mir gelungen, das Reich der Miniatursoldaten zur verbotenen Zone zu machen.

Ich hatte damit gerechnet, gute zwei Stunden Freizeit auf meiner Bank genießen zu können, doch nach einer Stunde kam Riche bereits aus Games Workshop geschlurft.

»Können wir gehen? Ich muss auf die Toilette.« Der Kühlschrank und die Toilette, die Zwillings-Plazenta, die Riche mit

Nahrung versorgte, seinen Abfall beseitigte und ihn (und Andy und mich) mit der mutterleibähnlichen Sicherheit des Reihenhauses verband.

Ich holte Andy, und wir machten uns auf den beschwerlichen Weg durch das Einkaufszentrum, der ausnahmsweise sogar ohne Hamburger-Störung ablief. Unser Glück überdauerte selbst die Sonnenbrillen- und Krawatten-Abteilungen bei Myers. Mit Riche in unserer Mitte warteten wir auf die Ankunft des Fahrstuhls, stiegen dann ein, in höchster Alarmbereitschaft und gewappnet für einen möglichen Kalorien-Überfall in einer der unteren Etagen. Doch heute ging alles gut: kein Donut oder Eis in Sicht. Wir hatten es geschafft. Die Fahrstuhltür ging auf und gab den gewohnten Blick auf die orangenen Markierungen von Parkdeck 3 frei. Riche machte seinen üblichen übertrieben großen Schritt über die möglicherweise kontaminierte Schwelle des Lifts. Andy und ich beschatteten ihn, während er sorgfältig seinen Weg zur Treppe wählte, die zu unserem Parkdeck hinabführte. Bis zum Auto waren es nur noch wenige Meter, daher begann ich mich zu entspannen. Riches Schrei auf halbem Weg die Treppe hinunter erwischte mich völlig unvorbereitet.

»Ich kann da nicht runtergehen. Ich werde fett!« Er zuckte, wand sich und schlug wild um sich, als wäre er in einen Bienenschwarm geraten.

Ich schaute an ihm vorbei und entdeckte auf der Stufe ein zerquetschtes Stück Pommes frites, zwei Zentimeter lang.

»Bitte, beruhige dich!« Vorsichtig sah ich mich um, ob jemand anderes Riches Anfall mitbekommen hatte – es war schon ohne Zuschauer schwer genug, mit ihm fertigzuwerden. »Das tut dir doch nichts! Kalorien von diesem Stückchen können nicht durch die Luft fliegen, und selbst wenn du drauftreten würdest, könnten sie nicht in deine Haut eindringen.«

Es war die alte Falle, dieselbe, in der sich der Ernährungsberater verfangen hatte. Er glaubte, logisches Denken könnte gegen Magersucht ankämpfen. Doch Riches ausgehungertes Gehirn ließ sich so leicht nicht foppen. Er wusste ohne jeden Zweifel, dass diese Kalorien nur darauf aus waren, ihn zu packen, und dass ich Teil der allgemeinen Verschwörung war, ihn fett zu machen.

Er zögerte, und dann schien er zu begreifen, dass ihm nichts anderes übrig blieb, als weiter nach unten zu gehen. Er versuchte, über die letzten beiden Stufen hinwegzuspringen, doch seine Sandale blieb an der untersten Stufe hängen. Er rutschte mit dem Fuß aus, knallte auf den Betonfußboden, schrie und rappelte sich wieder hoch.

Mein Gott, dachte ich, er muss sich das Handgelenk gebrochen haben. Doch Riche hielt mir nur die Hand hin, um mir den Grund seines Entsetzens zu zeigen – seine Handfläche war mit Motoröl beschmiert. Ich konnte seine Gedanken beinahe lesen: Motoröl wird an die Maschine verfüttert, es ist Fett, es enthält Kalorien. Er zerrte an seiner Hand herum und schluchzte. »Mach mir das ab! Bitte, mach mir das ab! Es macht mich fett!«

Mein Herz klopfte so heftig, dass es meine ganze Brust auszufüllen schien. Ich schluckte die benzingeschwängerte Luft herunter und überlegte hektisch, wie wir aus diesem Dilemma herauskommen sollten. »Lass uns zum Auto gehen. Im Wagen habe ich Papiertaschentücher. Damit mache ich deine Hand sauber.«

Riche rannte los, doch statt in Richtung Auto lief er zur Rampe, wo es hinauf zur Straße ging. Er schien sich der Gefahr durch heraufkommende Autos nicht bewusst zu sein. Vielleicht hoffte er sogar, angefahren zu werden, nur um irgendwie die Höllenqualen auszulöschen, die ihn zum Schluchzen brachten. Ich fegte hinter ihm her und überholte ihn in seinem geschwächten Zustand leicht. Ich wollte ihn nicht noch weiter aufregen, daher berührte ich ihn nicht. Ich versperrte ihm lediglich den Weg, bewegte mich die Auffahrt hinauf auf ihn zu und dirigierte ihn zu unserem Wagen. Es gelang. Ich konnte ihn zu unserem parkenden Auto umleiten. Den linken Arm hielt ich immer noch ausgestreckt, um seine Flucht zu verhindern, mit der rechten Hand öffnete ich die Beifahrertür.

»Setz dich ins Auto! Los, auf der Stelle einsteigen!«, sagte ich.

Riche keuchte und kletterte mit ausgestreckten Händen hinein. »Bitte, mach mir das ab. Es macht mich fett. Schau doch, wie dick mein Arm schon ist.«

»Erst wird dein Sicherheitsgurt festgemacht, dann wische ich deine Hand ab.« Ich wusste, dass er mir nicht entwischen konnte, wenn ich ihn angeschnallt hatte, da er das Gurtschloss nicht berühren konnte. Ich kramte in meiner Handtasche, bis ich die Taschentücher gefunden hatte, und griff nach seiner Hand.

»Du hast in deiner Tasche doch keine Essenssachen gehabt, oder?«

»Nein.« Eine dicke, fette Lüge. »Nie.«

Ich tupfte an seiner Hand herum und goss aus einer Flasche etwas Wasser darüber.

»Sobald wir zu Hause sind, mache ich es weiter sauber.« Ich schloss die Tür und eilte zum Heck des Wagens. Dort hockte Andy mit schreckensbleichem Gesicht.

»Das war ganz schön böse«, sagte ich.

Andy nickte. Er öffnete den Mund, doch statt Worten brachte er nur wütende Schluchzer heraus. Tränen flossen ihm über die Wangen, die Nase lief ihm, und sein ganzer Körper zitterte. Er ließ sich in meine Arme fallen, und ich drückte ihn an mich.

Kaum saß ich im Wagen, als Riche auch schon loslegte: »Den nächsten Drink nehme ich nicht!«

Ich achtete nicht auf ihn und konzentrierte mich darauf, das Auto aus dem Parkhaus zu bringen.

»Du kannst mich nicht dazu zwingen, den nächsten Drink zu trinken.«

»Riche, sei still! Ich muss bezahlen.« Ich fummelte im Seitenfach meiner Tür herum, fand den Parkschein und reichte ihn der Frau im Kassenhäuschen.

Ich hatte das Seitenfenster noch nicht ganz hochgekurbelt, als eine erneute Attacke kam.

»Ich bin so furchtbar fett! Ich trinke den nächsten Drink nicht!«

»Ich habe es schon beim ersten Mal verstanden«, sagte ich. »Wir reden darüber, wenn wir zu Hause sind.«

»Ich trinke ihn nicht.«

Als Gespräch konnte man es kaum bezeichnen. Während ich Riches Hände unter fließendem Wasser in seinem Badezimmer schrubbte – wobei meine Berührung offenbar das geringere von zwei Übeln war –, musste ich mir anhören, wie er ein ums andere Mal dasselbe sagte: »Den nächsten Drink trinke ich nicht. Du kannst mich nicht dazu zwingen. Du willst mich nur fett machen.«

Bei dem Gedanken, ihm den Proteindrink aufschwatzen zu müssen, drehte sich mir der Magen um. Ich war dazu gerade einfach nicht in der Lage. Wahrscheinlich würde ich mit dem verfluchten Ding nach ihm schmeißen. Ich ging in mein Badezimmer, spritzte mir kaltes Wasser ins Gesicht und bekämpfte den in Wellen aufsteigenden Brechreiz erfolgreich. Als sich mein Puls wieder einigermaßen beruhigt hatte, machte ich mich zu Riche auf.

»Den nächsten Drink lassen wir aus«, sagte ich. »Aber nicht, weil ich glaube, du würdest dadurch fett werden. Das tun wir nur, weil ich verstehe, dass es in diesem Moment besonders schwierig für dich ist.«

Versuchte ich darauf zu bestehen, dass ich und nicht Riches Magersucht die Situation im Griff hatte? Vielleicht dachte ich aber auch, der stete Tropfen meiner klugen Sprüche könnte Riches steinernen Widerstand schlussendlich doch aushöhlen. Was auch immer ich mir zurechtlegte, diese Runde hatte die Magersucht gewonnen.

Mit der Zeit musste ich erkennen, dass die Auseinandersetzung mit einem ausgehungerten Gehirn so ist, als wollte man bei abgestelltem Strom das Licht anknipsen. Es würde Monate ständiger Gewichtszunahme brauchen, um die Verbindungen in Riches Hirn wiederherzustellen. Aber zumindest hatte ich bereits gelernt, dass ich mir meine Fehlschläge verzeihen und weitermachen musste.

Die Luft im Reihenhaus knisterte vor Riches Angst und meiner Erregung, daher scheuchte ich die Jungen ins Auto und fuhr mit ihnen zum Botanischen Garten von Mount Coot-tha. Frische Luft und Szenenwechsel halfen manchmal, um Riche wieder auf die Reihe zu bringen. Heute jedoch verfehlte der Botanische Garten seine magische Wirkung. Riche legte beim

Spaziergang ein Höllentempo vor, den Blick stur nach vorn gerichtet, und die Schönheit der alten Ulmen und Eichen interessierte ihn keinen Deut, als wir uns durch den Bereich der kalten Klimazone bewegten.

Andy und ich schauten uns nur an und latschten hinter ihm her. Riches geistige Verfassung zeigte keinerlei Anzeichen der Besserung. Sein Atem kam in kurzen Stößen. Er pumpte mit den Armen wie ein Kolben in einem Ottomotor. Alle paar Meter ballte er eine Hand zur Faust und schlug sich auf den Oberschenkel, als wollte er sich selbst für seinen schwachen und übergewichtigen Körper bestrafen.

Wir erreichten ein schattiges Wäldchen an einem Hang. Auf der einen Seite ging es über einen Steinwall tief hinab zu einem Bach, der nach monatelanger Trockenheit zu einem dünnen Rinnsal geworden war. Ein süßer, widerlicher Geruch stieg von den Haufen heimischer Feigen auf, die oben von den Bäumen gefallen waren und jetzt zwischen den Felsen des Flussbetts verrotteten. Riche blieb stehen. Er hob einen Fuß, um auf den Steinwall zu klettern, doch als mir klar wurde, was er vorhatte, packte ich ihn sofort an seinem Hemd und riss ihn mit brutaler Gewalt zurück.

»Wir gehen auf der Stelle zurück zum Auto«, befahl ich. »Und wenn du nicht an meiner Seite bleibst, schreie ich um Hilfe, das schwöre ich dir! Wenn du dich da runterzustürzen versuchst, habe ich die Polizei und die Leute vom Rettungsdienst schneller hier, als du dir vorstellen kannst, und dann wirst du mir weggenommen. Die sperren dich in eine geschlossene Abteilung und ernähren dich gewaltsam, und ich kann dich noch nicht mal besuchen. Daran werde ich dann nichts mehr ändern können. *Verstehst du mich?*«

Ich brachte nur noch ein heiseres Schreien zustande.

»Okay, okay.« Riches Stimme zitterte.

Ein Teil meines Verstands war entsetzt über die ausgestoßenen Drohungen, der andere Teil akzeptierte, dass ich einfach gelernt hatte, welches Druckmittel auch immer anzuwenden, wenn es darum ging, für seine Sicherheit zu sorgen.

Ich stolperte zum Auto zurück und war stocksauer auf diese Krankheit, die meinen Sohn dazu trieb, sich wegen einiger Tropfen Öl auf der Hand umbringen zu wollen. Andy schlich mit gesenktem Kopf und nach vorn gesackten Schultern neben mir her, als wollte er sich in sich selbst verkriechen. Riche ging voraus und warf mir alle paar Sekunden über die Schulter ängstliche Blicke zu, bis wir das Auto erreichten.

*

An diesem Nachmittag fühlte ich mich von den Wänden unseres Reihenhauses wie eingemauert. Ich betrachtete meine Haufen Bücher, die Körbe mit Patchwork-Stoffen und das wahnsinnig geschmackvolle Mobiliar, und ich hätte schreien können vor Zorn über diese trügerische Heiterkeit, das dürftige Vorgaukeln von Normalität. Ich dachte daran, mich vielleicht auf einen Kaffee davonzustehlen, sobald Riche sich beruhigt hatte. Ich sah, dass Andy meine Zuwendung brauchte – er saß mit bis zum Kinn angezogenen Knien in der anderen Sofaecke und las, jedenfalls tat er so, als ob –, doch nicht zum ersten Mal würde er warten müssen. Da war nichts mehr, das ich ihm hätte geben können. Ich schleppte mich nach oben und schaute bei Riche vorbei. Das Herz rutschte mir in die Hose, als ich ihn mit einem Buch in der Hand in seinem Zimmer hin- und hergehen sah.

»Hör auf damit. Hör sofort auf damit«, sagte ich. »Du gehorchst schon wieder der Stimme deiner Magersucht.«

Riche hob den Blick und starrte mich aus dunklen, hoffnungslosen Augen an.

»Setz dich. Du hast deinen Proteindrink verpasst. Du kannst es dir nicht leisten, auch noch diese Kalorien zu verbrennen.«

Riche las wortlos weiter und erhöhte das Tempo seines provozierenden Auf- und Abgehens. Kurz darauf begann er seine Sechs-Meter-Strecke zu joggen.

»Um Gottes willen, hör endlich auf damit, sonst –«

Ich hatte keine Ahnung, was ich tun würde, wenn er nicht aufhörte. Riche ignorierte mich, sein Blick klebte am Buch, obwohl ich bezweifelte, dass er irgendetwas aufnehmen konnte.

Ich erinnerte mich an das Rezept, das mir Dr. S für das Antipsychotikum gegeben hatte, und ich war heilfroh, dass ich es besorgt hatte. Wenn es je eingesetzt werden sollte, dann war der Zeitpunkt jetzt gekommen. Ich schlüpfte nach unten und fand die Schachtel mit dem Medikament in der Speisekammer. Es sah völlig unschuldig aus. Wer sollte auf die Idee kommen, dass diese hauchdünnen Schmelztabletten einen Wirkstoff enthielten, der die Kraft besaß, Einfluss auf die Denkweise zu nehmen? Es musste mir gelingen, eine Tablette von der Folie abzuziehen und sie Riche in den Mund zu schieben, ohne dass meine Finger sie dabei berührten – sonst würde mein Schweiß die Tablette sofort auflösen – und ohne ihn merken zu lassen, was ich tat, denn ich wusste, dass er das Medikament niemals freiwillig nehmen würde. Ich rief Dr. S auf dem Handy an, um mich noch einmal rückzuversichern, dass mein Handeln richtig war. Nach wenigen Sekunden meldete sich die Mailbox, und ich wusste, dass die Entscheidung nun einzig und allein bei mir lag. Ich ging nach oben, um meinem Sohn das Medikament zu verabreichen, ohne eine Ahnung zu haben, wie sein Körper auf dieses heftige Geschütz reagieren würde.

Als ich das Zimmer betrat, schaute Riche hoch, joggte aber weiter. Im Vorbeilaufen griff ich nach seinem Arm, und als er den Mund öffnete, um zu protestieren, nahm ich blitzschnell die Folie, drückte die Tablette raus und stopfte sie ihm in den Mund – eine Hohepriesterin der Drogen und ihr unfreiwilliger Bittsteller.

»Du blödes Arschloch!« Riche schmeckte die Medizin und erkannte, was ich getan hatte. Sein Blick machte mir Angst, ein Blick des Wahnsinns, wie man ihn bei einem Zwölfjährigen niemals sehen sollte. Die Augen loderten, und er torkelte mit dramatisch erhobenen Fäusten auf mich zu. »Ich bringe dich um, du verdammtes Arschloch!«

Mir brach der Schweiß aus, und ich wich zur Tür zurück. »Riche, wenn du mich umbringst, wer wird sich dann um dich kümmern?«

»Ich bringe dich um, und danach bringe ich mich selbst auch um!«

»Beruhige dich.« Ich versuchte meine Stimme zu kontrollieren, obwohl das Blut in meinen Ohren dröhnte. »Es tut dir nichts. Ich habe es dir nur gegeben, weil es für dich nicht gut ist, wenn du dich so aufregst.«

Ich wartete darauf, dass die Wirkung des Zyprexa einsetzte. Der Psychiater hatte mir gesagt, es würde Riche weniger aufgewühlt machen, und in dem Beipackzettel wurden Benommenheit und Schläfrigkeit als normale Nebenwirkungen aufgeführt. Ich erwartete also, Riche würde träge werden, sich eventuell einfach aufs Bett fallen lassen. Stattdessen kam er auf mich zu und drosch mit den Fäusten auf mich ein. Ich spürte, wie ich immer schneller zu atmen begann, das Dröhnen in den Ohren lauter wurde, und hob die Arme, um seine Schläge abzuwehren. Seine knöchrigen Unterarme trafen mich schmerzlich. Doch irgendwann ließ er von mir ab, zog sich zurück und begann wieder im Zimmer herumzulaufen, immer noch fluchend. Ich konnte nur hilflos zuschauen.

Die Zeit schien stillzustehen. Sekunden wurden zu Minuten, Minuten wurden zu Stunden. Die Welt außerhalb dieses Raums hörte auf zu existieren, und jedes Detail im Inneren dieses Hauses wurde glasklar. Die Tür des Kleiderschranks stand offen und gab den Blick auf eine armselige Auswahl an Kleidung frei – nicht kontaminierte Klamotten, in einem Drahtkorb verstaut. Oben auf dem Bücherregal befanden sich einige völlig verstaubte halb volle Adam's-Ale-Flaschen. An einem Ende des mittleren Regalfachs stand Riches geliebte Ausgabe von »Triss«. Die anderen Bücher und Zeitschriften waren wahllos im unteren Regalfach gestapelt, daneben ungeöffnete Geburtstagsgeschenke von früheren Schulfreunden. Das Bett in der hintersten Ecke des Zimmers war ungemacht. Von der anderen Raumseite warf das durch die dicken beigefarbenen Gardinen dringende Licht einen zynisch gelben Farbton auf die gesamte Szenerie.

Ich atmete die muffige Luft tief ein. Riche rannte immer noch durch den Raum. Sein Gesicht war wutverzerrt, und er nuschelte vor sich hin, doch seine Stimme schien von ganz weit entfernt zu kommen, und ich verstand kein einziges Wort. Ich fühlte mich erschöpft und müde, wollte raus aus diesem Raum, brachte aber nicht die Kraft auf, auch nur einen Schritt zu tun. Es schnürte mir die Kehle zu, und ich wartete auf Riches nächste

Aktion. Ich konnte spüren, wie sich der Druck in meinem Schädel aufbaute, und ich fragte mich vage, ob sich meine Mutter so gefühlt hatte, bevor ihre erweiterte Arterie geplatzt war.

Als ich zu sprechen versuchte, brachte ich nur sinnlose Satzfetzen hervor. Riche fletschte die Zähne und stürmte wieder auf mich los, fluchte und trommelte auf meine Oberarme. Woher nahm er nur die Kraft? Ich hörte ein wimmerndes Geräusch, und es dauerte einen Moment, bis ich begriff, dass es von mir kam. Dies war der Augenblick, als sich irgendetwas in meinem Geist ausschaltete und Stein für Stein eine weiße Wand zu errichten begann, die den Rest dieses Nachmittags abriegelte und dabei die Erinnerung an mehrere Stunden einfach schluckte, sodass nichts außer Blitzlichtern von Riches wütendem Gesicht an diesem Tag geblieben ist.

Zu guter Letzt brach er erschöpft auf seinem Bett zusammen. Ich bot ihm Wasser an und erwartete Protest, doch er nahm einige Schlucke aus der Flasche Adam's Ale und ließ sich wieder aufs Bett fallen.

Unten schmiss ich das restliche Zyprexa-Zeug in den Abfalleimer, saß eine Weile herum und hielt mir den Kopf. Doch unsere Endlosschleife, die wir abspulten, kannte kein Erbarmen. Schon bald musste ich mir die Hände waschen und mich auf den nächsten Drink vorbereiten.

*

Als Kevin an diesem Abend anrief, hatte er noch keine Ahnung, auf welche Scheißstimmung er sich da einließ.

»Die Jungs haben einen Surf-Ausflug vor«, sagte er leichthin, und die Vorfreude, die aus seiner Stimme troff, drohte mich von den Beinen zu reißen. Ich griff nach der Küchenbank, um mich gerade noch zu fangen. »Willst du mich verarschen? Du machst da nicht mit!«

»Ich habe doch gar nicht gesagt, dass ich mitmache. Ich wollte es dir nur erzählen«, sagte er mit einer Stimme wie Schmirgelpapier.

»Dich kümmert das hier alles einen Dreck!« Ich war nicht mehr zu halten. »Hast du überhaupt eine Ahnung, was ich hier alles mitmache?«

»Natürlich habe ich das. Ich weiß, dass es schrecklich ist.«

»Dann erzähl mir nicht irgendeinen Scheiß über dein gottverdammtes Surfen!« Mein Gesicht lief rot an vor Wut. »Das ist alles, was dich interessiert, stimmt's? Surfen und Arbeit.«

Er holte tief Atem. »Das ist nicht wahr. Ich kümmere mich um dich und die Kinder.«

»Ach, wirklich? Und warum hast du dann nicht gefragt, wie es Riche geht? Das ist doch wohl das Mindeste, was du tun könntest.«

»Es tut mir unendlich leid«, sagte Kevin. »Es tut mir *wirklich* leid. Ich weiß, dass ich mich Riche gegenüber wie ein Arsch benommen habe.«

»Du klingst aber nicht so. Kannst du nicht wenigstens versuchen, so zu tun, als wenn du es wirklich bereuen würdest?«

In dieser Art machte ich in einem fort weiter. Inzwischen hatte ich damit eine Routine entwickelt wie bei Riches Proteindrinks. Aber auch Kevin verhielt sich mittlerweile wie ein Veteran im Angesicht meiner immer häufiger auftretenden Wutanfälle. Er schien zu wissen, dass sie Ausdruck meiner Hilflosigkeit waren, und seine Taktik bestand darin, mit seinen Entschuldigungen fortzufahren, bis er den richtigen Ton getroffen hatte.

Als er mich schließlich fragte, wie der Tag gewesen sei, beruhigte ich mich und erzählte es ihm.

»Das hört sich an, als wenn er besessen ist, findest du nicht?«, meinte Kevin.

»Er ist besessen«, sagte ich.

Ich hatte angefangen, die Magersucht als bösartigen Dämonen zu betrachten. Und wahrhaftig, dieser Dämon hatte unsere ganze Familie in Besitz genommen. Jeden Einzelnen von uns, nicht nur Riche und mich. Footprints of Angels hatte mir dazu verholfen, Riche zu Hause zu behalten, und durch die Einrichtung hatte ich eine geeignete Ärztin gefunden, die seine Behandlung überwachte. Das hatte ihn vor der Einlieferung in ein Krankenhaus bewahrt und ihm wahrscheinlich auch das Leben gerettet. Doch obwohl wir Tausende Dollar für Riches individuelle Therapie ausgaben – die unglücklicherweise wenig dazu beitrug, ihn seine Proteindrinks leichter trinken zu lassen –, ließ man Kevin und mich völlig im Unklaren darüber, wie wir als Familie als geschlossene Front gegen diese Krankheit angehen sollten, weil wir in einem Nebel von Ignoranz und Verzagen ständig aneinandergerieten.

Für solche Fälle wusste ich aber auch, wo ich zur Überbrückung der Auseinandersetzungen Unterstützung finden würde. In der Speisekammer hatte ich einen Vorrat an Chardonnay deponiert, und so holte ich mir eine Flasche, nachdem Kevin aufgelegt hatte, und goss mir ein Glas ein. Der lauwarme Wein ließ mich zusammenzucken, doch nach ein paar kräftigen Schlucken machte mir die Temperatur nichts mehr aus. Ich ließ mich in die zunehmend dunkleren Schatten der Nacht fallen. Es wurde eine Vier-Gläser-Nacht.

26

Andys zweiten Aussetzer nach dem Parkhaus, als er mitbekommen hatte, wie sein Bruder beim Anblick von Motoröl durchgedreht war, erlebte ich nicht direkt mit. Es geschah bei Footprints of Angels, kurz nach der Motoröl-Geschichte.

Andy gefiel das Tagesprogramm bei Footprints. Er widmete sich etwa eine Viertelstunde alibimäßig den Schularbeiten und danach halbherzig den Handarbeiten. Bis jetzt hatte er zwei Seiten in seinem Fotoalbum geschafft. Auf einer befanden sich Fotos von ihm in verschiedenen kriegerischen Posen, wobei er den früher von ihm und Jacqui in Mullumbimby gefertigten Chiton trug. Die andere Seite war mit Bildern von meiner Mutter auf der Veranda unseres Cottage bestückt. Sie sitzt in ihrem Sessel mit einer gehäkelten Decke aus orangenen und rosafarbenen Vierecken auf dem Schoß und hält einen zahmen Ameisenigel im Arm. Aus ihrem Gesichtsausdruck spricht kindliches Wohlbehagen.

Andy behauptete, außer den beiden Seiten seines Fotoalbums auch eine Stoffpuppe gebastelt zu haben. Ich warf einen flüchtigen Blick auf die Puppe und sagte, das habe er aber toll gemacht, obwohl bei genauerem Hinschauen ziemlich klar war, dass er die vertrackte Näharbeit kaum selbst zustande gebracht haben konnte. Wahrscheinlich hatte er mit einem der Mädchen geschäkert, während dieses die Puppe für ihn genäht hatte. Wie sein Vater konnte auch Andy Charme versprühen, und es machte ihm Spaß, seine Zeit mit den magersüchtigen Patientinnen zu verbringen. Seine besondere Zuneigung galt einem hochgradig schwerhörigen achtzehnjährigen Mädchen, und man traf ihn oft auf einem Sofa neben ihr sitzend an. Ich erwartete an diesem speziellen Tag, einen entspannten und strahlenden Sohn vorzufinden. Stattdessen begrüßte mich Jan mit einem Stirnrunzeln.

»Andy hatte heute nicht seinen besten Tag«, sagte sie. »Er war stinksauer wegen Riches Magersucht, und das war wie ein Stich ins Wespennest.«

Es ging um Erinnerungen an Scott, wie sich herausstellte. Scott war ein Junge auf der gleichen Schule wie Andy in Sydney gewesen. Andy hatte Schwierigkeiten mit dem Lesen gehabt. Seine Legasthenie hatte sämtliche schulischen Bereiche beeinträchtigt: Wie sollte er sich in Mathematik zurechtfinden, wenn er die Aufgaben nicht verstand? Die Schule bot für ihn und zwei weitere Jungen einen speziellen Unterricht in Mathematik und Englisch an. Zusätzlich zur Legasthenie litt Andy unter einer gering entwickelten Feinmotorik, daher erhielten er und ein anderer Junge auch besonderen Sportunterricht. Mit den Bezeichnungen ›speziell‹ und ›besonders‹ konnte man natürlich niemanden täuschen, insbesondere nicht Scott, der Andy unablässig und erbarmungslos getriezt hatte.

»Wie geht es Andy jetzt?«, fragte ich.

»Es geht ihm gut. Die Mädchen waren alle unheimlich lieb zu ihm. Sie würden Scott kaum wünschen, allein mit ihnen in einem Raum gelassen zu werden.« Sie machte eine Pause. »Schauen Sie, was halten Sie davon, Andy ein paar Stunden länger bei uns zu lassen? Er muss sich auch über einen größeren Zeitraum hinweg von Riches Magersucht erholen können.«

Ich willigte ein. Insgeheim war ich sogar froh, dass ich mich nicht selbst mit Andys Kummer herumschlagen musste, obwohl mich im Nachhinein mein mangelndes Interesse für seine Probleme entsetzt. Aber Riches Bedürfnisse überschwemmten eben die aller anderen. Wenn ein Kind in der Brandung zu ertrinken droht, nimmt man sich ja auch nicht die Zeit, einem anderen Kind am Strand zu helfen, dem Sand in die Augen geflogen ist.

Später versuchte ich zu verstehen, wie dieser Nachmittag für Andy gewesen sein musste. Ich bemühte mich, ihn aus seiner Sicht zu rekonstruieren und dabei seine Erinnerungen zu nutzen. Aus seinem Blickwinkel war die Magersucht des Bruders wie ein gewaltiger Strudel, der ihn unter Wasser zu ziehen drohte. In der Hoffnung, dem armen Andy, der seine Frustration nicht mehr länger in sich hineinfressen konnte, damit zu helfen, fuhr Jans Mann Graeme stundenlang mit ihm durch Brisbane, um irgendwo aufblasbare Stehaufmännchen aufzutreiben. Andy meinte, diese seien geeignet »für fette Stubenhocker mit zu viel Brustbehaarung, die sich nur nach vorn zu lehnen brauchen, um dieser Puppe die Scheiße aus dem Leib zu prügeln, wenn der Schiedsrichter eine Entscheidung fällt, über die sie sich ärgern«. Sie kauften zwei – eine für direkt, die zweite für später.

Über Wochen hinweg war der Druck in Andy gewachsen, doch er hatte nicht zu weinen gewagt. Er wollte seiner Mutter das Leben nicht noch schwerer machen. Sie lächelte kaum und sah schrecklich aus. Wenn ihr etwas zustoßen sollte, was würde dann aus ihm und Riche werden? Jetzt war ihm heiß, und vor lauter Heulen war er nass geschwitzt, und die Ekzeme in seinen Kniegelenken juckten. Er versuchte zu sprechen, doch als er den Mund aufmachte, verschluckte er sich an seinen Worten. Frustriert stampfte er mit den Füßen. Irgendjemand redete ihm zu – eine Therapeutin oder eines der Mädchen –, aber der mitleidige Tonfall ließ seine Tränen nur noch heftiger fließen. Und je mehr er gegen den Tränenfluss anzukämpfen versuchte, desto schlimmer wurde es. Verpass dem Stehaufmännchen einen, Andy, sagt er sich. Also drosch er auf die Puppe ein, die er und Graeme gekauft hatten. Sie war fast so groß wie er selbst, und mit jedem Schlag ließ er den Kopf der Puppe auf den Boden donnern. Und jedes Mal prallte dieses Stehaufmännchen mit seinen mit Wasser gefüllten Füßen und seinem aufgeblasenen Körper und demselben bescheuerten Gesichtsausdruck wieder zurück. Stocksauer über die stoische Ruhe, mit der die Puppe seine Schläge wegsteckte, schlug er erneut zu. Doch diesmal trat er dem Stehaufmännchen, während es sich wieder aufrichtete, mit ganzer Kraft mitten ins Gesicht, sodass es platzte. Da endlich lächelte Andy – ein tränennasses Lächeln –, als die Luft entwich und die Puppe in sich zusammensackte und vor seinen Füßen den Geist aufgab.

*

Graeme war in Melbourne geblieben, als Jan 2002 nach Brisbane zog, um Footprints zu gründen. Ein paar Wochen vor Andys Ausraster war er nachgekommen und hatte die Stelle der Frau am Empfang übernommen, die in Mutterschutz gegangen war. Riche und Andy fanden ihn toll. Als früherer Basketballspieler, groß gewachsen und kräftig gebaut, dazu immer mit einem Lächeln auf den Lippen, war er das männliche Gegenmittel gegen den schwülstigen femininen Stil der Klinik. Die Jungen müssen die Anwesenheit ihres Vaters vermisst haben, obwohl Riche das nie eingestanden hätte. Graeme gab sich mit beiden die größte Mühe, indem er die unbezahlte Rolle eines inoffiziellen Ratgebers übernahm.

Als Riche ihm erzählte, wie sehr er Terry Pratchetts Scheibenwelt-Romane liebte, kaufte Graeme eines der Bücher und las es, um mit Riche darüber diskutieren zu können. Kurz darauf hatte er Andy die Stehaufmännchen besorgt, die perfekte männliche Antwort auf die Aggression eines kleinen Jungen. Ich war ihm ungeheuer dankbar und wusste, dass Kevin es ebenfalls sein würde, selbst wenn dieser das Gefühl haben musste, ein anderer Mann sei zumindest zeitweise an seine Stelle getreten. Aber auf eine Sache konnte ich mich bei Kevin immer verlassen – er würde es nie zulassen, dass sich seine eigenen Gefühle von Verletztsein oder Eifersucht den Bedürfnissen seiner Kinder in den Weg stellen würden.

Als Jan und Graeme Andy am Spätnachmittag ins Reihenhaus brachten, warf Jan erst einen vorsichtigen Blick auf die Gucklöcher im Treppengeländer, bevor sie mir zuflüsterte: »Wir sind mit ihm zum Abendessen zu McDonald's gefahren – er hat Chicken Nuggets und Fritten bekommen und sich damit den Bauch vollgeschlagen.«

Andys Augen waren gerötet und geschwollen, doch er machte einen ruhigen Eindruck. Ich glaube, dass ich ihn fest in die Arme geschlossen habe. Jedenfalls hoffe ich es. Er erzählte mir nicht direkt von dem zerschmetterten Stehaufmännchen, da er bestimmt meinte, die Geschichte würde mich nicht interessieren. Stattdessen fragte er mich etwas, das, wie alles in diesem Jahr, für Riche von Bedeutung war: »Kannst du mir bitte die Zahnpasta von oben holen? Ich muss erst den McDonald's-Geruch loswerden, bevor ich nach oben gehe.«

Es stellte sich heraus, dass Andy die Zahnpasta nur brauchte, um Riches Geruchssinn zu täuschen – nicht, um sich die Zähne zu putzen. Unbemerkt hatte er kurz nach seinem Umzug nach Brisbane aufgehört, sich täglich die Zähne zu putzen. Als er sehr viel später mit mir darüber sprach, war die Zurückhaltung in seiner ironischen Stimme nicht zu überhören, dieser Schutzschild, der sich nach dem Brisbane-Jahr um sein Herz gelegt hatte. Er erzählte mir davon, wie er an jenem Abend mit der Zahnbürste in der Hand vor dem Waschbecken gestanden und gedacht hatte: Scheiß drauf! Mein Bruder hat Magersucht. Für mich gibt's weiß Gott wichtigere Dinge, über die ich mir Sorgen machen muss, als ausgerechnet Zähne!

Er gestand mir auch, dass er in dem Jahr viel geflucht hatte. Davon habe ich nie etwas mitbekommen.

*

Ich konnte Andy wenig Trost bieten, aber ich verfügte über das Geld, jemand anderen dafür zu bezahlen, dass er für mich in die Bresche sprang. Zusätzlich zur Teilnahme am Tagesprogramm bekam Andy jede Woche eine Stunde Therapie, jede Woche eine Stunde Ernährungsberatung und in den meisten Wochen ein Vier-Augen-Gespräch mit Anna, die das Tagesprogramm leitete. Wenn man meine Therapiestunde mit einbezog, kam man auf wöchentliche Kosten für Footprints von annähernd 1200 Dollar. Zum Glück hatten Riches zwanghafte Käufe das Angebot bei Games Workshop reduziert, daher beliefen sich unsere dortigen wöchentlichen Ausgaben konstant auf etwa 200 Dollar. Hinzu kamen aber noch die Miete für unser Reihenhaus in Brisbane und die Kinderbetreuung für Louise. Kevin blutete schrecklich – und ich weigerte mich, irgendwelche Änderungen in Betracht zu ziehen. Ich wusste, dass wir uns glücklich schätzen durften, uns all diese Hilfe leisten zu können. Für andere Betroffene war das nicht so leicht. Ich lernte eine Familie kennen, die sogar ihr Haus hatte verkaufen müssen, um die Therapie der Tochter zu finanzieren. Und ich erinnere mich, wie ich mir überlegte, dass es auch einen anderen, kostengünstigeren Weg geben musste, Magersucht zu behandeln. Natürlich gab es den. Doch damals war mir das noch nicht klar.

In der Woche nach Andys Ausraster legten sich die Therapeuten besonders ins Zeug. Der Ernährungsberater nahm ihn in den örtlichen Supermarkt mit, wo sich die Mädchengruppe der Provokation durch Lebensmittel stellen sollte. Wie Riche war auch Andy immer sehr schlank gewesen, und in der Vergangenheit hatte mich dies nie beunruhigt. Jetzt hoffte ich, er würde ein paar Pfunde zulegen – obwohl ich mich natürlich fragen musste, wie das bei den komischen Gerichten, die ich zubereitete und die eher dem Lieblingsmenü eines Magersüchtigen entsprachen, klappen sollte. Teils wegen der tief sitzenden Depression, die meinen Geist phlegmatisch machte, teils aus Furcht, Riche ausflippen zu lassen, bekam Andy von mir zum Frühstück nur Toast mit Promite, tiefgekühlten Fisch mit Fritten als Hauptmahlzeit am Mittag, danach noch etwas Obst und abends irgendetwas. Es tröstete mich wenig, dass er schon immer viel Wirbel um sein Essen gemacht und darin herumgestochert hatte.

Jan war damit einverstanden, dass Andy ein paar Gespräche mit dem Ernährungsberater führen sollte. Die Herausforderung für die Mädchen mit Magersucht bestand darin, in den Supermarkt zu gehen und gefürchtete Lebensmittel auszuwählen. Andys Herausforderung war es, sich für einen Imbiss zu entscheiden, den er noch nie probiert hatte. Riche blieb bei Footprints, da er nicht in der Lage war, sich einem Supermarkt zu nähern.

Andy mochte die Supermarkt-Besuche allerdings auch nicht sonderlich. Wie er mir später erzählte, hatte er jedes Mal Angst, eines der Mädchen könne sich vor ein Auto werfen, wenn sie die Straße mit dem vorbeiflitzenden Verkehr entlanggingen.

Anna hatte Andy in ihr Herz geschlossen und bemühte sich gewaltig, ihm das Gefühl zu geben, dass man sich um ihn kümmerte. Ich war froh darüber. Ich bin mir nicht ganz sicher, aber ich meine, es sei in jener Woche gewesen, dass Anna Andy das größte bemalte Glasfenster von Brisbane zeigte. Ich habe ein weniger schlechtes Gewissen wegen meiner Vernachlässigungen ihm gegenüber, wenn ich mir vorstelle, wie er in dem stillen Zufluchtsort einer Kirche in juwelenähnliche Farben getaucht steht und seine Hand von Anna gehalten wird.

*

Im Reihenhaus hatte Andy seine eigene Methode entwickelt, den Stress abzubauen. Weit weg von seinem Sandkasten in Byron Bay hatte er sich angewöhnt, im Wohnzimmer auf und ab zu gehen und sich dabei eine Fantasiewelt aus den Fingern zu saugen, abenteuerliche Landschaften mit lauter Monstern und Dämonen, die es zu bekämpfen galt. Viel später gestand er mir, die Fußbodenfliesen hätten ihn fast verrückt gemacht. Sie hatten die falsche Größe, wie er meinte: »Diese ganzen Spalten! Ständig bin ich auf sie draufgetreten.« Die Spurrillen der Zwangsvorstellungen haben sich in unserer Familie tief eingegraben.

Die Kätzchen beobachteten Andys Dauerlauf von der obersten Stufe ihres Kratzbaums. Von Zeit zu Zeit kam eine graue

Pfote hervorgeschossen, wenn Andy vorbeikam. Darauf antwortete Andy mit einem Schlag gegen die Spielzeugmaus, die am Kratzbaum herabhing, was die Kätzchen wiederum meistens ignorierten, bis er eines Tages – nachdem Riche wieder von so einem grauenhaften Magersucht-Anfall gebeutelt worden war – der Maus einen derart kräftigen Hieb versetzte, dass sie vom Faden abriss, an die gegenüberliegende Wand titschte und auf den Boden fiel.

Gelegentlich schaffte ich es, mich aus meiner hauptsächlichen Beschäftigung mit Riche zu lösen und etwas Spaß mit Andy zu haben. Mehr aus Zufall hatten wir ein paar Spiele entwickelt, die wir im Inneren des Hauses spielen konnten, sodass ich Riche nicht allein lassen musste. Es begann eines Tages damit, dass ich an Andy vorbeiging und impulsiv meine rechte Hand ausstreckte, mit zwei Fingern auf ihn zielte, den Daumen ausfuhr und abdrückte. Andys linke Hand sauste zur Hüfte, doch er erreichte sein Halfter nicht schnell genug. Ich ließ meine Hand sinken. »Peng! Getroffen.«

Andy griff sich an den Hals, gab gurgelnde Geräusche von sich und rollte mit den Augen, dann sackte er auf der Erde zusammen, wo er sich noch ein bisschen krümmte und stöhnte, bevor er erstarrte. Nach ein paar Sekunden öffnete er die Augen und grinste. »Du bist verdammt schnell«, sagte er. »Und du schießt gut.«

Danach durchsiebte ich ihn regelmäßig mit ganzen Schusssalven. Und irgendwie schaffte er es nie ganz, schneller zu schießen als ich. Wir hatten immer unseren Spaß daran, obwohl ich, wie Andy mir später versicherte, oft viel zu nervös für dieses Spielchen war, wenn ich Riche gerade einen Proteindrink nach oben brachte.

Das andere Spiel bezog Riches Gucklöcher mit ein, jene beiden ins Treppengeländer eingelassenen Rechtecke, durch die er mich im Auge behalten konnte, wenn ich seine Drinks zubereitete. Heute verblüfft es mich, dass ich nie auf die Idee kam, diese Löcher mit ein paar Seiten meiner nutzlosen Magersucht-Bücher zu bedecken, aber vielleicht war die Freude an unserem Spiel ja das bisschen Anspannung wert.

Eines Tages spürte ich in der Küche plötzlich, dass mich jemand beobachtete, und als ich hochblickte, entdeckte ich in einem der Löcher Andys vom Körper abgetrennten Kopf.

»Jemand hat mir den Kopf abgehackt«, sagte er mit ausdruckslosem Gesicht, und ich musste derart lachen, dass ich fast vom Stuhl gefallen wäre. Andys Kopf verschwand wieder, und er rollte die ganze Treppe herunter und hielt sich vor Lachen den Bauch. In der Woche nach Andys Ausraster spielten wir diese Spiele wie auch sonst immer mehrmals am Tag. Wir verhielten uns wie Kinder in einem Kriegsgebiet, die sich mit Holzstielen als Gewehre und Plastikflaschen als Granaten die Zeit vertreiben.

Doch jeden Abend, wenn die Sonne unterging, krochen die Dämonen unter meinem Bett hervor und machten Jagd auf Andy. Nacht für Nacht bewegte er sich auf seiner Matratze herum und fand keinen Schlaf. Ich döste weg, und wenn ich gegen Mitternacht aufwachte, fuhrwerkte er im Badezimmer herum oder hatte sich hingesetzt und las einen Comic. Und tagsüber, wenn er nicht gerade erschossen oder enthauptet wurde, zeigte sich seine Ängstlichkeit in seiner wachsamen Art und den unsicheren Schritten, als wenn er durch das federleichte Aufsetzen der Füße verhindern wollte, dass sich in unserem Leben Erschütterungen ergaben.

Riches Magersucht litt nicht unter derartigen Bedenken, wie wir bei unserem nächsten Freitagabendausflug zu Games Workshop feststellen mussten. Ich war draußen auf der harten Holzbank mit meinen Näharbeiten beschäftigt, und nach einer Weile schaute ich mal kurz nach, wie es drinnen lief.

Mindestens fünfzehn Jungen hatten sich um die Spieltische versammelt. Riche stand etwas abseits der Gruppe. Wir lebten jetzt seit sieben Monaten in Brisbane, und das Haar reichte ihm bis zur Mitte des Rückens und hing ihm als aschblondes Bündel ins Gesicht. Er sah aus wie ein geschrumpfter Gandalf. Games Workshop war der einzige Ort, an dem irgendetwas, sei es ein Rest gesellschaftlicher Konventionen oder seine totale geistige Inanspruchnahme, dafür sorgte, dass er die Beine stillhielt. Andere Kids saßen mit ihren Farbtöpfen und filigran gespitzten Pinseln an den Maltischen, und im ganzen Raum surrte es von jugendlichem Enthusiasmus. Ich beschloss, mich auf einen Kaffee davonzupirschen.

Im Vergleich zu den quirligen Kindern wirkten die Gäste im Café halbwegs anästhesiert. Unscharfe Figuren hingen in den bequemen Sesseln herum, blätterten in Zeitschriften oder unterhielten sich in konspirativer Tonlage. Ich nippte an meinem Cappuccino, knabberte am Rosinentoast und ließ die Musikberieslung an mir vorbeirauschen.

Bei meiner Rückkehr entdeckte ich in der Nähe der Eingangstür Andy mit einem Katalog in der Hand. Er schaute zu mir herüber und sah mich, und ich hatte den Eindruck, dass er auf mich gewartet hatte, da er den Katalog an der Kasse ablegte und aus dem Laden gelaufen kam.

»Riche ist von oben bis unten mit Blut besudelt. Er sieht total gruselig aus.« Speichel sammelte sich in seinen Mundwinkeln, als er die Wörter ausspuckte. »Kannst du ihn da rausholen?«

»Beruhige dich«, sagte ich. »Was ist denn passiert?«

»Er hat sich die Handrücken so stark aufgekratzt, dass sie bluten. Er wischt das Blut überall an seinem Hemd und der Hose ab. Die anderen drehen völlig durch.«

Riche stand im rückwärtigen Teil des Ladens hinter dem großen Spieltisch. Ich betrat den Raum und forderte ihn auf, zu mir zu kommen. Als er näher kam, sah ich seine blutbefleckte Kleidung. Auch die Hände und Unterarme starrten vor Blut. Er schaute mich mit besorgter Miene an.

»Müssen wir wirklich gehen?« Wieder wischte er seine Hände ab. »Da läuft gerade ein tolles Spiel.«

»Deine Hände.« Seine mangelnde Wahrnehmung der Realität verschlug mir fast die Sprache. »Du hast überall Blut. Was ist passiert?«

Riche betrachtete seine Arme. Monate pathologisch bedingten Schrubbens ließen die Haut wie eine Mondlandschaft aussehen. »Oh«, sagte er. »Die haben zu bluten angefangen. Ich musste sie abwischen.«

Ein Mitarbeiter kam zu uns. »Wir wollten Pflaster draufmachen«, sagte er, »aber Riche hat es uns nicht erlaubt.«

Ich lief rot an. »Entschuldigen Sie bitte! Ich nehme ihn mit nach Hause.«

Draußen wurde ich etwas ungehaltener, als ich mit Riche sprach: »Hast du eigentlich eine Ahnung, wie du auf andere Leute wirkst?«

Ich hasste die verwunderten starren Blicke und das Flüstern, das wir regelmäßig ernteten, wenn wir in der Öffentlichkeit stritten, und ich hasste es, dass es mir nicht egal war, was andere über uns dachten. Am Eingang zu Myers befahl ich Riche, dicht bei mir zu bleiben und den Verkaufsartikeln auszuweichen.

»Wir halten uns an den Mittelgang«, sagte ich.

»Und was, wenn jemand Essenssachen bei sich hat?«

»Schade, dass du daran nicht gedacht hast, bevor du dir das Blut an deine Klamotten geschmiert hast.«

Vielleicht hielt meine sichtbare Verärgerung die Leute von uns fern, als wir durch das Kaufhaus marschierten, denn wir schafften es unbehelligt bis nach Hause. Dort wusch sich ein kleinlauter Riche die Hände und ließ es sogar zu, sie von mir bandagieren zu lassen – nachdem er genau hingeschaut hatte, wie der Verband aus der Verpackung genommen wurde.

27

Zwei oder drei Wochen später kam Riche mitten in der Nacht in mein Schlafzimmer, um mich für seinen ersten Proteindrink zu wecken. Verschlafen und erschöpft rollte ich mich auf die andere Seite und blickte auf den Wecker. Es war 3:30 Uhr. Keine Frage, es war einen Kampf wert.

»Nichts da«, sagte ich. »Noch zu früh.«

Riche winselte und bettelte, doch ich blieb hart. »Und da du mich aufgeweckt hast«, sagte ich, »bekommst du deinen Drink nicht vor fünf Uhr. Ich will heute nicht unser Auto zu Schrott fahren, nur weil ich noch halb tot bin. Ich brauche meinen Schlaf.«

»Das ist zu spät.«

»Pech gehabt.«

»Dann trinke ich ihn nicht.«

»Dir bleibt keine andere Wahl.«

Ich ließ mich nicht beirren und kuschelte mich wieder in mein warmes Bett. Nach ungefähr zehn Minuten zog sich Riche zurück, ich stellte den Wecker und schlief weiter. Damit hatte ich einen Schalter umgelegt. Fünf Uhr wurde zum neuen Tagesbeginn – dem Zwang sei Dank. Bis dahin hatte ich oft das Gefühl gehabt, nur auf dem Beifahrersitz zu hocken, während Riches Krankheit am Steuer saß. Diesmal nicht. Endlich war ich es mal und nicht diese verfluchte Magersucht meines Sohnes, die sagte, wo es langging.

Aufgerieben durch diesen gnadenlosen Despoten, als der sich Riches Krankheit erwies, überprüfte ich in keiner Phase wirklich, welche Fortschritte ich bereits bei ihm erzielt hatte. Hätte ich das getan, dann wäre mir aufgefallen, dass ich den Bogen langsam herausbekam, wie ich mit seinen Zwängen umgehen musste. Ich hatte gelernt, so lange zu warten, bis sich die richtige Gelegenheit von selbst anbot, eine Änderung in Angriff zu nehmen, dann erst packte ich mit fester Hand zu. Ich war unerbittlich und musste klingen, als meinte ich wirklich, was ich sagte, und als sei ich überzeugt, dass es auch geschehen würde. Es half, mir vorzustellen, ich sei ein freundlicher Riese – liebenswürdig, aber entschieden. Dieselbe Vorgehensweise funktionierte bei der Verabreichung der Proteindrinks und würde vermutlich eines Tages auch bei normalem Essen klappen.

Jede Änderung war wie eine Neuprogrammierung – das alte Verhaltensmuster wurde restlos gelöscht. Jeder kleine Sieg half, mein Selbstvertrauen in meine Fähigkeiten als Mutter wieder aufzubauen, das durch den größten Teil der Lektüre derart zerschlagen worden war. Dasselbe war mir aber ungewollt auch durch meine Ausgrenzung bei Footprints widerfahren, wo man mir den Eindruck vermittelte, die wöchentlich fünf Sitzungen mit Sonia und dem Ernährungsberater seien entscheidend für Riches Genesung.

Dies war kein vorsätzlicher Versuch, mich Fehlinformationen auszuliefern. Die Footprints-Therapeuten mühten sich bei diesen schwierigen Patienten mit unermüdlicher Hingabe und echtem Mitgefühl ab. Das Beharren der Klinik auf regelmäßiger Nahrungszufuhr für Riche war entscheidend für dessen Wohlergehen und ermöglichte es mir, ihn nicht ans Krankenhaus zu verlieren. Die Vorschrift, sich an die medizinische Überwachung zu halten, war vorbildlich. Jan veranstaltete von Zeit zu Zeit Informationsabende für Eltern, um diese Krankheit besser verständlich machen zu können. Bislang lagen noch keinerlei Informationen über andere Behandlungsansätze vor, bei denen die Eltern in die Therapie einbezogen wurden, und ich glaube immer noch, dass Footprints zu jener Zeit die für uns beste verfügbare Option in Australien war.

Doch die tägliche Psychotherapie war unnötig und von zweifelhaftem Nutzen für ein ausgehungertes Gehirn – abgesehen davon, dass es für weniger begüterte Familien, als wir es waren, schlichtweg nicht zu finanzieren gewesen wäre. Außerdem begann ich zu vermuten, dass ich eine größere Rolle für Riches Genesung würde spielen können – oder bereits spielte –, als man mich glauben machte. Ich hatte die Bluttest-Krise, die Kalium-Krise und später auch die weitaus heftigere Motoröl-Krise allein überstanden. Und vielleicht war der Moment, als ich das verstand, der Punkt, als sich das Blatt zu wenden begann. Es ist schwer zu sagen. Aber ich begriff langsam, dass ich mit allem fertigwerden würde, was mir diese Krankheit auferlegte, und dass ich mit den Krisen vielleicht sogar besser umgehen konnte als ein Fremder, da ich Riche so gut kannte. Schließlich war ich seine Mutter.

Da hatte es vorher diesen seltsamen diffusen Lichtschein gegeben, und gewiss erwarteten mich noch weitere Herausforderungen, doch diese Magersucht würde mich nicht unterkriegen. Riche nahm seine Proteindrinks und trank Wasser, sein Gewicht nahm sehr langsam zu, und er kam damit zurecht, dass sich die restliche Familie in der Wohnung aufhielt, auch wenn zwei Mitglieder in die untere Etage verbannt wurden. Sein Verhalten bei Games Workshop wurde immer besser.

Ein langer und steiniger Weg lag noch vor uns. Dennoch begann ich bereits an die Möglichkeit einer Rückkehr in unser Haus in Mullumbimby vor Ablauf der prognostizierten fünf Jahre zu glauben.

*

Doch der ständige Stress forderte seinen Tribut. Nachdem ich fünf Tage lang nur etwas gehustet hatte und mit laufender Nase herumgelaufen war, wachte ich an einem Samstagmorgen Ende September mit heißer Stirn und trockener Kehle auf. Ich spürte ein Stechen in der Brust und fühlte mich schwer und träge. Als ich mich aufrichtete, begann das Zimmer zu schwanken und zu schaukeln, daher ließ ich mich wieder in das Kopfkissen zurückplumpsen. Ich hustete – ein tiefer, rasselnder Husten, der hässlichen grünen Schleim herausbeförderte. Ich wusste, was das hieß, denn ich hatte schon einmal eine Lungenentzündung gehabt. Diesmal würde ich mich garantiert schneller in die Obhut eines Arztes begeben, denn beim vorigen Mal in Sydney hatte mir meine Nachlässigkeit eine Woche Krankenhausaufenthalt eingebracht – und das konnte ich mir wahrlich nicht leisten.

Ich tastete unter meinem Kopfkissen nach einem Taschentuch und spuckte den Schleim hinein. Dann richtete ich mich auf, diesmal ganz langsam, und wartete, dass ich etwas klarer im Kopf wurde. Die Katzen lagen zusammengekuschelt am Fußende des Bettes. Eine öffnete die Augen, beobachtete mich eine Weile, gähnte und legte sich wieder hin. Nachdem sich das Schwindelgefühl gelegt hatte, stieg ich vorsichtig aus dem Bett, um Andy nicht zu wecken, der auf seiner Matratze auf dem Boden schlief.

Mein Husten musste Riche aufgeschreckt haben, denn er erschien in der Türöffnung und trug seine durch den Schlaf zerknitterte Hose und das sein Umweltbewusstsein dokumentierende T-Shirt. Seine durch die Magersucht hervorgerufenen Phobien ersparten mir zumindest die Anschaffung von Schlafanzügen.

»Es ist fünf Uhr«, sagte er. »Kannst du mir meinen Proteindrink holen?«

»Natürlich.« Ich hustete. »Ich muss mir nur erst die Hände waschen.«

Sobald wir mit dem Drink und unserem Begleitritual fertig waren, ging ich in mein Badezimmer und schälte mich aus dem schweißnassen Pyjama. Als ich mich an die Wand der Duschkabine lehnte und das dampfende Wasser über meinen Körper laufen ließ, löste das heiße Nass einen weiteren Hustenanfall aus, der mir die letzte Kraft raubte. Ich wollte gern Riche und seiner Angst vor vagabundierenden Kalorien einen weiteren Kontakt mit dem Gesundheitswesen ersparen, aber irgendwie mussten wir an diesem Tag über die Runden kommen. Dennoch musste der Arztbesuch bis nach Games Workshop warten.

Am Vormittag erreichten wir den hinlänglich bekannten Bereich von Parkdeck 3 im Myers-Parkhaus. Ich kümmerte mich um Riches Sicherheitsgurt und den Türgriff. In acht Monaten hatte sich deren Status als ›kontaminiert‹ nicht geändert. Wir gingen zu dem Treppenaufgang, der zu den Fahrstühlen im über uns liegenden Stockwerk führte. An der ersten Stufe starrte Riche auf die Stelle, an der Wochen zuvor der Ölfleck seine Hand berührt hatte. In weitem Bogen wich er zur anderen Seite der Treppe aus und richtete sein Augenmerk jetzt auf die Stufe, auf der das zerquetschte Frittenstück gelauert hatte. Sein Blick war so intensiv, als benutzte er UV-Licht, um die verblassenden Spuren an einem Tatort zum Vorschein zu bringen. Die ersten beiden Stufen nahm er normal, die dritte, die auf ewig kontaminierte Stufe, überflog er aber mit einem langen Satz.

Nachdem wir die Treppe bewältigt hatten, postierten Andy und ich uns wieder links und rechts von Riche, jederzeit bereit, eventuell auftauchende Hamburger oder Cola-Dosen abzuwehren. Wir schlängelten uns durch die Reihen parkender Autos zum Fahrstuhl. Kaum drinnen, huschte Riche in die hinterste Ecke, stoppte aber rechtzeitig vor der unsichtbaren Tapete aus Kalorienpartikeln. Auf jeder Etage stiegen Leute ein und drehten sich um, mit dem Gesicht zur Tür. Riches Blicke durchbohrten ihre Rücken, während ich mein Bestes gab, um mein Husten zu unterdrücken. Dann hielt der Fahrstuhl in der Lebensmittelabteilung, und ein kleines Kind mit einem Hamburger in der Hand stieg ein.

Riche starrte voller Entsetzen auf das Fast Food. Sein Körper erstarrte, die Gesichtsmuskeln bildeten ein Rastermuster aus Angst.

»Schau mich an«, sagte ich, immer noch edelmütig und nach Kräften bemüht, rational zu argumentieren. »Kalorien fliegen nicht durch die Luft.«

Doch Riche hörte nichts mehr. Sein Gesicht zuckte, er umklammerte seinen dürren Hals und krümmte sich in der Fahrstuhlecke. Die Augen standen voller Tränen, seinem Mund entwichen leise Würgegeräusche. Köpfe wendeten sich um und wurden wieder nach vorn gerichtet, peinlich berührt von einem derart unverantwortlichen öffentlichen Ärgernis. Niemand lachte. Ich näherte mich Riche und breitete meine Arme als menschlichen Schutzschild zwischen meinem Sohn und den

Killer-Kalorien des Hamburgers aus. Andy übernahm die Wache an der anderen Seite. Unbeeindruckt schlug das Kind seine Zähne in den Hamburger. Riche stöhnte auf und umklammerte seinen Hals noch stärker.

»Hör auf!«, zischte ich Riche an.

Die Tür öffnete sich in Ebene Q, der untersten Etage des Myers-Kaufhauses, und der Lift spuckte den Hamburger und die meisten Fahrgäste aus. Ich blockierte die Tür und vermied es dabei, den übrigen Leuten in die Augen zu schauen, dann wartete ich auf Riche. Er zögerte.

»Komm«, sagte ich, »du musst hier aussteigen. Das Kind mit dem Hamburger ist verschwunden.«

Andy stieg aus und bezog seinen Wachposten, während Riche mit dem gewohnten Riesenschritt über die Metallleiste hinwegstieg. Am Eingang zur Krawattenabteilung von Myers blieb er stehen und spähte die vor ihm liegende Strecke aus. Das Hamburger-Kind war nirgendwo zu sehen, also wählte er vorsichtig seinen Weg entlang von Vitrinen mit zusammengerollten Krawatten und zwischen den Gestellen mit herabhängenden Schlipsen hindurch. Mit unseren wachsamen Blicken rundherum und dem finsteren Wir-machen-keine-Gefangenen-Auftreten gegenüber Junkfood müssen Andy und ich wie die Bodyguards des Präsidenten ausgesehen haben.

Und dann endlich waren wir im Aufzug zu Games Workshop und fuhren zwei Stunden Freiheit entgegen.

Es schien, als seien nur Minuten vergangen, und doch war es bereits halb zwölf: Zeit zum Aufbruch ins Reihenhaus für den nächsten Proteindrink. Dort würde ich Graeme anrufen. Das Vorgehen war nicht perfekt, aber in Notfällen konnte ich auf

Jans und Graemes Unterstützung zählen. Ich wusste, dass Jan übers Wochenende nach Melbourne geflogen war, doch vielleicht hatte Graeme ja Zeit, sich um die Jungen zu kümmern, während ich zum Arzt ging. Sie könnten sich über Terry Pratchett unterhalten oder Andys verbliebenes Stehaufmännchen verprügeln. Als ich Graeme anrief, sagte er mir, er sei nicht in der Stadt, sondern zu Besuch bei Freunden. Er würde aber kommen, falls ich ihn bräuchte.

Ich lehnte das Angebot ab und legte auf. Dann rief ich Kevin in Mullumbimby an und informierte ihn. Er bot an, nach Brisbane zu fahren, doch erneut lehnte ich ab. Die Jungen würden es ein paar Stunden allein aushalten.

Nachdem Riche seinen 13:30-Uhr-Proteindrink ausgetrunken hatte, ging ich nach unten und holte Handtasche und Autoschlüssel. Andy saß auf dem Sofa und las in einem Comicheftchen.

»Ich fahre zur Notfallstation des Wesley Hospital – das liegt am nächsten«, sagte ich. »Ich rufe dich an. Kannst du solange für mich ein Auge auf Riche werfen?«

Andy schaute von seinem Comicheftchen hoch. Falls ihm unwohl in der Rolle eines Interimsaufsehers gewesen sein sollte, zeigte es der Ausdruck seiner haselnussbraunen Augen nicht.

»Wirst du wieder gesund?«, fragte er.

Ich reckte den rechten Daumen und ging nach oben, um Riche zu benachrichtigen.

»Wer kümmert sich denn um mich, wenn du im Krankenhaus bleiben musst?«, fragte er.

»Ich bin erwachsen«, sagte ich. »Mich kann man nicht festhalten. Ich bin bald zurück.«

Riche begann mit dem Fuß auf den Boden zu klopfen. »Mein

nächster Drink ist um halb fünf fällig«, sagte er. »Du kommst doch auf keinen Fall zu spät? Wenn du zu spät kommst, nehme ich ihn nicht.«

*

Als ich auf dem Coronation Drive das Krankenhaus beinahe erreicht hatte, schaute ich auf die Uhr: Mir blieb noch etwas mehr als eine Stunde. Die letzten beiden Drinks waren besonders schwierig, da sie dicht aufeinanderfolgten, aber ich hatte es gelernt, Riches Zeitplan nicht durcheinanderzubringen.

Ich bog zum Wesley Hospital ab. Beim Anblick der vertrauten Umgebung drehte sich mir beinahe der Magen um. Dies war der Ort mit dem ›Fick-dich‹-Besuch bei der Kinderärztin und den zahlreichen Bluttests durch Trish gewesen. Man hatte mir auch erzählt, dies sei das Krankenhaus, in dem vor nur fünf Jahren Rebecca gestorben war, deren Mutter die Nutzung der Räumlichkeiten für Footprints of Angels gestiftet hatte. Die Notfallstation befand sich allerdings in einem anderen Flügel.

Ich meldete mich an und fand danach eine Telefonzelle, sodass ich Andy anrufen konnte. Zu Hause war alles in Ordnung. Und wie ging es mir? Würde ich lange wegbleiben? Riche bastelte an seinen Warhammer-Figuren. Andy durfte von der Türschwelle aus zuschauen – ein umwerfendes Novum.

Ich hatte meinen Besuch zeitlich so geplant, dass ich dem Massenandrang der Leute mit Sportverletzungen am Samstagnachmittag auswich, daher brauchte ich nicht lange zu warten. Eine Schwester führte mich in einen kleinen Raum, und ein junger forscher Arzt erschien. Er stellte ein paar Fragen und nickte, als ich ihm erklärte, weshalb ich wieder nach Hause müsse, hörte mit dem Stethoskop meine Brust ab und füllte ein Formular für die Röntgenaufnahme aus.

Eine halbe Stunde später stand ich mit ihm vor dem Leuchtkasten mit dem Röntgenbild. Der Arzt nahm einen Stift aus der Tasche und deutete auf ein paar diffuse weiße Stellen auf dem Film. »Leichte Schatten im unteren Bereich des linken Lungenflügels«, sagte er. »Genau dort. Ich denke, Sie haben eine leichte Lungenentzündung, aber das ist nichts Ernstes. Ich gebe Ihnen ein Antibiotikum mit, und dann können Sie getrost wieder nach Hause fahren. Kommen Sie zurück, falls es schlimmer werden sollte.«

Ich dankte ihm, schaute auf die Uhr, als ich die Rechnung beglich, und benachrichtigte Andy, dass ich auf dem Heimweg sei. Laut Andy war Riche bereits dabei, oben an der Treppe Trampelpfade in den Teppich zu laufen und auf seinen nächsten Drink zu warten, der in zehn Minuten anstand. Dank geringen Verkehrs und Bleifuß schaffte ich es eine Minute vor Ablauf der Frist. Das staatliche Gesundheitssystem hatte diesmal seine Existenz gerechtfertigt.

*

Am Montagmorgen begrüßte mich Jan in der Klinik mit einem ängstlichen Lächeln. »Graeme hat es mir erzählt«, sagte sie. »Lungenentzündung?«

Ich nickte. »Ja. Aber das Antibiotikum hat zu wirken begonnen.«

»Sie haben uns einen ganz schönen Schrecken eingejagt«, sagte Jan. »Es wird Zeit, dass wir Riche dazu bringen, seinen

Drink auch von jemand anderem anzunehmen. Sonst haben wir ein gewaltiges Problem, wenn Sie wirklich krank werden sollten.« Ihre Miene zeigte Entschlossenheit. »Ich werde mal irgendwann bei Ihnen vorbeikommen und gehe nicht eher, bevor Riche den Drink von mir akzeptiert hat. Das wird ihm allerdings kaum gefallen.«

»In Ordnung, wenn Sie das für richtig halten.« Ich spürte, wie sich hinter meinen Augen ein Schmerz meldete. Ich brauchte wirklich nicht Jans Warnung, um zu wissen, dass das eine unangenehme Erfahrung werden würde.

Sie fuhr fort und meinte, es sei vielleicht besser für mich, sie zu diesem Zwecke allein mit Riche im Reihenhaus zu lassen. Andy müsse nicht unbedingt Zeuge sein, wenn Riches negatives Denken zu Höchstform auflaufe. Es könnte Stunden dauern. Und Becher könnten durch die Luft fliegen. Riche würde toben. In mir sträubte sich etwas gegen die Aussicht auf noch mehr Konfrontation für meinen Sohn, daher bat ich Jan, damit etwas zu warten.

»Ein oder zwei Wochen«, sagte sie. »Aber wir müssen es angehen.«

Jan hatte recht. Außerdem schien der Zeitpunkt geeignet: Riches enervierende Fragen zu den Drinks hatten einiges ihrer ursprünglichen Schärfe verloren. Sie klangen bereits eher wie eine Gewohnheit, wie ein zerschlissenes, aber geliebtes Paar Pantoffeln. Nach genauerem Nachdenken kam ich zu dem Schluss, Riche könne es möglicherweise ertragen, wenn die Hand eines anderen meine Hand ersetzte und ihm den Becher reichte. Doch die Person, die ich für diese Aufgabe im Auge hatte, war Graeme.

Graemes Investition in Terry Pratchett hatte sich bezahlt gemacht. Er war sogar am Freitagabend zur Warhammer-Schlacht erschienen, um Riche bei einem Spiel zu erleben und nachher einigermaßen sachkundig mit ihm darüber reden zu können. Wie erhofft hatte er Riches Vertrauen gewonnen. Sie unterhielten sich jeden Tag mindestens eine Stunde miteinander – für Riche handelte es sich bei Graeme um einen der Typen, die bei Footprints rumhingen, nicht um einen Psychologen. Inzwischen erzählte mir Riche, Graeme helfe ihm sehr viel mehr als der Ernährungsberater, sogar mehr als Sonia. »Wir reden über allen möglichen Scheiß«, sagte er. »Er gibt mir das Gefühl, normal zu sein.«

Das ergab durchaus Sinn. Nach acht Monaten war es dem Ernährungsberater immer noch nicht gelungen, eine engere Beziehung zu Riche aufzubauen. Anscheinend verfügte er nicht über Graemes Geschick, Interesse für Riches Hobbys zu zeigen. Wenn er sich nur ein wenig mit Warhammer beschäftigt hätte, bevor er eine Diskussion darüber begann, weshalb Riche Sachen bei Games Workshop anfassen konnte, hätte er vielleicht etwas bei ihm erreichen können. Vielleicht auch nicht. Die Erfolgsbilanz der Logik in der Auseinandersetzung mit Riches Magersucht war nicht eben groß.

Sonia unterhielt ein gutes Verhältnis zu Riche. An einem der wenigen Tage, an denen Riche den Inhalt ihrer Gespräche preisgab, erzählte er mir, dass sie sich beide für Hunde und Architektur interessierten. Die andere Person, die sich während eines Besuchs bei Footprints erfolgreich um Riche bemüht hatte, war Bronte Cullis. Sie brachte ihm das Kriegs- und Strategiespiel Risiko bei und spielte es mit ihm mehrere Male, bevor sie abreiste und es zunächst in Vergessenheit geriet.

Aber schlussendlich waren Bronte und Sonia nur weibliche

Wesen. Es war Graeme, auf den man zählen konnte. Als er ungefähr eine Woche später in unser Reihenhaus kam, um mal kurz Hallo zu sagen, sah ich die Gelegenheit gekommen und fragte ihn, ob er bereit sei, die Herausforderung anzunehmen.

Graeme nickte und meinte grinsend: »Klaro. Ich werd's mal versuchen. Worauf kommt's an?«

»Zunächst mal ordentlich die Hände waschen«, sagte ich. »Dann erzählen Sie ihm nämlich die Wahrheit, wenn er Sie fragt. Je weniger Lügen, desto besser.« Ich erklärte Graeme die ganzen Routine-Abläufe: Hygiene, Zusammensetzung des Drinks und Riches FAQs, die oft gestellten Fragen. »Alles verstanden?«

Graeme rieb sich die Hände. »Ich denke schon.« Er krempelte die Ärmel hoch.

Ich zeigte auf das Waschbecken in der Küche. »Hier können Sie sich die Hände schrubben. Ich sage Riche schon mal Bescheid, was gleich passiert.«

Riche war in seinem Bastelzimmer, stand wie üblich am Schreibtisch und bemalte eine Figur.

»Zeit für deinen Drink, Junge«, sagte ich. »Graeme gibt ihn dir. Er kennt die Spielregeln.«

Riche hörte auf zu malen, schaute mich an und öffnete den Mund.

Ich fuhr lässig fort: »Wasch dir die Hände, Graeme kommt in einer Minute.«

Riche widmete sich wieder den Sachen auf seinem Schreibtisch und tat, als gehörte alles zum gewöhnlichen Tagesablauf, genau wie das Zähneputzen.

Andy lag auf seiner Matratze und schmökerte in einem seiner Comicheftchen. Ich erzählte ihm, was wir vorhatten, und trug ihm auf, sich nicht vom Fleck zu rühren. Dann ging ich hinunter zu Graeme, sagte ihm, ich wolle einen Kaffee trinken gehen, und machte mich auf den Weg.

*

Die Maschine zischte, und das kräftige Aroma des gemahlenen Kaffees machte sich im Raum breit. Ich leckte die letzten Krümel des Zitronenkuchens vom Löffel und fragte mich, wie es Graeme wohl mit Riche ergehen mochte. Nach acht Monaten Stress, und das fünfmal am Tag, machte mich die pure Erleichterung, dass jemand anderes momentan die Verantwortung für das Füttern übernommen hatte, fast schwindlig. Das exklusive Recht, Riches Ernährung zu übernehmen, war nie mein Ziel gewesen. Es hatte sich hauptsächlich als Ergebnis der akuten Ängstlichkeit von Riche so ergeben, vermutlich verstärkt durch meine eigene Besorgnis. Riches Gewichtszunahme war ins Stocken geraten. Insgesamt hatte er laut Ernährungsberater 4,8 Kilogramm zugenommen, seit wir zu Footprints gekommen waren, und er brauchte jeden einzelnen Proteindrink, um einen weiteren Gewichtsverlust zu verhindern, der wiederum seinen Verbleib bei mir zu Hause gefährden würde. Um keine Unruhe aufkommen zu lassen, hatte ich ihn nicht unter Druck setzen wollen, seine Drinks von anderen annehmen zu müssen. Doch jetzt hoffte ich inständig, dass Graeme Erfolg hatte. Es würde die Lockerung eines weiteren Zwangs bedeuten, und wenn ich erst einmal von diesem absoluten Amt entbunden war, sei es auch nur ein- oder zweimal pro Woche, dann würde das mein Leben schon sehr viel erträglicher machen.

*

Graeme begrüßte mich bei meiner Rückkehr mit einem breiten Grinsen. »Er hat es getrunken wie ein Lamm.«

Ich starrte Graeme an. Entdeckte er eine Mischung aus Erleichterung und Staunen in meinem Blick? Sah er Freude und Dankbarkeit? Nach all diesen Monaten der alleinigen Verantwortung für Riches Ernährung war ich gut darin, meine Gefühle zu verbergen. Doch obwohl ich versuchte, Haltung zu bewahren, hatte ich jetzt das Gefühl, als brächen die Emotionen praktisch gewaltsam aus mir heraus. Jemand anderes hatte das nervtötende Martyrium überstanden, Riche einen seiner Proteindrinks zu verabreichen. Dabei hatte es bereits so ausgesehen, als würde dieser Tag nie mehr kommen.

Ich bedankte mich bei Graeme, brachte ihn zur Tür und setzte mich lange aufs Sofa und starrte aus dem Fenster ins Nichts. Der Fußmarsch hatte mich ermüdet. Das waren die Überreste der Lungenentzündung, doch genau diese Erkrankung hatte sich als Auslöser der unerwarteten und sehr willkommenen Nebenwirkung erwiesen, dass Riche einen Drink von jemand anderem angenommen hatte. Ich hatte nicht vor, erneut krank zu werden, aber zumindest wusste ich jetzt, dass Riche nicht ins Krankenhaus musste, falls es doch geschehen sollte. Darüber hinaus diente dieser ganze Vorgang dazu, mich daran zu erinnern, künftig streng darauf zu achten, ob sich neue Gelegenheiten ergaben, Änderungen zu bewirken, um die verbliebenen zwanghaften Rituale, die Riche so fest wie Daumenschrauben im Griff hatten, ebenfalls auszumerzen.

Trotz der Lichtblicke waren weitere Veränderungen bitter nötig. In der Woche nach Graemes Triumph kam Riche auf 29 Kilogramm. Laut Tabelle lag das Durchschnittsgewicht von Jungen bei 40 Kilogramm. Unter Berücksichtigung der Größen- und Gewichts-Aufzeichnungen, die ich seit frühem Kindesalter gemacht hatte, hätte Riche jetzt ungefähr 36 Kilogramm wiegen müssen, plus ein oder zwei Kilo als Sicherheitsspielraum. Seit unserem Umzug nach Brisbane war er ein paar Zentimeter gewachsen, aber in dieser Zeit war Andy, der für sein Alter klein war, an Riche vorbeigeschossen. Im Klartext hieß dies, dass Riche nicht genug Nahrung zu sich nahm, um ein normales Wachstum zu gewährleisten.

Dem Ernährungsberater fiel auch nichts Besseres ein, als seine wöchentlichen Sitzungen mit meinem widerspenstigen Sohn fortzusetzen. Bislang hatte es keinerlei Vorschläge gegeben, die Anzahl oder die Konzentration der Proteindrinks zu erhöhen, wobei mir immer noch vorenthalten wurde, wie hoch deren Kaloriengehalt war. Es schien allgemeiner Konsens darüber zu herrschen, Riche müsse sein negatives Denken stärker an die Kandare nehmen (was auch immer das heißen sollte), bevor er für die Herausforderung von echtem Essen bereit sei. Riche setzte die Sechs-Meter-Runden in seinem Schlafzimmer fort, wann immer er konnte, und so beschloss ich, da mir nichts anderes einfiel, rigoros gegen diese Angewohnheit vorzugehen.

»Du musst aufhören, hier immer rumzulaufen«, sagte ich zu Riche. »Dadurch verbrauchst du wertvolle Energie. Du hemmst dein Wachstum. Willst du wirklich immer so klein bleiben?«

»Nein.« Er blickte mich irritiert an.

»Und dein Gehirn entwickelt sich nicht ordentlich. Du wirst dumm.« Das war mein ultimatives Argument und der einzige logische Einwand, der gelegentlich in der Lage zu sein schien, die durch die Essstörung entwickelte Barriere in Riches Hirn zu überwinden – obwohl er seiner Schlankheit im Gegensatz zu früher meistens immer noch größeren Wert beimaß als seinem IQ.

Tatsächlich konnte ich darüber nur Vermutungen anstellen. Sehen konnte ich Riches Gedanken nicht, und er selbst äußerte sie nur selten. Ich wusste nicht mehr, ob er selbst glaubte, fett zu sein, oder ob er nur nicht die Kraft besaß, diesen furchtbaren Teufelskreis von Zwängen, der ihn gefangen hielt, zu durchbrechen. Allerdings spielte dies im Endeffekt auch keine große Rolle. Wenn er so weitermachte, würde er verkümmert bleiben, mit morschen Knochen, Schäden an den inneren Organen und verminderter Intelligenz. Aber zumindest wäre er nicht fett.

Ich war nicht die Einzige, die sich Gedanken über Riches mangelnde Gewichtszunahme machte. Jan kam eines Tages auf mich zu, als ich auf Riche wartete, um ihn von der Therapiesitzung abzuholen. »Der Ernährungsberater ist auf ein energiereiches Nahrungsergänzungsmittel, ein Fettsäure-Präparat, gestoßen, das Riche zusätzlich verabreicht werden sollte«, sagte sie. »Riche muss davon jeden Tag einen Dessertlöffel voll einnehmen.«

»Toll«, sagte ich. Es wurde aber auch langsam Zeit. Nachdem wir viertausend Dollar für diese Gespräche hingeschmissen hatten, durfte man von dem Ernährungsberater wohl den einen oder anderen neuen Lösungsansatz erwarten. Probleme sah ich allerdings bei der Bezeichnung. »Riche nimmt garantiert nichts, in dessen Beschreibung das Wort ›fett‹ vorkommt.«

»Ich weiß«, sagte Jan. »Wir müssen ihm eben erzählen, dass es sich um eine Mischung aus Vitaminen und Mineralien handelt. Ich entferne das Etikett von der Flasche, dann weiß er nicht, was sie enthält.« Ein spitzbübischer Ausdruck funkelte in ihren Augen. »Wissen Sie was? Ich sage ihm, dass der wichtigste

Bestandteil der Mischung ein Wachstumshormon des Himalaja-Yaks ist.«

Sie lachte, und ich lachte mit, doch bei dem Lachen war mir unwohl. Es erschien mir despektierlich. Ich hasste es, in irgendeiner Form Witze über Riches Krankheit zu machen, und obgleich ich ihm Lügen auftischte, um ihm das Leben zu erleichtern (ich behauptete zum Beispiel stets, der Supermarkt lagere die Sojamilch strikt getrennt von allen anderen Produkten – wie unsinnig!), versuchte ich doch, so nah bei der Wahrheit zu bleiben wie irgend möglich.

Jan überreichte mir ein paar Tage später eine große Plastikflasche der Fettsäure-Lösung. Der Inhalt sah aus wie Soßenbinder: dickflüssig und milchig. Jemand hatte die Angaben auf dem Etikett mit einem Filzstift unleserlich gemacht. Weder Riche noch ich sollten den Kaloriengehalt erfahren.

Im Garten betrachtete Riche die Flasche, und ich erwartete ein Trommelfeuer von Einwänden. »Jan sagte mir, es enthält Wachstumshormone«, meinte er. »Ein Extrakt des Himalaja-Yaks. Wenn ich es trinke, werde ich größer. Ich werde Andy einholen und sogar noch größer werden.«

Vielleicht hatte Jan recht. Welche Rolle spielte es schließlich, was man ihm erzählte, solange Riche dieses Zeug trank?

»Das ist ja prima«, sagte ich. »Du kannst deine erste Dosis bekommen, wenn wir zu Hause sind.«

»Aber es macht mich doch nicht fett, oder?«

»Ich verspreche dir, es macht dich nicht fett.«

*

Als es Zeit für die erste Einnahme wurde, ratterte ich meine genau einstudierte Ansprache herunter, wiederholte mehrfach mit fester Stimme die Wörter ›Vitamine und Mineralien‹ und ›Wachstum‹, sparte die Himalaja-Yaks aber aus und hielt ihm den Löffel voller Vertrauen hin. Die Erfahrung hatte mir gezeigt, dass Riche seinen Mund öffnen und den Dessertlöffel mit der Lösung widerstandslos akzeptieren würde, sodass diese langsam hineintropfen konnte. Wenn er sie einmal genommen hatte, würde er sie auch später wieder nehmen. Die Fettsäure-Lösung würde bald zum festen Bestandteil seiner krankhaften Routine werden.

Genauso kam es. Jeden Tag öffnete er seinen Mund, ohne zu protestieren, und ließ sich von mir füttern. Jans Yak-Geschichte aber störte mich, obwohl ich sie selbst nicht erzählte, vor allem, weil sie mir als unnötige Lüge erschien. Daher erzählte ich Riche am fünften Tag, nachdem die Einnahme zur Routine geworden war, dass die Mischung in Wirklichkeit nur normale Vitamine und Mineralien enthalte, was ja auch teilweise stimmte. Riche schenkte mir einen ausdruckslosen Blick, als wollte er sagen »Was soll's?«, schluckte seine Medizin und widmete sich wieder den Warhammer-Figuren. Der Schalter war hundertprozentig in Richtung dieser neuen Routine umgelegt.

Während der folgenden Wochen blieb sein Gewicht trotz der Fettsäuren konstant, sein mentaler Zustand aber besserte sich zusehends. Bei jedem Proteindrink spulte er die gleiche Liste von Fragen ab, allerdings ohne den gewohnten Nachdruck. Er wirbelte auch weiterhin den Inhalt an der Innenseite des Bechers empor, unternahm aber keinen ernsthaften Versuch, ihn auszuschütten. Und eines Tages hielt mich in der Klinik eines der Mädchen mit Magersucht freudestrahlend an. Es erzählte mir, Riche habe sich auf der Wendeltreppe ein Stück weit hinuntergewagt, um bei der wöchentlichen Diskussion über Werte zuzuhören, statt wie sonst seine normale Position einzunehmen, nämlich bereit zur Flucht an der Außentür herumzulungern. Das Mädchen klang, als sei es unheimlich stolz auf Riche.

Ich machte mir meine Gedanken über die orthodoxe Haltung, die Magersucht entweder als reine Einbildung oder als fehlgeleiteten Kontrollversuch abstempelte. Hatte irgendeiner dieser Fachleute alter Schule jemals einen Magersüchtigen gesehen? Immer wenn ich Gelegenheit hatte, für einen Moment Abstand von all dem Stress und Überdruss zu gewinnen, erfasste mich Ehrfurcht vor dem Mitgefühl dieses Mädchens und dem Mut, mit dem Riche gegen seine Krankheit kämpfte. Auch wenn er eher auf der Verlierer- als auf der Gewinnerstraße zu sein schien.

28

Ich sah mir die Frau genau an. Sie hatte ihre Ellbogen auf den schwarzen Granit der Küchenbank gestützt, den glatten grauen Plastik-Telefonhörer fest ans Ohr gepresst. Tiefe Falten zerfurchten ihre Stirn, Müdigkeit – oder war es Zorn? – vernebelte ihren Blick, und die spröden Korkenzieherlocken, die ihr wirr vom Kopf abstanden, vermittelten einen leicht durchgeknallten Eindruck. Mit dem Rücken stand sie in Richtung Treppenaufgang und sprach leise, damit ihr kranker Sohn sie oben nicht hören konnte, doch über die Boshaftigkeit ihrer Äußerungen gab es keinen Zweifel. Wer war die Frau mit der gehässigen Stimme? Ich wusste, dass ich sie aus diesem Gewirr an Worten herauszerren musste, aber ich fühlte mich zu schwach, sie zu stoppen.

Natürlich war ich es. Ein Teil von mir sprach mit meinem weit entfernten Ehemann, und ein anderer Teil schaute zu, seltsam unbeteiligt und mehr als nur leicht entsetzt über das, was er sah und hörte. Kevin gab sich alle Mühe, seine Sicht der Dinge darzulegen.

Merril Lynch organisierte jedes Jahr in New York eine Konferenz für australische Kunden. Wenn er weiterhin für Merril Lynch arbeiten wollte, musste er daran teilnehmen. Es war Teil seines Jobs. Ich mochte unseren Lebensstil doch, oder etwa nicht? (Lebensstil? Welcher Lebensstil?) Nun gut, vielleicht war es nicht der geeignete Zeitpunkt, den Lebensstil zu erwähnen, aber ich wusste, was er meinte: teure Ferien, Designer-Klamotten, ein Haus im Urwald. Er hatte mal wieder die Visa-Abrechnung bekommen. (Ach ja? Wenn du in meiner Haut stecken würdest, dann würdest du zumindest wollen, dass sie mit anständigem Make-up beschmiert ist, und außerdem: Wir reden doch wohl nicht gerade über Yves Saint Laurent?!) Nun gut, und was war mit unserem Grundbesitz in der Nähe von Mullumbimby? (Ach, du meinst das Haus, in dem ich nicht mehr wohne?) Das war doch aber nur übergangsweise. Riche würde ja nicht immer krank sein. (Ich habe aber das todsichere Gefühl.) Komm, Schatz …

Wir stritten die ganze Leier rauf und runter, doch sosehr mir die Tatsache auch widerstrebte, dass er zu der Konferenz nach New York musste, er hatte recht, und so gab ich schließlich nach, mit so wenig Anstand wie menschenmöglich, und gab zu, dass er wirklich reisen müsse. Merrill Lynch war über Jahre hinweg gut zu uns gewesen, aber es war eine Investmentbank, kein Wohltätigkeitsverein.

Kevin seufzte, und ich entschied mich für ein langes Schweigen, in das ich all mein Leid legte. Mein Mann verfiel daraufhin ebenfalls in Trübsalblasen, doch ich konnte ihn ebenso gut totschweigen wie totreden, und nach einer ganzen Weile, in der ich mir vorstellte, wie er sich unbehaglich wand und sehnsüchtige Blicke auf den Ozean warf, knickte er ein und begann zu sprechen, forsch und geschäftsmäßig. Der Deal war gemacht, jetzt zu den Details.

»Was machen wir mit Louise?«, fragte er. »Kann sie die ganze Zeit bei Jo bleiben, wenn ich weg bin?«

»Mach dich nicht lächerlich.«

Ich war noch nicht bereit, aus dem moralischen Adlerhorst zu ihm hinabzufliegen. Außerdem fühlte ich mich müde, und es war eine Müdigkeit, die bis in mein Innerstes drang, eine Müdigkeit, die sich auf mein Gehirn legte und meine Gliedmaße niederdrückte, eine Müdigkeit, die mich nie verließ.

Wenn Kevin längere Zeit unterwegs war, würde ich bei Louise in Mullumbimby einspringen müssen, sie zumindest mehrere Male besuchen. Das war zu machen, in den letzten Wochen hatte ich mich ja auch einige Male mit den Jungen für einen Blitzbesuch dorthin gewagt. Wir waren sofort nach Riches Therapie aufgebrochen, ein paar Stunden geblieben und wieder nach Brisbane zurückgekehrt – alles in allem hatte das etwa fünf oder sechs Stunden gedauert. Riche hatte sich bereit erklärt, seinen Proteindrink unterwegs am Pacific Highway oder in unserem Garten zu sich zu nehmen, je nachdem, was sich durch den Zeitplan ergab. Aber gleich mehrmals in einer Woche? Wie würde ich die ganze Fahrerei verkraften, und dann noch die Ansprüche einer energiegeladenen Sechsjährigen?

Obwohl ich die Antwort auf seine Frage bereits kannte, ließ ich ihn daher etwas schmoren: »Du bist eine volle Woche weg. Das ist viel zu lange, um sie die ganze Zeit bei Jo zu lassen. Sie hält ja kaum die zwei Nächte pro Woche aus.«

Kevin machte irgendwelche undefinierbaren Geräusche, womit er vermutlich andeuten wollte, dass er nachdachte, mir aber sagte es, dass er absolut nicht wusste, was man tun könnte.

Ich wartete. Schließlich war er so weit.

»Kann sie nicht ein paar Tage zu euch kommen?«

»Kommt nicht infrage.«

Erneute Geräusche des Grübelns erklangen. Langsam begann ich mich zu schämen. Die Isolation, die Einsamkeit, die

Unsicherheit in Bezug auf Riches Krankheit nagten an mir. Die widrigen Umstände verwandelten mich in einen Menschen, der ich nicht sein wollte, kaltherzig und kindisch. Ein schrecklicher Gedanke ploppte in meinem Hirn auf: Wenn ich keinen Spaß haben kann, wieso darfst du dann? Ich zog Kevins ungewohnte Situation und seinen Lösungsvorschlag in Betracht und merkte, dass ihm dabei ja vielleicht auch unwohl war. Möglicherweise war es für ihn gar nicht so leicht, wie ich es mir immer vorstellte, einfach alles stehen und liegen zu lassen und sich in die Erste-Klasse-Lounge von Qantas zu setzen. Vielleicht tat es ihm leid, es mir überlassen zu müssen, mich ein paar Tage lang allein mit den Dingen an der Heimatfront herumzuschlagen. Möglicherweise war es an der Zeit, endlich damit aufzuhören, die Fünf-Sterne-Xanthippe zu mimen.

Ich erhob mich von der Küchenbank und machte ein paar Schritte. Dann zwang ich mich unter größerer Anstrengung, als Kevin jemals ahnen würde, in die Realität zurück, um meiner Aufgabe bei der Suche nach einer vernünftigen Lösung gerecht zu werden. Mir fiel der Wohnwagen ein, den wir einige Monate vor meinem Umzug nach Brisbane gekauft hatten. Wir hatten ihn nie benutzt.

»Mach dir keine Sorgen«, sagte ich. »Ich komme nach Mullumbimby und schlafe ein paar Nächte bei Louise, um sie umzugewöhnen. Die restliche Zeit kann sie dann bei Jo verbringen.«

Kevin klang, als habe er sich verhört: »Aber du hast hier seit deinem Umzug nach Brisbane noch nicht ein einziges Mal übernachtet. Und Riche wird kaum bereit sein, auch nur einen Fuß ins Cottage zu setzen.«

»Ich schätze, ich bringe ihn dazu, im Wohnwagen zu bleiben. Andy, Louise und ich übernachten dann gemeinsam bei ihm. Von dort zum Haus ist es zu weit, als dass wir ihn allein lassen können.«

»Wird er denn nicht glauben, der Wohnwagen sei kontaminiert?«

»Nein. Er hat uns da drinnen nie essen sehen, und wir sagen ihm, der Vorbesitzer hätte immer draußen gegessen. Trotzdem hat das Ganze einen Haken: Wir können immer nur eine Nacht bleiben, weil es dort für Riche keine Toilette gibt, die er benutzen kann. Er kann zwar draußen pinkeln, aber ohne Wasserspülung und ohne Waschbecken bekommt er Verstopfung. Die nächste Schwierigkeit ist, dass er nicht längere Zeit auf seine Therapie mit Sonia verzichten wird.«

Außerdem waren da noch die Katzen. Eine Nacht konnte ich sie mit Futter und Wasser in der Wohnung lassen, länger jedoch nicht.

»Was ist denn mit seinen Drinks?«

»Soweit ich weiß, ist in dem Wohnwagen ein kleiner Getränke-Kühlschrank. Und ich kaufe einen Mixer, der dortbleiben kann. Dann brauche ich nur ausreichend Proteinpulver, Sojamilch und Erdbeeren für eine Nacht mitzubringen.«

»Meinst du, das klappt?«

»Es muss. Im Übrigen ist das eine perfekte Ausrede, um eine Nacht mit Riche bei uns zu Hause auszuprobieren. Das wäre dann wieder ein Schritt in die richtige Richtung, wenn wir es so durchziehen können.«

Ich setzte mich noch eine Weile hin, nachdem wir das Gespräch beendet hatten. Es war Oktober. In zwei Monaten kam Weihnachten. Ob die Zeit wohl reichte, um Riche dazu zu bringen, mehrere Nächte hintereinander im Wohnwagen zu bleiben und sich mit einem Klo im Busch zu begnügen? Oder würden

Andy und ich zu Weihnachten in diesem erbärmlichen Reihenhaus hocken und uns mit irgendwelchen panierten Fischgebilden aus der Tiefkühltruhe und industriell hergestellten Fritten zufriedengeben müssen? Kevin würde sich vor Einladungen zum Weihnachtsschmaus bei anderen Familien gar nicht retten können. Die Leute gingen ja davon aus, dass man für einen alleinstehenden Mann sorgen musste, während eine alleinstehende Frau gut auf sich selbst gestellt sein konnte. (Da war es wieder, dieses Neidhammel-Gehabe, das sich immer wieder einschlich, sobald es eine Chance witterte!)

Riche motzte ein bisschen, als ich ihm unser Vorhaben erläuterte, erklärte sich aber überraschend schnell damit einverstanden, genau wie er es auch getan hatte, als ich ihm eröffnet hatte, ich wolle ihn ein paar Stunden in der Klinik lassen, um einmal pro Woche an dem Patchwork-Kurs teilnehmen zu können. Veränderungen in seiner Routine schienen leichter erreicht werden zu können, wenn sie mit einer besonderen Notwendigkeit verknüpft waren. In diesen Fällen boten sich die Gelegenheiten, nach denen ich ständig Ausschau hielt. Vielleicht war es auch so, dass ich mich dann bei der Begründung unmissverständlicher ausdrückte, oder Riche hatte weniger Schwierigkeiten mit der Umstellung, wenn die Notwendigkeit nichts mit ihm zu tun hatte. Nach wie vor versuchte er mir in Situationen, die seine Proteindrinks nicht unmittelbar beeinträchtigten, einen Gefallen zu tun, wann immer er konnte – als sei ihm bewusst, welche Albträume diese Drinks für mich darstellen, und als müsse er da etwas wieder gutmachen.

In der Woche darauf packte ich die Jungen und Riches Vorräte ins Auto, zusammen mit einem Hörbuch aus John Marsdens Tomorrow-Reihe. Bevor ich aus der Garage zurücksetzte, legte ich die erste Kassette ein, und als wir uns auf den Weg nach Mullumbimby machten, hörten wir die Geschichte von einer Gruppe von Teenagern, die aus einem Lager zurückkommen und ihre Stadt von einer Invasionsarmee besetzt vorfinden. Ein überraschender Angriff und eindringende Streitkräfte – für mich waren das vertraute Gedanken.

Die Hunde kamen herausgestürzt, als sie mein Auto hörten, doch ich hielt nicht an. Ich fuhr an unserem Haus vorbei und unter einem mächtigen Taschentuchbaum hindurch zum Wohnwagen, vierzehn Meter nicht kontaminierter Wohnraum am Anfang des Wanderwegs durch den Regenwald.

Riche betrachtete den Camper. »Bist du sicher, dass er sauber ist?« Seine Stimme zitterte. »Und bist du *ganz* sicher, dass da nie irgendwelches Essen reingekommen ist?«

»Ganz sicher«, sagte ich. »Der Vorbesitzer hat mir erklärt, dass er den Herd nie benutzt hat. Und er hat die Plastikbezüge auch nicht von den Sitzpolstern genommen, deshalb wissen wir, dass sie sauber sind.«

»Muss Louise unbedingt im Wohnwagen schlafen?«

»Als du sechs warst, wolltest du ganz dicht bei mir sein. Louise will das auch.«

»Sorgst du dafür, dass sie nicht in meinen Teil des Wohnwagens kommt?«

»Ja«, sagte ich. »Jetzt ist aber Zeit für deinen Proteindrink.« Ich fragte mich, ob Riche die Müdigkeit in meiner Stimme bemerkte. »Ich habe ein paar Flaschen Adam's Ale mitgebracht, damit du deine Hände waschen kannst.«

Unter Riches wachsamen Augen nahm ich die Kühlbox vom Rücksitz des Autos und brachte sie in den Wohnwagen. Drinnen roch es nach Desinfektionsmitteln, und die Oberflächen der Sitzbänke glänzten. Kevin hatte einen tollen Job gemacht. Ich packte die Becher mit den Proteindrinks aus und stellte ein paar fertig zubereitete in den Kühlschrank. Als Reserve für den Fall, dass Riche die Drinks ausschütten sollte, hatte ich zusätzlich eine Dose Proteinpulver, eine Schale mit Erdbeeren und einen Karton mit fettloser Sojamilch mitgebracht.

Danach ging ich wieder raus und holte die Flüssigseife und eine Flasche Wasser aus dem Wagen. Ich spritzte Seife auf Riches Hände, er rieb sie sich damit ein, und ich goss zum Abspülen Wasser darüber. Als wir damit fertig waren, marschierte ich in den Wohnwagen, um den Proteindrink zu holen. All das Theater für ein paar mickrige Milliliter … Riche nahm den Becher von mir entgegen und fügte seiner üblichen Liste etliche Fragen hinzu. War der Wohnwagen sauber? Die Kühlbox hatte im Auto doch nicht zu dicht neben Andy gestanden? War ich sicher, wirklich ganz sicher, dass der Wohnwagen sauber war? Hatte Louise irgendetwas berührt? Nachdem ich ausreichend Meineide geschworen hatte, nahm Riche schließlich ein paar Schlucke.

Ich atmete die herrliche Luft ein und ließ meinen Blick zu den Bäumen wandern. In diesem Moment registrierte ich aus dem Augenwinkel eine blitzschnelle Bewegung. Riche hatte den Becher auf den Kopf gestellt und begann ihn in dem Bruchteil einer Sekunde, den ich brauchte, um reagieren zu können, energisch zu schütteln, sodass ein paar Tropfen Proteindrink durch den Strohhalm auf die Erde fielen. Ich dachte, der Deckel würde abgehen, doch wunderbarerweise tat er es nicht. Und anscheinend kam Riche auch nicht auf den Gedanken, ihn selbst abzunehmen. Oder vielleicht – das fragte ich mich später – hoffte er, ich würde einschreiten und seine Aktion beenden, da er wusste, dass er dazu nicht in der Lage war. Ich schrie ihn an, er solle den Becher wieder umdrehen. Er schüttelte ihn noch stärker. Ich drohte ihm, er müsse einen anderen Becher austrinken, wenn er nicht aufhörte, diesen wegzuschütten.

Was für eine schreckliche Krankheit! Sie ließ nie locker, bei keinem einzigen Schluck, und die einzige Sprache, die sie zu verstehen schien, waren Drohungen. Ich hätte Riche tausend Dollar versprechen können, wenn er diesen Drink trinkt, er hätte mir eine Abfuhr erteilt. Jetzt aber richtete er den Becher auf und nahm ein paar weitere Schlucke. Danach begann er den Becher wieder umzukippen.

»Untersteh dich! Da ist noch genügend Nachschub, wo das herkommt.«

Jede einzelne Zelle meines Körpers war in Habachtstellung. Mein Plan musste aufgehen. Jan und Graeme hatten mir erzählt, dass sie nach Brontes Genesung ihr Haus verkauft hätten, da für sie alle zu viele schlechte Erinnerungen in ihm steckten. Ich liebte diesen Ort, und Riche liebte ihn auch. Uns sollte das nicht passieren.

Riche nahm ein paar Schlucke, kippte den Becher wieder um. Erneute Drohungen. Und so ging das dann beinahe eine Stunde lang, dieses üble und furchterregende Spiel mit dem Feuer, bis Riche schließlich sagte, er habe fast alles ausgetrunken, und mir den Becher überreichte. Dies war einer der seltenen Fälle, dass ›fast leer‹ als genug durchging.

»Hast du eine Zahnbürste für mich mitgenommen?« Er schien zum Umfallen müde zu sein.

Ich nickte und holte Zahnbürste und Zahnpasta aus dem Auto. Riche putzte sich die Zähne und spuckte ins Gras, danach hielt ich die Bürste, während er seinen Mund mit Adam's Ale ausspülte. Als er damit fertig war, schaute er mich fragend an.

»Du kannst dich in dein Bett legen und schlafen. Ich gehe zum Cottage und mache das Abendessen für die anderen«, sagte ich.

Riche stieg in den Wohnwagen und blieb in der Tür stehen. Er schaute sich um und bewegte sich dann ganz langsam durch das unbekannte Terrain, wobei er nach ein oder zwei Schritten innehielt, um den Boden und die Oberfläche der Sitzbank zu überprüfen. Seine Augen tasteten den Herd ab, dann hastete er daran vorbei in den hinteren Bereich des Wohnwagens. Er beugte sich über das Doppelbett, das beinahe so lang war wie die Wand, und untersuchte die Matratze.

»Sind die Bezüge sauber?«

»Brandneu.« Innerlich dankte ich Kevin, dafür gesorgt zu haben, dass unser Deal weder an Spuren roter Vulkanerde noch an kleinen runden Hinterlassenschaften von Kaninchen scheiterte. »Und hier ist eine frische Flasche Wasser für dich. Denk daran, vor dem Schlafen mindestens die Hälfte zu trinken.«

Ich entfernte das Plastiksiegel von der Flasche, stellte diese auf die Sitzbank in der Nähe von Riches Bett und ging, wobei ich die Wohnwagentür mit einem lauten Knall hinter mir zuzog.

Nachdem ich mit dem Kochen fertig war, brachte ich ein Tablett mit Essen zu meiner Mutter, die im letzten halben Jahr bettlägerig geworden war. Sie hing in den Kissen, umgeben von einer schwachen Ammoniakwolke. Als ich das Tablett neben ihr absetzte und anfing, sie in eine halbsitzende Position zu hieven, begannen die Augen meiner Mutter zu leuchten und sich in einem seltsamen, herzzerreißenden Moment der Klarheit mit Tränen zu füllen.

»Ich hätte nie gedacht, dass ich einmal so enden würde«, flüsterte sie.

Die rein zufällige Grausamkeit des Lebens verschlug mir den Atem. Mir war klar, dass ich mich zu ihr setzen und mit ihr reden sollte – mit Sicherheit war ihre Zeit auf diesem Planeten nur noch sehr begrenzt, und schuldete ich ihr nicht wenigstens die halbe Stunde Trost, den menschliche Nähe bieten kann? Doch meine Reserven an Freundlichkeit waren aufgebraucht, und so konnte ich es nicht. Ich *konnte* es einfach nicht.

Mein Vater schien größeren Hunger nach Gesellschaft als auf Essen zu haben, daher blieb ich eine Weile mit ihm am Tisch sitzen, während Louise und Andy in ihr Schlafzimmer verschwanden, um vernachlässigtes Spielzeug wiederzuentdecken. Als ich schließlich auf die Uhr schaute, waren zwei Stunden vergangen. Die Kinder und ich nutzten das fließende Wasser und die Wasserspülung der Toilette, bevor wir uns auf den Weg zum Wohnwagen machten und uns dabei vor den Schlangen zwischen den vielen Blättern unter dem Taschentuchbaum in Acht nahmen.

Am Wohnwagen angekommen, öffnete ich die Tür und ging als Erste hinein. Riche stand nervös und zappelig neben seinem Bett. Seine Augen waren blutunterlaufen und verquollen.

»Du hast mich eingeschlossen«, jammerte er. »Ich wollte auf die Toilette gehen, aber ich konnte die Türklinke nicht berühren.«

Was für eine Idiotin ich doch war! Was für eine gedankenlose, ausgepresste, ausgepowerte Idiotin!

»Das tut mir leid. Wirklich.« Für eine Sekunde schloss ich die Augen. »Du kannst jetzt nach draußen gehen.«

»Ich habe das hier genommen.« Riche zeigte auf die Wasserflasche auf der Sitzbank, jetzt mit goldgelber Flüssigkeit gefüllt.

»Igitt«, sagte Andy hinter mir.

Ich nahm die Flasche mit nach draußen und schüttete den

Inhalt ins Gras. Ich hatte aus meinem Gedächtnis ein bescheuertes Sieb gemacht, und alles, was ich jetzt noch tun konnte, war das, was jede Mutter nach einem Fehler machen würde – versprechen, es beim nächsten Mal nicht wieder zu tun. Ich brachte Riche die Flasche, damit er sie nachts zum Pinkelngehen benutzen konnte, und danach schickte ich die Kinder ins Bett. Schließlich schlüpfte ich in meinen Pyjama, kuschelte mich an meine Tochter und schlummerte zum ersten Mal seit neun Monaten auf unserem Grundstück ein, eingelullt von den Geräuschen der Brandung, wenn die Wellen ans Ufer schlugen, und des Windes, der im Feigenbaum vor unserem Wohnwagen rauschte.

Kurz nach Mitternacht wachte ich mit voller Blase auf. Ich schlich aus dem Wohnwagen und suchte mir vorsichtig einen Weg durchs Gras. Ich zog die Schlafanzughose herunter und hockte mich hin, und dabei hoffte ich inständig, dass mir keine Schlange in den nackten Arsch beißen würde. Verfluchter Kevin! Während ich hier bei Mondlicht pinkeln musste, verließ er gerade seine noble Unterkunft im »Palace« oder »Pierre« auf dem Weg zu einem gediegenen Mittagessen und freute sich vielleicht bereits auf die Broadway Show am Abend …

Aber war es nicht auch denkbar, dass er es vorgezogen hätte, wie ich hier zu sein und sich um seinen Sohn zu kümmern, statt irgendwelche wildfremde Menschen betreuen zu müssen?

Ja, wurde mir klar. Es war denkbar.

Ich zog die Hose hoch und vertiefte mich einen Moment in die bizarre Schönheit der Bäume im Glanz des Mondlichts, bevor ich mich wieder in mein Bett legte, das tagsüber als Sitzbank diente.

Beim Erwachen begrüßten uns Vogelgezwitscher und Sonnenschein. Ich gab Riche seinen Proteindrink und Andy und Louise ihren Toast und Promite, danach verfrachtete ich die drei Kinder ins Auto. Bevor ich selbst einstieg, kniete ich mich nieder und schmuste mit Minnie auf dem Rasen vor dem Cottage. Der Feigenbaum am Rand des Rasens trug frische neue Blätter in hellem Grün, das in den nächsten Wochen in ein gesättigtes dunkleres übergehen würde. Jenseits des Baums glitzerte der Pazifische Ozean, und ungefähr hundert Meter draußen durchbrach ein Buckelwal die Wasseroberfläche. Die Wanderung mit dem Nachwuchs in die kühleren südlichen Gewässer hatte begonnen.

Ich setzte mich ans Steuer und schob die zweite John-Marsden-Kassette in den Rekorder, als wir losfuhren. Louise setzte ich bei Shearwater ab, und dann düsten die Jungen und ich nach Brisbane.

29

Der Anruf kam Samstag, den 17. Dezember, um sechs Uhr morgens. Ich lag im Bett und döste in meinem verdunkelten Schlafzimmer vor mich hin, nachdem ich Riche den ersten Drink des Tages gegeben hatte. Ich war immer noch müde von der gestrigen Reise nach Mullumbimby, wo ich zwei Stunden mit dem Nachholen versäumten Bemutterns von Louise und zwei Minuten mit ein paar Worten zu meiner Mutter verbracht hatte.

Ich nahm den Hörer ab, und mein Vater räusperte sich. Ich wusste, was er mir gleich sagen würde.

»Mama ist heute Nacht gestorben. Die Pflegerin fand sie, als sie kam, um sie zu duschen.« Seine Stimme wurde brüchig. »Sie war schon eine Weile tot.«

Ich fragte ihn natürlich, ob mit ihm alles in Ordnung sei, doch in meinen Ohren klangen meine eigenen Worte distanziert. Als befänden sich meine Gefühle in einem anderen Raum. Ich richtete mich halb auf und blickte zu Andy, der auf seiner Matratze am Fußboden im Schlaf schnüffelnde Geräusche von sich gab.

»Ich bin ein bisschen durcheinander«, räumte mein Vater ein. »Es war … Sie war ganz allein, und sie hat sich übergeben. Ich weiß nicht, ob sie Schmerzen hatte.«

»Vielleicht hatte sie einen Schlaganfall und starb im Schlaf«, sagte ich. Dann überlegte ich, ob sie wohl wach gewesen war, als sie gebrochen hatte. Meine arme Mutter.

»Ich komme nach Hause«, sagte ich und wusste nicht, was mein Vater von mir erwartete.

»Ja, das ist gut«, sagte er. »Es wird heute heiß. Lass dir bitte nicht zu viel Zeit, der Leichnam könnte –«

»Nein, nein, natürlich nicht«, unterbrach ich ihn. Ich hätte es nicht ertragen können, meinen Vater den Satz beenden zu lassen. »Ich bin so schnell wie möglich da.« Ich machte eine Pause. Was konnte ich noch sagen? »Soll ich ein Bestattungsunternehmen anrufen?«

»Wenn es dir nichts ausmacht.« Die Erleichterung in seiner Stimme war mit Händen zu greifen.

Als ich kurz darauf unsere Nachbarin Linda in Mullumbimby anrief und ihr die Neuigkeit mitteilte, bot sie an, nach meinem Vater zu schauen, was ich dankbar annahm.

Nach dem nächsten Proteindrink informierte ich Riche. »Wir müssen wieder nach Mullumbimby«, sagte ich.

»Müssen wir dort übernachten?«

»Nein.« Er machte sich Sorgen, dass er seinen Termin bei Sonia verpassen würde. Jede Stunde, die Kontakt mit einem anderen Menschen mit sich brachte, war wertvoll. »Wir bleiben nur tagsüber.«

*

Das Schlafzimmer meiner Mutter sah noch fast so aus wie am Tag zuvor. Ihr Kleid mit dem violetten und grauen Paisleymuster hing über einer halb geöffneten Schranktür, und ihre Beutel mit den Einlagen lagen neben dem mobilen Duschstuhl.

Geburtstagskarten, Taschentücher und Fläschchen mit Pillen häuften sich wild durcheinander auf der Porzellanvitrine direkt neben der Tür. Als ich dieses Möbelstück zusammen mit meinen Eltern aus Perth hierher geholt hatte, hatte ich gehofft, dessen Vertrautheit könne die Verwirrung meiner Mutter in der neuen Umgebung etwas abmildern. Ich hatte das gute Geschirr abgewaschen und in die Vitrine geräumt, doch es war vergebene Liebesmüh gewesen.

Meine Mutter lag auf ihrem Bett unter dem Fenster, und der dünne Stoff der herabgelassenen Jalousie konnte wenig ausrichten gegen das unbarmherzige Licht der Sonne. Ihr Kopf war nach rechts gedreht, ihre letzte Handlung, um sich von dem Erbrochenen abzuwenden, festgehalten durch die Leichenstarre. Linda hatte sie gewaschen und ihr ein frisches Nachthemd angezogen, ein unförmiges Kleidungsstück aus blauer Baumwolle, das hinten zugeknöpft wurde. Ein Blumenstrauß aus Hibiskus und Lavendel lag neben ihr auf dem Kopfkissen. Auf dem Tisch neben ihrem Bett drehten sich träge die Flügel eines Ventilators, denen es nicht gelang, Bewegung in die stickige Luft zu bringen. Der Rauch eines Sandelholz-Stäbchens, das auf einem weißen Porzellanteller glühte, stieg ungehindert und kerzengerade in die Luft. Meine Mutter hätte über das Räucherstäbchen sicher die Nase gerümpft, da sie es mit arbeitsscheuen Hippies in Verbindung brachte, doch sie hätte den Lavendel gemocht, ihren Lieblingsduft, den sie vor ihrem Schlaganfall gern aufzulegen pflegte.

Ich griff nach der linken Hand meiner Mutter. Die Haut fühlte sich kalt und trocken an, und ihre Ehe- und Verlobungsringe glitten leicht über den dürren Knochen. Zweieinhalb Jahre lang hatte ich ihr gewünscht, sterben zu dürfen, da ich es hasste, sie verfallen und leiden zu sehen. Doch als ich jetzt neben ihrem

Bett stand, zum letzten Mal mit ihrer Hand in meiner, spürte ich einen tiefen Schmerz in der Magengrube. Ich würde nie wieder ihre Stimme hören.

Die Parallelen zwischen meiner Mutter und Riche trafen mich mit voller Wucht. Bei beiden lag ein Problem mit dem Gehirn vor, eine Fehlfunktion des Kontrollzentrums. Meine Mutter hatte ihr Leben verloren. Riche lebte sein Leben momentan nur halb.

Draußen begannen die Hunde zu bellen, und ich hörte ein Auto vorfahren – es musste der Bestatter sein. Riche wartete allein im Wohnwagen. Ob ihn der Anblick des Leichenwagens beunruhigen würde? Sollte ihm klar werden, dass er im Frühjahr kurz davorgestanden hatte, selbst in einem derartigen Gefährt abtransportiert zu werden? Glücklicherweise wahrscheinlich nicht. Ich beugte mich hinab und gab meiner Mutter einen letzten Kuss.

Der Gedanke, dass die Leiche meiner Mutter in unserem Haus lag, schien Riche nicht übermäßig zu erschüttern. Er war vielmehr besorgt, rechtzeitig nach Brisbane zurückkehren zu können, um den gewohnten Ablauf seiner Therapietermine und der Besuche bei Games Workshop einzuhalten. Daher machten wir uns auf den Weg, sobald er seinen Proteindrink eingenommen hatte.

*

Als alles hinter mir lag – die Hin- und Rückfahrten über den Highway, die Beisetzungsfeierlichkeiten in der brütenden Hitze der hässlichen Backsteinkirche in Brunswick Heads, der Tee und die Sandwiches und der Small Talk mit den Verwandten –, fasste ich den Entschluss, über Weihnachten zwei Wochen in Mullumbimby zu verbringen. Die Klinik blieb wegen der Ferien sowieso geschlossen, daher gab es keinen zwingenden Grund, in Brisbane zu bleiben. Riche schaute mich bestürzt an, als ich es ihm eröffnete, doch ich versprach, ihn alle paar Tage für seine Besuche bei Games Workshop nach Brisbane zu fahren.

Allerdings erzählte ich ihm nicht, dass ich unschlüssig war, ob wir später weiterhin in Brisbane wohnen sollten. Footprints of Angels, kürzlich in Bronte Foundation umbenannt, hatte sich als von unschätzbarem Wert für seine Stabilisierung erwiesen, ein sicheres und mitfühlendes Umfeld geboten und dafür gesorgt, dass ihm das Krankenhaus erspart geblieben war – und weiterhin erspart blieb. Riches Therapien hatte ich zu verdanken, dass ich mir Cafébesuche erlauben konnte, die mich bei Verstand hielten. Über Footprints hatte ich andere Mütter kennengelernt und Solidarität durch gemeinsame Erfahrungen gespürt. Und ich hatte mir die Zeit erkauft, mich mit Riches Krankheit auseinanderzusetzen, hatte mich darin geschult, angesichts ihrer tyrannischer Forderungen resolut zu sein. Dabei hatte ich auch einiges an Hilfe erfahren, doch vieles davon hatte ich selbst herausfinden müssen, deshalb war ich zuversichtlich, ohne fünf Therapiestunden pro Woche allein fortfahren zu können.

Das Hauptproblem bestand darin, dass sich Riches Zustand nur langsam verbesserte. In zehn Monaten hatte er immer noch nicht mehr als fünf Kilogramm zugenommen. Wenn wir in diesem Schneckentempo weitermachten, würden wir uns noch ein paar Jahre lang in Brisbane die Hacken wundlaufen. Ich war mir sicher, die gleichen Resultate, wenn nicht sogar bessere, in Mullumbimby erzielen zu können. Er brauchte mehr Kalorien, und der beste Weg, ihn damit zu versorgen, war das Wiedereinführen von Essen. Ich wusste nicht, wie ich das bewerkstelligen sollte, doch ich dachte, eine Normalisierung unseres Lebens durch die Rückkehr nach Hause sei schon mal ein guter Beginn. Dr. S, der Psychiater, stimmte zu.

An Heiligabend packte ich drei Büchsen Proteinpulver und den entsprechenden Vorrat an Sojamilch für unseren beabsichtigten zweiwöchigen Trip nach Mullumbimby ein. Die laut protestierenden Katzen sperrte ich in einen Käfig und deponierte sie auf dem Rücksitz. Ich entstaubte das Risiko-Spiel und stopfte es in meinen Koffer, man konnte ja nie wissen. Unter einer Decke im Kofferraum hielt ich die verbotenen Waren in Kühltaschen versteckt: einen fertig gebratenen Truthahnrollbraten, einen Weihnachtspudding, ein kleines Glas Cranberry-Gelee, einen Plastikbecher mit Weinbrandbutter und zwei große Eisbehälter voll Salat. Riche würde sich dem Cottage nicht nähern, daher würde er auch nicht erfahren, welch liederlichen Weihnachtsschmaus wir uns einzuverleiben gedachten.

*

Wir brauchten fünf Tage, um den Truthahnbraten zu vernichten. In dieser Zeit begriffen Kevin und ich, was die Leute immer meinten, wenn sie von Zufriedenheit sprachen. Kein lärmendes Feiern mit Weihnachtsböllern und Liedern. Kein Besuch von Freunden. Keine Ausflüge ans Meer. Stattdessen zogen wir uns in unsere Regenwald-Behausung zurück und genossen die Zeit entspannt, indem wir uns ganz vorsichtig an den zarten Banden unserer wiedervereinten Familie erfreuten.

Riche verbrachte die Tage im Wohnwagen und dessen Umkreis, nahm seine Proteindrinks zu sich, unterhielt sich mit seinem Bruder und las. Da ich den Gedanken seiner Isolierung nicht ertrug, schlief ich weiterhin im Wohnwagen. Andy und Louise übernachteten ebenfalls dort. Jede Nacht kuschelte sich Louise mit ihrem warmen Körper an mich und wollte mich keinen Moment länger als nötig hergeben. Kevin musste im Exil des Hauses bleiben, durfte aber weiterhin den Vorzug eines Doppelbetts genießen, in Gesellschaft eines ausnehmend liebesbedürftigen Spaniels mit partiell verstopften Nasengängen.

*

Am Silvesterabend schlürften Kevin und ich Bollinger-Champagner. Die Sterne der Milchstraße glitzerten über unseren Köpfen.

»Was hast du dir für das neue Jahr vorgenommen?«, fragte ich.

»Für mich gibt es grundsätzlich keine guten Vorsätze.« Kevin grinste. »Auf diese Weise kann ich sie auch nicht brechen. Lass mich deine raten. Du willst Riche gesund machen, und du willst mir beibringen, nicht mehr so ein bescheuertes Arschloch zu sein.«

»Ich möchte wieder nach Hause ziehen«, sagte ich. »Und ich möchte erleben, dass du und Riche euch wieder versöhnt. Seinetwegen genau wie deinetwegen. Ein Junge braucht seinen Vater. Und meinetwegen übrigens auch.«

Um zehn Uhr brachte ich Andy und Louise in ihre Betten im Wohnwagen und saß bei ihnen, bis sie eingeschlafen waren. Danach gesellte ich mich wieder zu Kevin auf die Veranda, und wir schwatzten, bis im Norden Raketen und Sternenregen am Himmel zerplatzten und glühende Schweife ins neue Jahr hinüberzogen, von dem Kevin und ich hofften, dass es besser würde als das vergangene. Wir leerten unsere Gläser, gingen zu Bett und schliefen zum ersten Mal seit elf Monaten wieder miteinander. Es war kein großes Feuerwerk. Nur eine klcine Kanonensalve zu Ehren unserer Beziehung. Dann wünschte ich Kevin, Minnie und den anderen Hunden eine gute Nacht und begab mich zum Wohnwagen.

An den folgenden Tagen schlich Riche um die Familie herum. Unter dem Schleier seiner Haare hervor beobachtete er, wie Kevin im Swimmingpool mit Andy und Louise herumtobte. Er sprach mit Andy, wenn der in seinem Sandkasten spielte. Und er lungerte, kaum mehr als eine Geistererscheinung, in der Nähe des Rasens vor dem Cottage herum. Doch während der Mahlzeiten verdünnisierte er sich in die Sicherheit des Wohnwagens. Und es war dort, nach einem Proteindrink, dass ich das Thema Kevin anschnitt.

»Warum spielst du nicht mal eine Partie Risiko gegen deinen Vater?«

Riche schaute auf den Boden und scharrte mit den Sandalen auf dem Teppich.

Ich ließ mich durch sein Schweigen nicht entmutigen. »Du brauchst mit deinem Vater über nichts anderes zu reden als das Spiel«, sagte ich. »Und Papa wird deine Armeen dorthin stellen, wohin du sie haben willst. Du brauchst keine Teile zu berühren.«

Es folgte eine Pause. Dann: »In Ordnung.«

»Prima. Dann werde ich jetzt mal Papa Bescheid sagen.« Ich hätte Riche abknutschen und jubelnd zu Kevin stürmen wollen, doch ich schaffte es, mich zu einem lässigen Bummeln zu zwingen, meine ganze Erregung zusammengepresst in ein fröhliches Pfeifen.

Kevin riss vor Staunen den Mund auf, als ich es ihm erzählte. »Ist das dein Ernst?« Sein Sohn hatte in elf Monaten nicht ein einziges Wort mit ihm gesprochen. »Was muss ich tun? Was soll ich sagen?«

»Sprich auf keinen Fall über Magersucht und erwähne um Gottes willen nicht deine Mutter«, sagte ich. »Wasch dir vorher sorgfältig die Hände, damit du nicht unbehaglich dreinschauen musst, wenn Riche dich fragt, und du kannst dich darauf verlassen, das wird er tun. Und zieh dir ein anderes Hemd an.«

Kevins unmanierliche Essgewohnheiten waren innerhalb der Familie schon zum Witz geworden. In seinem Körper fand sich kein einziges magersüchtiges Teilchen, er stopfte wahllos und genüsslich alles in sich hinein.

»Und vergiss das Wichtigste nicht: Das Ziel dieses Spiels heißt ausnahmsweise mal *verlieren!*«

»Ich werde ihn in Grund und Boden spielen«, sagte er mit einem belustigten Funkeln in den Augen.

Ich wusste, dass er es nicht so meinte. Ich wusste auch, dass es ihn gewaltige Überwindung kosten würde, nicht zu gewinnen, schließlich war er Investmentbanker. Zeitweilig hatte er Louise zum Heulen gebracht, nachdem er sie beim Monopoly vernichtend geschlagen hatte.

Zwei Stunden später erschien Kevin mit unbeweglichem Gesicht. Das sah nicht gut aus. Meine Miene musste mein ungutes Gefühl verraten haben, denn er brach in begeistertes Lachen aus. »Er hat mir die Leviten gelesen«, sagte er. Unbändige Freude machte sich auf seinem Gesicht breit und ließ seine Augen leuchten. »Und morgen will er wieder mit mir spielen.«

30

An den nächsten Tagen spielten Kevin und Riche mehrmals täglich Risiko. Riches Armeen marschierten durch Europa, Amerika, Afrika und Asien, die Truppen fielen, und Kevin eroberte Riches Herz zurück. Und dann, Stück für Stück, begannen in Riches Leben auch weitere Barrieren abzufallen.

An einem sengend heißen Tag Anfang Januar bemerkte ich, wie Riche Andy und Louise im Swimmingpool beobachtete. Sie bespritzten sich und lachten und jagten sich im kristallklaren Wasser. Ich verließ meinen Sessel auf der Veranda und stellte mich neben Riche.

»Na los«, sagte ich, »probier's einfach. Ich mache das Tor für dich auf.« Ich öffnete das Gatter, hielt die Luft an und wartete.

Riche zögerte, und ich verfluchte schon meinen Übereifer, doch dann schlüpfte er plötzlich aus den Sandalen und trat auf den Rasen. An der Stufe des Pools blieb er stehen. Andy und Louise trieben im Wasser und glotzten ihren Bruder mit schwimmringgroßen Augen an – in der Kunst der Zurückhaltung geschult, sagten sie aber nichts.

»Ich krieg dich!«, rief Andy seiner Schwester da zu. Sie wirbelten erneut das Wasser auf und nahmen von ihrem Bruder keine Notiz mehr. Riche beobachtete sie. Er machte einen Schritt zurück. Ich blieb am Tor stehen und hielt den Atem an. Riche sah mich an, und in seinem Blick spiegelte sich die ganze dunkle Welt. Als er einen Schritt in Richtung Swimmingpool machte, blieb mein Herz stehen. Er tauchte die rechte Fußspitze ins Wasser. Mein Herzschlag setzte ratternd wieder ein. Er tauchte den Fuß unter, wartete, zog ihn wieder raus und schüttelte ihn. Dann drehte er sich zu mir um und lachte, mit einem Blick purer Freude, der sämtliche Schatten vertrieb und die Welt wieder in ihrer vollen kaleidoskopischen Pracht aufleben ließ.

Ich blieb still, wagte nicht zu sprechen und wartete auf seinen nächsten Schritt.

Er kam etwas näher. »Meinst du, ich könnte ins Wasser gehen?«

Ich breitete die Arme aus, mit den Handflächen nach oben. »Weshalb denn nicht? Heiß genug ist es doch.«

»Und was soll ich anziehen?«

»Deine Unterwäsche«, sagte ich. »Hier ist weit und breit niemand außer uns.«

Zu meiner Überraschung zog Riche noch im selben Moment sein Hemd und die graue Baumwollhose aus und warf sie auf die Erde. Nur mit schwarzer Unterhose bekleidet stellte er sich auf die oberste Treppenstufe des Pools. Dann machte er einen Schritt hinab auf die zweite und die dritte Stufe. Nach drei weiteren Schritten reckte er die Arme aus dem hüfthohen Wasser. Er ließ die Arme wieder fallen, planschte etwas mit den Händen im Nass und ging langsam in die Hocke, bis er bis zum Hals untergetaucht war. Sein Gesicht strahlte vor Begeisterung. Dann holte er tief Luft, schloss die Augen und tauchte ganz unter.

Ich atmete langsam und vernehmlich aus. Vor elf Monaten hatte ich verzweifelt gekämpft, Riche dazu zu bewegen, einen Schluck Wasser zu trinken. Jetzt schwamm er darin – zusammen mit bekennenden Fleischessern. Und es handelte sich ja noch nicht einmal um The Original Adam's Ale Pure Australian Water.

In der Folgezeit entwirrten sich Riches Zwänge in einem Tempo, das mir den Atem raubte. Auf seltener gewaschenen Händen wuchs neue Haut, die vorher bleichen Wangen erstrahlten in freundlichem Rosa, die himmelblauen Augen bekamen einen ungewohnten Glanz, festerer Schritt verband ihn wieder mit der Erde. Es war, als habe sein Gehirn die kritische Marke erreicht, einen Wendepunkt, der die Genesung einläutete und jenseits dessen Zwänge nicht mehr gedeihen konnten. Dieser Vorgang erinnerte mich an unseren Taschentuchbaum. Er verlor sämtliche Blätter innerhalb weniger Tage, blieb mehrere Monate völlig kahl, und dann – fast über Nacht, wie es schien – waren da Blattknospen, der Entwurf eines sich entfaltenden Baldachins. Eines Tages aber wachten wir auf und blickten über uns in ein Meer aus Grün, als habe eine Gartenfee ihren Zauberstab geschwungen. In den folgenden Wochen erschienen weitere Blätter und nahmen eine dunklere Farbe an, doch es war dieses rasante Sprießen, das wie ein Wunder anmutete. So war es auch bei Riche.

Beim Risiko-Spiel mit Kevin begann er bald darauf, seine eigenen Truppen zu bewegen. Er schwamm fast jeden Tag mit seinem Bruder und seiner Schwester, sie johlten und kreischten und stritten darum, wer beim Reinspringen die meisten Spritzer machen konnte. Seine Haut färbte sich in ein warmes Goldbraun. Das bis zur Taille reichende Haar war ausgebleicht und hellblond. Er verbrachte Stunden mit Andy im Sandkasten und diskutierte mit ihm über wer weiß was. Eines Tages kam Trisska an ihm vorbei. Unbemerkt beobachtete ich von der Veranda aus, wie er ihr ein paar Schritte folgte. Trisska blieb stehen und schaute sich zu ihm um, wedelte mit dem Schwanz. Riche ging noch einen Schritt näher, bückte sich und streichelte sie sanft. Er stand auf, starrte angestrengt auf seine Hand, ließ sie dann achselzuckend fallen und ging wieder zu Andy, um sich weiter mit ihm zu unterhalten. Ich saß in dem Korbsessel, in dem meine Mutter immer gesessen hatte, und starrte lange aufs offene Meer.

Mittlerweile war es Mitte Januar, etwas mehr als drei Wochen seit unserer Ankunft in Mullumbimby zu Weihnachten. Es war die ganze Zeit heiß gewesen, und Riche ging es so gut, dass Kevin und ich beschlossen, ihn ein bisschen stärker herauszufordern. Wir luden einen Verwalter von Louises Schule und dessen Familie zum Mittagessen und zum Schwimmen bei uns ein. Riche hielt sich vom Tisch fern, spielte im Swimmingpool aber Ball mit seinen Geschwistern und den beiden Zwillingsschwestern der anderen Familie, die, wie sich herausstellte, gleich alt waren wie Riche – zwölf Jahre. Später am Tag kam Riche zu mir, als ich gerade die Wäsche aufhängte.

»Die Mädchen waren wirklich ganz nett«, sagte er. »Ich glaube, ich will dieses Jahr auf die Shearwater-Schule gehen.«

Ich suchte am Himmel nach der richtigen Antwort und rang um Fassung. »Tolle Idee«, sagte ich. Und sollen wir vielleicht auch gleich einen Weltraumspaziergang buchen, wo wir schon mal dabei sind? »Aber du musst essen, wenn du zur Schule gehen willst.«

»Das tue ich.« Kein Zögern. Mir wurde klar, dass er darüber bereits nachgedacht hatte.

»Die Schule beginnt in zwei Wochen. Du musst schon vorher essen.«

»Wird gemacht. Nächste Woche esse ich mittags ein Sandwich.«

»Prima«, sagte ich.

Mein Sohn wollte also nach fast einem Jahr wieder einen Bissen zu sich nehmen. Freiwillig. Kein Drama mehr, kein Grund mehr, mich einem schweißtreibenden und Herzklopfen verursachenden Schlamassel aussetzen zu müssen. Ich bereitete mich auf meinen nächsten Schritt vor. Riches Psychiater hatte mal erwähnt, falls Riche wieder zu essen beginnen sollte, wäre es wichtig, ihn sein Essen selbst auswählen zu lassen, sofern es eine ausgewogene Diät sicherstelle, die alle erforderlichen Nährstoffe beinhalte und genügend Kalorien liefere.

»Was für ein Sandwich magst du denn haben?«

»Weißbrot mit Vegemite und Käse. Aber nur dünne Scheiben. Und keine Butter.«

»Das ist nicht genug Energie.«

Das Wort ›Kalorie‹ wäre wie Nitroglyzerin gewesen: Es hätte in meinem Gesicht explodieren können, wenn ich unvorsichtig damit umgegangen wäre. Das Wort ›Energie‹ hingegen vermittelte, so stellte ich es mir jedenfalls vor, das Bild eines Riches, der auf dem Spielplatz der Schule herumtollte. Oder auf einem Klettergerüst balancierte. War dies das Bild, das vor Riches geistigem Auge auftauchte, oder erkannte er es als den Euphemismus, der er war?

»Okay. Ich nehme *eine* Scheibe Brot mit Butter, auf der anderen nicht. Und nicht zu viel.«

Ideal war das nicht. Und damals war mir auch gar nicht klar, wie unausgewogen das war. Egal, es war ein Quantensprung in die richtige Richtung.

Ich vereinbarte ein Treffen mit der Frau, die Riche bei Shearwater unterrichten würde. Sie sagte, Riche könne in der Nähe der Tür sitzen, damit er den Raum jederzeit verlassen könne, falls etwas unangenehm für ihn würde. Das lange Haar? Kein Problem. Und der Kochunterricht? (Schon bei dem Gedanken daran wäre ich fast in Ohnmacht gefallen!) Den könne er sausen lassen und stattdessen Kunst nehmen. Das Wichtigste aber: Es würde jemand da sein, der beim Mittagessen auf Riche ein Auge werfen würde, ob er auch wirklich isst, wobei ich mich fragte, ob dieses ›Auge‹ geöffnet und auf ihn konzentriert bleiben würde.

Nachdem das Schulproblem gelöst war, leitete ich die Vorbereitungen für die Sandwiches in die Wege. Riche blieb zu Hause, als ich zum Supermarkt fuhr. Der Duft von Grillhähnchen waberte durch die Gänge. Ob er Riche wohl immer noch dazu gebracht hätte, davonzustürmen, oder hätte Riche interessiert in der Luft geschnuppert? Darüber machte ich mir Gedanken, während ich meinen Korb mit Toastbrot (angereichert mit Omega-3-Säuren für Riches Gehirn), Cheddarkäse, einem Paket Butter und Vegemite füllte.

Daheim angekommen, ging ich erst mal daran, im Kühlschrank für Ordnung zu sorgen. Dafür benutzte ich ein einfaches System: Alles mit Pilzbewuchs wanderte in den Müll. Alles andere schob ich ins oberste oder unterste Fach, wobei ich darauf achtete, das Kängurufleisch unter dem Aprikosen-Streuselkuchen meines Vaters zu verstauen. Das mittlere Fach – säuberlich geschrubbt mit warmem Zitronenwasser – blieb frei, ein nicht kontaminierter sicherer Hafen für Riches Lebensmittel.

Danach räumte ich den Küchentisch frei, schrubbte ihn und legte das Brotschneidebrett zurecht. Ich fühlte mich wie eine Priesterin, die ein Sakrament anlässlich eines Festtags vorbereitete. Bevor ich damit beginnen konnte, das Sandwich zuzubereiten, erschien Riche auf der Küchenveranda. So dicht hatte er sich dem Cottage seit unserem Umzug nach Brisbane noch nie genähert.

»Zugucken gilt nicht«, sagte ich.

»Aber pass auf, dass nur auf einer Scheibe Butter ist«, sagte er.

»Ja, ja – natürlich.« Ich scheuchte ihn weg, bestrich das Sandwich, legte es auf einen Teller und brachte es ihm nach draußen.

»Iss das, oder es gibt Ärger«, sagte ich in sachlichem Ton.

Riche griff nach dem Sandwich, inspizierte es – und biss hinein. Mein Herz schlug wie wild unter meinen Rippen. Riche kaute ein- oder zweimal und schluckte dann. Sein Gesichtsausdruck zeigte äußerste Konzentration. Ich beobachtete genau, wie sein Adamsapfel hoch und runter wanderte. Wartete, ob sich seine Backen wölbten. Sie taten es nicht. Ein zweiter Biss folgte, dann noch einer, bis Riche auch den letzten Krümel gegessen hatte. Sein erstes festes Mittagessen nach über einem Jahr. Ich nahm ihm den Teller ab und machte ihn sauber, warmes Wasser floss mir über die Hände, das in Wallung geratene Blut in meinen Adern wurde sukzessive ruhiger.

Eine Woche später begann für Riche die Schule. Zum Mittagessen nahm er jeden Tag ein Sandwich mit Vegemite und Käse mit, als zweites Frühstück geräucherte Kichererbsen. Zu Beginn der zweiten Woche aß er eine Schale Müsli mit fettfreier Sojamilch – roter Karton natürlich! – statt seines Frühstücks-Proteindrinks. Gegen Ende der zweiten Woche fügte er seiner Routine das Abendessen hinzu – Teriyaki-Tofu und Gemüse aus der Pfanne mit Reis. Nachmittags aß er etwas Obst und verabschiedete sich so vom letzten seiner Proteindrinks. Irgendwann auf diesem langen Weg, zwischen all diesen richtungsweisenden Veränderungen fast unbemerkt, begann er Leitungswasser zu trinken.

In Woche drei stellte sich Riche dem schier unvorstellbaren Abenteuer eines fünftägigen Ausflugs mit Wildwasser-Raftingtour zusammen mit seiner Schulklasse. Er kehrte mit glühenden Wangen zurück und zeigte uns Bilder von sich, wie er in einem Lastwagenschlauch einen schäumenden Gebirgsfluss hinabstürzte. Ich fragte ihn nach den Mahlzeiten. Er sagte, er habe immer geschaut, wie viel die anderen Jungen auf ihre Teller packten, und es ihnen dann nachgetan. Ich entschied mich dagegen, ihn zu wiegen, da ich diesen besonderen Zwang nicht wieder anstacheln wollte – aber mit bloßem Auge war zu sehen, dass er nicht abgenommen hatte. Tatsächlich, sah er nicht vielleicht sogar ein klitzekleines bisschen schwerer aus?

*

Jeder einzelne Tag von Riches Krankheit hatte sich angefühlt wie ein Jahr, und zwar ein sehr, sehr langes. Nach der Entscheidung im Januar, die Shearwater-Schule zu besuchen, brach diese schreckliche Zeitrechnung einfach in sich zusammen. Elf Wochen, dreimal Haare schneiden (durch mich), zahllose Kartons mit Müsli, kiloweise Tofu, dazu jede Menge Brotlaibe für Sandwiches mit Vegemite und Käse später saßen Kevin und ich auf harten Plastikstühlen vor einer offenen Bühne an der Shearwater-Steiner-Schule. Es war April, und über uns wirkten die Sterne wie in einen samtenen Himmel gepresste Juwelen. Louise streunte hinter uns mit einem Rudel anderer Kinder in regenbogenfarbene Klamotten gekleidet den grasbedeckten Hang entlang. Andy stand zehn Meter von uns entfernt, immer noch still und zurückhaltend, und er schien dem Frieden noch nicht ganz zu trauen.

Riche hatte Wochen zuvor verkündet, er werde bei der Schulaufführung im Chor auftreten. Das war schön. Die richtige Bombe war aber erst an diesem Morgen geplatzt, am Tag der Vorführung, zwischen zwei Löffeln Müsli.

»Ich habe einen Solo-Auftritt«, sagte er.

»Toll.« Meine Standardantwort, die ich pingelig genau einhielt, um bloß keine allzu große Überraschung zu zeigen. »Was ist es?«

»Ein Solo eben.«

Schon wieder so ein alltägliches Wunder, das meinen Herzschlag zum Stoppen brachte.

Ich zitterte in der kühlen Abendluft und wartete auf Riches ersten öffentlichen Auftritt seit seiner Krankheit. Dabei fragte ich mich, ob er sich nicht zu viel zumutete. Er hatte ein komplettes Jahr Unterricht verpasst und besuchte die Shearwater-Schule erst neun Wochen. Und es hatte Komplikationen gegeben. Wie an dem Tag, als ein Mädchen Louise fragte, weshalb Riche jedes Mal zurückwich, wenn sich ihm jemand näherte, um mit ihm zu reden. Ich hatte mit Riche gesprochen und ihm erklärt, dies sei ein ungewöhnliches Verhalten und er solle stehen bleiben, wenn die Leute mit ihm reden wollten, denn sie täten ihm doch nichts. Am nächsten Tag berichtete Riche, er habe es ausprobiert, und es sei ihm gelungen. Auf ähnliche Weise hatte er auch andere Verhaltensmuster neu programmiert.

Aber ein Soloauftritt?

Ein Instrumentalstück endete, und der Chor stellte sich auf

der Bühne auf. Riche stand in der ersten Reihe, etwas an der Seite. In seinen Shorts und dem dunkelgrauen T-Shirt wirkte er eher dünn als ausgemergelt. Heute Abend trug er zum ersten Mal einen Mittelscheitel, der Pony war hinter die Ohren geklemmt, und sein blasses Gesicht wandte sich der Chorleiterin zu. Sie hob den Taktstock, und zwanzig Stimmen ertönten gemeinsam.

Nachdem das erste Lied beendet war, richteten sich die Kinder zu voller Größe auf und setzten zu »Where is the Love« von den Black Eyed Peas an. Alle außer Riche hielten ein Blatt mit dem Text in der Hand. Seine Kopie mit Eselsohren ragte aus der Hosentasche. Der Chor kam zur zweiten Strophe, und Riche trat vor. Seine ausdrucksstarken blauen Augen starrten geradeaus in die Menge. Das Geraune im Publikum verklang, und alles konzentrierte sich auf diesen zerbrechlichen kleinen weißen Jungen, der den gebannten Zuhörern sein Herz über Krieg und Leiden und viel zu früh sterbende junge Menschen ausschüttete. Und für mich gab es an diesem Abend keinen Zweifel, dass mein Sohn die Liebe in sich trug. Die Leute um uns herum lächelten, in vielen Augen glitzerten Tränen, und Kevin und ich weinten. Riche stockte bei einer Zeile und runzelte die Stirn. Ich hielt die Luft an, doch seine Miene entspannte sich wieder, und er sang weiter.

Später sprachen wir mit der Chorleiterin.

»Riche ist mein Goldjunge«, sagte sie.

Wenn doch die Kinderärztin in Brisbane diese Worte hätte hören können! Ich konnte mir vorstellen, wie sie vor Staunen den Mund aufgemacht und danach zu lachen begonnen hätte, wenn sie die Verwandlung dieses Jungen hätte sehen können, der seiner Mutter »Fick dich!« zugeschrien hatte.

Der Geruch von heißer Suppe und Kaffee lockte mich zu einigen aufgebauten Tischen auf der Veranda eines Klassenzimmers. Als ich mich näherte, sah ich, wie Riche darauf wartete, bedient zu werden – es war das erste Mal seit Ausbruch seiner Krankheit, dass ich ihn ein Essen oder Getränk kaufen sah. Ich zog mich etwas zurück, da ich Angst hatte, der Zauber könnte brechen, wenn Riche mich entdeckte. Er sprach mit der Frau, deren lockere Art darauf schließen ließ, dass sie keine Ahnung hatte, welche Bedeutung der Handel hatte, den sie gerade abschloss. Riche zählte ein paar Münzen ab und gab sie der Frau. Diese reichte ihm einen Pappbecher mit Apfelsaft.

Riche hielt den Becher, als befände sich darin der teuerste französische Champagner, den es für Geld zu kaufen gab. Er sonderte sich von der Menge ab und betrachtete das Getränk ein oder zwei Sekunden. Ich wartete darauf, dass er seine Meinung änderte. Stattdessen führte er den Becher zum Mund und leerte ihn mit ein paar schnellen Zügen. Ich plumpste auf einen Plastikstuhl und brach erneut in Tränen aus.

Spätabends stand ich im Garten und betrachtete einen breiten Streifen Mondlicht, der sich sanft und glänzend wie Satin über den Ozean bis zum Horizont erstreckte. In regelmäßigen Abständen rauschten Wellen den Strand empor. Riche stieg aus dem Auto und gähnte. Er schaute zum in der Dunkelheit kaum erkennbaren Wohnwagen hinüber.

»Ich bin müde«, sagte er. »Kann ich heute Nacht in Omas Bett schlafen?«

Der Autoschlüssel glitt mir aus der Hand und klatschte auf die Erde. Ich bückte mich und suchte ihn, froh über die Entschuldigung, mein Gesicht nicht zeigen zu müssen. »Ich muss nur noch etwas Bettzeug für dich auftreiben.«

Riche verschwand im Badezimmer. Kevin reichte mir eine Hand, um mir aufzuhelfen.

»Ist das eben wirklich passiert? Er will in demselben Bett schlafen, in dem deine Mutter *gestorben* ist?«

Ich brachte ein paar Bettbezüge ins Schlafzimmer meiner Mutter. In den letzten vier Monaten hatte sich hier einiges verändert, es gab keine Einlagen und auch keinen Duschstuhl mehr. Und ich dachte mir, dass die Porzellanvitrine bald ins Wohnzimmer wandern würde, um Platz für einen Jungenschreibtisch zu machen.

31

Für mich folgten nach Riches Auftritt tränenreiche Tage, Wochen und Monate. Ich heulte bei traurigen Filmen, überfahrenen Tieren, grauem Himmel, dem Anblick meines Spiegelbilds und den meisten Dingen, die Kevin sagte. Ich heulte ohne jeden Anlass, und alles und nichts war Grund genug, die Schleusen zu öffnen. Die Todesanzeigen im Sydney Morning Herald wurden zu meinem täglichen Vergnügen. Ich lehnte es ab, mein ergrauendes Haar zu färben, trug nie Make-up und kleidete mich in Marineblau, Schwarz, Braun und Grau. Es dauerte eine ganze Weile, bis mein Hausarzt feststellte, dass ich unter posttraumatischer Belastungsstörung litt, und noch länger dauerte es, dasselbe bei Kevin zu erkennen.

Riche machte derweil weiterhin Fortschritte. Ungefähr einen Monat nach seinem Schulauftritt überraschte er mich beim Frühstück mit einer Frage. »Meinst du, ich könnte mir Dreadlocks machen lassen?« Seine Stimme kam schüchtern, zögerlich. »Der Friseur in der Stadt bietet das an.«

Ich machte einen Termin für ihn. Nachdem er sich anderthalb Jahre geweigert hatte, einen Frisiersalon zu betreten, setzte sich Riche drei Stunden lang in eine Wolke von Haarspray, während ein Friseur sein Haar drehte und drehte, um Rastalocken daraus zu machen: der ultimative Genesungs-Haarstil.

Kevin ging jetzt zu einem Therapeuten, ich widmete mich

dem Schreiben. Riche hatte mir Monate zuvor gesagt, er wolle nicht, dass ich über seine Krankheit schreibe – doch ich brauchte es für mich selbst, die Ereignisse der letzten zweieinhalb Jahre zu verstehen, und ich glaubte, das Schreiben würde mir dabei helfen.

Irgendwann fragte ich Riche, ob er wisse, worüber ich schrieb.

»Natürlich«, sagte er, »du schreibst über uns.«

»Hast du noch etwas dagegen?«

»Nein. Ich habe allerdings zwei Bedingungen.« Er schaute mich ernst an. »Keine Pornografie. Und ich bekomme zehn Prozent deiner Einnahmen.«

Ich lachte. War sich Riche dessen nicht bewusst, dass seine Krankheit das effektivste Antiaphrodisiakum war, dem ich in zwanzig Jahren Ehe begegnet war?

Im Jahr darauf entdeckte ich ein Buch mit dem Titel »Eating with Your Anorexic« von Laura Collins, einer Amerikanerin, deren Tochter unter Magersucht gelitten hatte. Nach einigen Berührungen mit dem sogenannten Problemfamilien-Modell stieß Laura auf den Ansatz der familienbasierten Therapie (FBT), über die ich viele Monate zuvor gelesen hatte.

Die Herangehensweise der FBT war keine seichte Quacksalberei, wie ich erfuhr. Zwei der führenden Forscher auf diesem Gebiet, Daniel Le Grange und James Lock, stammten von der University of Chicago beziehungsweise der Stanford University. Als ich zum ersten Mal darüber las, war es die einzige Behandlungsmethode von Magersucht, die sich in ordentlich durchgeführten wissenschaftlichen Studien als erfolgreich erwiesen hatte. Soweit mir bekannt ist, ist sie dies im Jahre 2012 immer noch.

Neben dem Verfassen des Buchs hatte Laura begonnen, ein Onlineforum für Eltern einzurichten. Es nannte sich »Families Empowered And Supporting Treatment of Eating Disorders« – kurz: F.E.A.S.T. Inzwischen verfügte ich wieder über Internetzugang, daher loggte ich mich jeden Morgen in das Forum ein, bevor der Rest der Familie aufstand. Es war, als habe ich mein Volk, meine Sippschaft gefunden. Ich nippte an einem Pfefferminztee und rieb meine Zehen an Minnies warmem Fell, die zu meinen Füßen lag, während ich die Geschichten anderer Leute las.

Als ich zum ersten Mal einen kurzen Einblick in die Herangehensweise von FBT gewonnen hatte, damals noch gehetzt, ausgepowert und entmutigt, hatte ich mich gefragt, wie irgendjemand überhaupt in der Lage sein sollte, sich selbst und seine Familie diesen Forderungen zu unterwerfen. Jetzt, am Ende eines langen Prozesses und nachdem ich erkannt hatte, dass das Ganze für meine Familie mindestens genauso zerstörerisch gewesen war wie für Riche, erschienen sie mir sinnvoll. Der FBT-Methode zufolge aß ein Kind mit Magersucht sein Essen zusammen mit der Familie, und alles andere musste grundsätzlich warten, bis das Kind seine Mahlzeit beendet hatte. Das FBT-Mantra lautete: »Alles muss aufgegessen sein, dann erst kannst du vom Tisch aufstehen!« Das Kind ging nicht eher zur Schule, bis es sein Frühstück gegessen hatte. Wenn das Frühstück auf dem Boden landete, wurde dem Kind ein neuer Teller vorgesetzt. Wenn das Kind versuchte, den Raum zu verlassen, stellte sich ein Elternteil in die Tür und versperrte ihm den Weg. Wenn es vier Stunden dauerte, bis das Frühstück gegessen war, gab es sofort ein zweites Frühstück hinterher. Wenn dies zwei Stunden dauerte, folgte bereits das Mittagessen. Statt die Eltern auszuschließen, beorderte die FBT-Methode sie in die Küche und an den Esstisch, egal ob das Kind seine Krankheit anerkannte oder nicht. Das Rätsel, wie man mit einem kranken Kind umgehen sollte, das die Augen vor der Wahrheit verschloss, war damit gelöst.

Eltern gaben, wenn nötig, ihren Job auf, sie baten Verwandte und Freunde, sie zu unterstützen – ein Ausflug mit einem vernachlässigten Geschwisterteil, mit Liebe zubereitetes energiereiches Essen –, sie gaben ihr Vereinsleben auf, verzichteten auf Urlaubsreisen. All dies taten sie unter ärztlicher Begleitung und mit der Unterstützung von FBT-geschulten Therapeuten, die sich mit den Eltern trafen, zuweilen auch mit den Geschwistern und dem kranken Kind.

Es dauerte eine Zeit, bis ich den Unterschied zwischen dieser Art der Behandlung und den Strafmaßnahmen der Krankenhäuser begriff, die dort häufig angewendet werden. Er bestand für mich hauptsächlich in der Vorgabe erreichbarer Ziele. Bei der traditionellen Herangehensweise wird vom Kind verlangt, alles zu tun, um im Laufe von, sagen wir mal, einer Woche ein bestimmtes Gewicht zu erlangen, damit es sich den Telefonanruf einer Freundin oder eines Freunds verdienen konnte. Das ist so, als fordere man es auf, eine unmöglich zu meisternde Hürde zu überspringen, wobei es weiß, dass dafür eine unfassbare Anlaufgeschwindigkeit benötigt wird – und auf der anderen Seite der Hürde wird es in einem Nagelbrett landen.

Verlangt man von demselben Kind hingegen, jeweils ein einzelnes Essen zu sich zu nehmen, dann ist das ein konkretes, erreichbares Ziel, insbesondere in der häuslichen Umgebung mit Menschen, denen es vertraut – den Eltern – und die standhaft und liebevoll darüber wachen, dass wirklich gegessen wird, ganz egal, wie lange es dauert. Unter diesen Umständen können Eltern den anfänglichen Widerstand des Kindes in erstaunlich kurzer Zeit überwinden, manchmal sogar innerhalb von wenigen Tagen.

Endlich sah ich, dass die Leute aus dem Forum weitgehend ähnlich mit ihren Kindern umgingen, wie ich es mit Riche getan hatte. Der wesentliche Unterschied war jedoch, dass sie festes Essen benutzten, während ich Proteindrinks eingesetzt hatte. Ohne mir selbst Vorwürfe zu machen – woher hätte ich es denn wissen sollen? –, sah ich auch noch andere Unterschiede, etwa die höhere Geschwindigkeit der angestrebten Gewichtszunahme. Um dies zu erreichen, erlaubten die meisten Eltern dem Kind überhaupt keine Auswahl beim Essen, zumindest zu Beginn der Gewichtswiederherstellung. Viele empfahlen auch, dem Kind das Betreten der Küche zu verbieten. Das machte es kranken Kindern leichter, der Verantwortung für Entscheidungen enthoben zu sein. Eltern brauchten damit nie zu lügen, und dennoch wussten sie genau, wie viele Kalorien ihr Kind zu sich nahm. Einen weiteren Unterschied sah ich in der Interpretation, wie die Krankheit funktionierte. Das ›negative Denken‹ von Footprints war eigentlich der Verstand des Erkrankten, der aufgrund des Hungerns allerlei zwanghaften Vorstellungen in die Falle gegangen war.

Mich verwirrte, dass sich Riches geistige Verfassung nach einem Jahr Krankheit so dramatisch rasant gebessert hatte, obwohl er immer noch sehr untergewichtig gewesen war – die meisten Eltern berichteten im Forum, der mentale Zustand hinke hinter der Gewichtszunahme her. Dann stieß ich bei Daniel Le Grange auf eine Erklärung, die besagte, dass so, wie ein Kind bei jeder Verweigerung der Nahrungsaufnahme die Verfestigung neuer neurologischer Muster fördere – nämlich die Muster der Verweigerung –, auch jeder Bissen oder in Riches Fall eben jeder Schluck seines Proteindrinks hilfreich waren, diese Veränderungen rückgängig zu machen. Wie ich es vermutet hatte, waren die aktiv konsumierten Proteindrinks besser als eine passive künstliche Ernährung durch die transnasale Magensonde.

Das Elternforum wurde für mich zur Obsession. Die Monate wurden zu Jahren, und ich saß jeden Tag in der Ecke meines Schlafzimmers am Schreibtisch und loggte mich ein. Ich fühlte mich weniger allein und lernte weiter. In einem Artikel auf WebMD, »Anorexia and Bulimia: Cracking the Genetic Code«, wurde 2005 die Wahrscheinlichkeit einer genetischen Anfälligkeit für Magersucht erörtert. Dieser neue Ansatz führte zu einem Heilungsprozess bei mir, der sich natürlich auch auf meine Ehe auswirkte. Wir beide, Kevin und ich, hatten Fehler gemacht – daran hatte es nie Zweifel gegeben. Doch jetzt wusste ich, dass diese Fehler bei einem Kind mit anderen Genen nicht zur Magersucht geführt hätten.

Ich erfuhr auch, dass Tendenzen zu Zwängen ein ziemlich häufiger Vorbote von Magersucht waren, und ich erinnerte mich an den Rattenschwanz übertriebener und extremer Verhaltensmuster bei Riche, die in den Monaten vor dem Ausbruch seiner Krankheit stärker geworden zu sein schienen – das Aufprallenlassen des Tennisballs und das Geräusch, das er erzeugt hatte, wenn er den Finger in seinem Mund aus den geschlossenen Lippen ploppen ließ.

Jahre später sollte ich einen Zeitungsartikel aus jener Zeit wiederentdecken, den ich in einer Art Trotzhaltung ausgeschnitten und auf die Innenseite von Kathryn Zerbes Elternanklage »The Body Betrayed« geklebt hatte. In dem Artikel heißt es: »Von Forschern an zehn Universitäten in Großbritannien und den USA wurde eine ›signifikante Verbindung‹ zwischen Magersucht und den Genen HTR1D und OPRD1 gefunden.« Da spürte ich das vertraute Gefühl der Erleichterung, das sich bei jedem Beweis für die Behauptung einstellte, meinen Sohn nicht eigenhändig an den Rand des Todes getrieben zu haben.

Durch das Forum wurde mir schließlich klar, dass meine Angewohnheit, ständig Kevin und dessen Mutter zu beschuldigen, die traditionelle Sichtweise widerspiegelte, nach der die Eltern verantwortlich waren. Diese Auffassung trug nicht mit einem einzigen Gramm zur Gewichtszunahme bei meinem Sohn bei, stattdessen zerstörte sie fast meine Ehe und führte zu einem Zerwürfnis mit Kevins Familie, das bis heute nicht behoben ist. Ich gebe mich damit zufrieden, dass ich womöglich nie genau erfahren werde, was für Riche der umfeldbedingte Auslöser seiner Krankheit war. Gleichzeitig weiß ich, dass in unserem Haushalt jedes Gespräch über die Einschränkung von Essensmengen unklug ist.

In erster Linie zeigte mir das F.E.A.S.T.-Forum, wie die Zukunft der Magersucht-Behandlung aussehen wird. Wie viel besser die Erfolge bei Riche hätten sein können, wenn ich die FBT-Methode gekannt hätte. Wenn ich gewusst hätte, dass mich ein Arzt zu einem Familientherapeuten überwiesen hätte, statt meinen Sohn ins Krankenhaus zu schicken, hätte ich nicht so viel Zeit damit vergeudet, nach einfühlsamer Hilfe zu suchen. Riches physischer Zustand hätte sich nicht so dramatisch verschlechtert, und seine psychischen Probleme wären nicht derartig schwerwiegend geworden. Wenn ich gewusst hätte, dass eine kurzzeitige Hospitalisierung zur Stabilisierung eine Option war, hätte ich mich dafür entschieden. Danach hätte ich meinen Sohn zu uns nach Hause genommen, um dort die Wiederherstellung des Gewichts fortzusetzen.

Wie viel besser wäre es für unsere Familie gewesen, wenn ein weiser Familientherapeut mir geholfen hätte, die ewigen Schuldzuweisungen zu unterlassen, und wenn er Kevin dabei geholfen hätte, seinem Sohn in einem frühen Stadium der Krankheit eine helfende Hand zu reichen. In größerem Maßstab sollte man auch an das Geld denken, das im Gesundheitswesen eingespart werden könnte, wenn die Wiederherstellung des Gewichts im häuslichen Rahmen gefördert würde, anstelle von monatelanger stationärer Behandlung, die enorme Kosten verursacht.

Für eine stationäre Behandlung wird es dennoch immer gute Gründe geben. Bei manchen Familien liegt die Ursache in der finanziellen oder einer anderweitigen Situation begründet, dass sie einfach nicht in der Lage sind, sich zu Hause um ihre ernstlich erkrankten Kinder zu kümmern. Aber es wäre um so vieles besser, die Wahl zu haben.

2006 erschien im Forum eine Stellungnahme von Thomas R. Insel, Direktor des amerikanischen National Institute of Mental Health. In dieser äußerte er, Essstörungen hätten »einen biologischen Kern mit genetischen Komponenten, Veränderungen in der Hirnaktivität und der Nervenbahnen, was derzeit untersucht wird«.

2007 schrieb er über die frühere (und in vielen Fällen immer noch gängige) Praxis, Eltern von der Behandlung auszuschließen und ihnen die Schuld für die Erkrankung des Kindes zuzuweisen: »Wir müssen für das überalterte Behandlungsschema einen Tag der Versöhnung fordern, wir müssen die Familien stärker einbeziehen, und wir müssen dafür sorgen, dass die Krankenversorgung sehr viel mehr individualisiert wird.«

Schlussendlich waren die Tränen, die ich wegwischte, Freudentränen.

EPILOG

Riches Baby-Buch enthält neben der Liste seiner Lieblingstiere, unter denen sich auch die einzelligen Organismen befinden, alle üblichen Meilensteine: Montag, den 6. Mai, lachte er. Mit sechs Wochen schüttelte er eine telefonförmige gelbe Rassel. Am Labor-Day-Wochenende im Mai 1991 machte er seine erste Urlaubsreise (nach Montauk, Long Island).

Vierzehn Jahre später begannen sich während Riches fortschreitender Genesung Meilensteine ganz anderer Art anzusammeln: ein Post-Magersucht-Ausflug auf Hinchinbrook Island, das erste Fischgericht, die ersten Süßigkeiten und sein erster Auftritt als Rock-and-Roll-Tänzer bei einer Veranstaltung seiner Schule in selbst entworfener Kleidung.

*

Im Dezember 2007 wird Riche in einem Internat an der Ostküste der USA angenommen. Er hat beschlossen, alle Vorteile seiner US-Staatsbürgerschaft in Anspruch zu nehmen und etwas von der Welt zu sehen. Am Wochenende vor Weihnachten desselben Jahres kündigt er an, Fleisch essen zu wollen. Kevin und ich schauen uns überrascht an. Grundsätzlich haben wir keine Einwände gegen eine vegetarische Lebensweise, doch in Riches Fall ist sie eng mit seiner Magersucht verflochten. Andererseits wird das Internatsleben mit einer weniger restriktiven Speisekarte erheblich einfacher sein.

Für den ersten bedeutsamen Fleischgenuss schlägt Louise Hähnchen vor. Sie steht auf weißes Fleisch. Kevin, Andy und ich plädieren für Lammkoteletts. Sie schmecken köstlich, machen wir Riche klar. Sie schmelzen im Mund. Nichts geht über ein Lammkotelett vom Grill. Riche akzeptiert die Lammkoteletts als sein erstes Fleischgericht nach fünfeinhalb Jahren.

»Lass es uns heute Abend machen«, sagt Kevin zu mir. »Dann gehen wir kein Risiko ein, dass er seine Meinung ändert.«

Er schlingt die Arme um mich und zieht mich an sich. Meine Wange reibt sich am abgenutzten Stoff seines T-Shirts – ein Souvenir eines Surf-Trips zu einer indonesischen Inselgruppe im letzten Jahr. Er ist nicht mehr so schlank wie noch vor ein paar Jahren, denn er hat die Atkins-Diät aufgegeben, nachdem ihr Erfinder unter nicht ganz klaren Umständen gestorben ist. Kevin gibt mir einen Kuss auf den Kopf, und ich atme seinen vertrauten Geruch ein. Vielleicht heute Nacht … Dann denke ich an zehn Prozent und keine Pornografie.

Zwei Stunden später vermischt sich der Geruch von Grillfleisch mit dem röstender Kartoffeln. Ich gehe zum Kühlschrank, um den Brokkoli herauszunehmen, und stelle fest, dass die Tür mal wieder geputzt werden müsste. Ein schmuddeliges sechs Jahre altes Foto von Verwandten, ein Poster gefährlicher Spinnen und ein magnetischer NASA-Astronaut mit einer Auswahl glänzender Raumanzüge zieren die Oberfläche der Tür. Schimmel und hässliche getrocknete Tropfen irgendwelcher Essensreste komplettieren das Bild der Nachlässigkeit. Ich summe eine Melodie aus den Charts und öffne die Kühlschranktür – eine Handlung, die mir nicht mehr den Schweiß auf die Stirn treibt. Riche kommt in die Küche und stellt sich neben mich.

»Du solltest das Singen besser lassen, Mama«, sagt er. Die Rastalocken sind längst verschwunden. Momentan protzt er mit seinem extrem kurzen Haarschnitt, und er ist mir über den Kopf gewachsen. »Du bist unmusikalisch, und eine Siebenundvierzigjährige, die sich an Charthits versucht, stinkt nach Midlife-Crisis.«

Doch in seinen Worten liegt keinerlei Schärfe. Gestern Abend hörte Riche zu, als Andy und ich uns über die Vorzüge einer Shearwater-Lehrerin unterhielten. Dann meldete er sich plötzlich zu Wort.

»Sie ist nicht so gut wie Mama«, sagte er. »Mama ist die Beste.«

Ich weiß, er denkt das nicht immer, aber manchmal ist mir allemal genug. Müßig schwinge ich die Tür auf und zu. Im Inneren des Kühlschranks sieht es nicht viel besser aus als auf der Tür. Die Müllabfuhr kommt morgen, deshalb werde ich heute Abend wohl die Schalen mit den Überresten der letzten Lamm-Spezialität aus dem China-Imbiss und die eine Woche alten Würstchen entsorgen. Ich entdecke eine offene Packung Schinken neben den Agnolotti mit Spinat und Ricotta. Ich lege den Schinken ins obere Fach, doch das ist eigentlich nur noch eine alte Angewohnheit, und es beunruhigt mich nicht, dass Riche mir über die Schulter schaut, als ich mich umdrehe. Dann nehme ich den Brokkoli aus dem Gemüsefach. Es dauert nur ein paar Minuten, die kleinen Röschen zu waschen, zu würzen und in die Mikrowelle zu stellen. Die Kartoffeln sehen fertig aus – knusprig und braun und glänzend vom Öl. Ich nehme sie aus dem Backofen und fülle sie in eine Schüssel. Danach decke ich den Tisch und stelle eine Flasche Tomatenketchup und eine Kristallschale mit grünem Minzgelee, der geradezu nach ›mit chemischen Zusatzstoffen‹ schreit, mitten auf den Tisch neben die Kartoffeln. Die Brokkoli dampfen in der Glasschüssel. Fast hätte ich vergessen, meinem Vater die Flasche mit der süßen Chilisoße hinzustellen.

Riche sitzt am Tisch und liest in einem Comicheft. Er braucht etwas Entspannung von seiner neuesten Leidenschaft – Physik. Andy kommt aus seinem Zimmer, wo er am Computer gespielt hat. Louise stürmt aus dem Garten herein, das Haar noch voller Grashalme. Auf dem Weg zum Tisch umarmt sie mich. Bis jetzt hat sich die Voraussage des Psychiaters, dass mir ihr junges Alter zugutekommen würde, bewahrheitet. Mein Vater, der ein paar Kilo draufgepackt hat, seitdem er sich von meiner Diät erholen durfte, kommt von der Veranda, gefolgt von einer Hunde-Entourage. Kevin schleppt ein Tablett mit verlockend duftenden Würstchen und Lammkoteletts herein. Er setzt das Tablett vor Riche ab und drückt ihm eine Zange in die Hand.

Fünf Personen sind plötzlich sehr intensiv damit beschäftigt, sich Kartoffeln und Brokkoli auf ihre Teller zu laden und auffällig unauffällig zu registrieren, wie sich Riche drei Lammkoteletts und ein paar Würstchen nimmt. Er greift nach den Röstkartoffeln und dem Brokkoli und schüttet eine Ladung Tomatenketchup über die Würstchen. Minnie winselt, denn sie weiß genau, dass ihr Gejammer irgendwann Erfolg haben wird.

Riche schneidet ein großes Stück Lammkotelett ab und spießt es mit der Gabel auf. Er hebt die Gabel, stoppt auf halbem Weg zwischen Teller und Mund, betrachtet das Fleisch. Ich könnte schwören, dass ich ein kollektives Anhalten der Luft höre, als er den Bissen zwischen die Lippen schiebt.

Er kaut. Schluckt.

Ich halte es nicht mehr aus. »Und, schmeckt es dir?«

Riche zuckt mit der Achsel und nimmt einen zweiten Bissen. »Ich verstehe gar nicht, was das ganze Gedöns eigentlich soll.«

DANKSAGUNG

Mein herzlicher Dank gilt einer Reihe von Personen, die ich hier gern nennen möchte.

Für inspirierenden Unterricht: meiner lieben Freundin Sarah Armstrong aus meiner Schreibgruppe in Mullumbimby, die mir beigebracht hat, wie man eine Episode verfasst, und die meinen ersten Entwurf dieses Textes kritisch begutachtete; Kyle Minor, die die Lücken entdeckte und mir die Augen für eine Fülle von Literatur öffnete; Ana Maria Spagna, die lieb gewonnene Frau der Berge, die mir half, die Sprache wiederzufinden, und einfach fragte: »Was heißt das?«

Dafür, mir zwei dieser exzellenten Lehrer vermittelt zu haben: dem Gotham Writers' Workshop. Dank auch an Xu Xi, Robin Hemley, Luis Francia, Ravi Shankar und Justin Hill vom City-University-of-Hong-Kong-MFA-Programm.

Für Feedback, Zuspruch und immer griffbereiten Vorrat an Taschentüchern geht der Dank an verschiedene Repräsentanten von Schreibgruppen: den berüchtigten Flick Creekers von Level 56, an die Gefährten der Gotham-Gruppe, insbesondere Alex Morgan and Charlotte de Kanter Chung, die von Anfang an dabei waren. In jüngerer Zeit an die anderen Mitglieder meiner Mullumbimby-Gruppe: Jesse Blackadder, Hayley Katzen und Emma Ashmere.

Für Unterstützung und die Zeit mit anderen Autoren danke

ich: Bread Loaf Writers' Conference (Michael Collier) und Varuna (Peter Bishop und Helen Barnes-Bulley), The Healing Art of Writing Workshop (David Watts) und dem Northern Rivers Writers' Centre.

Für praktische Hilfe, die meinen Verstand Frieden finden ließ: Meinem geliebten Vater und Hundehüter Stan Webster danke ich ganz besonders sowie Phillip Harper und Melissa Keddie.

Für die Veröffentlichung geringfügig geänderter Auszüge aus diesem Buch: den Herausgebern von »Hunger Mountain«, »Alimentum« und »Bacopa Literary Review« und (in Kürze erscheinend) »Black Warrior Review« sowie der University of California Press in »The Healing Art of Writing«.

Dafür, dass mir der Kopf mehr oder weniger am richtigen Fleck sitzt: Amanda Ressom.

Für Kaffee, verlorene Eier und Tafelfreuden, damit ich mit dem Schreiben beginnen konnte: den Mitarbeitern des Poinciana, besonders Rachael Harrison, Nicole Webb und Jay Penfold. Außerdem Rowena, Salinya Lerdscupagorn, Anelia Mintcheva und Peter Apostolatos von Bondi Junction, der dort ansetzte, wo das Mullumbimby-Team aufhörte.

Für die freundliche Erlaubnis, die FBT-Texte zu verarbeiten, geht mein Dank an Prof. Daniel Le Grange.

Zusätzlich bin ich mit einer hervorragenden Agentin, Lyn Tranter, gesegnet sowie der unermüdlichen Jan Novak für die Öffentlichkeitsarbeit. Dafür bin ich sehr dankbar. Mandy Brett war eine kluge und wunderbare Lektorin und zugleich großartige Lehrerin. Ich kann ihr gar nicht genug dafür danken, mein Werk aus dem Haufen unverlangt eingesandter Manuskripte herausgepflückt und mit ihrem Einfühlungsvermögen, ihrer Klugheit und ihrem unermüdlichen Sinn für Humor die chirurgischen Eingriffe relativ schmerzfrei gestaltet zu haben.

Für loyale und liebevolle Freundschaft sowie dafür, mit einem begeisterten Abschlecken jederzeit zur Stelle zu sein: Minnie.

Und am allermeisten danke ich für ihre unendliche Geduld, ihre charakterliche Größe und ihre Zustimmung, die Geschichte zu erzählen, die wir innerhalb der Familie »Die Attacke der Killer-Kalorien« nennen: Kevin, Riche, Andy und Louise.

»Endlich habe ich die Kraft, meine Geschichte zu erzählen.« Sascha Buzmann

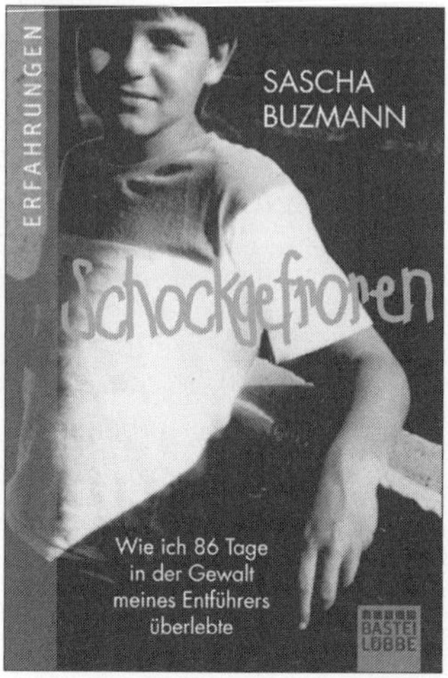

Sascha Buzmann
SCHOCKGEFROREN
Wie ich 86 Tage in
der Gewalt meines
Peinigers überlebte
288 Seiten
ISBN 978-3-404-60768-6

Am 9. Januar 1986 wird der neunjährige Sascha wenige Meter von seinem Elternhaus entfernt verschleppt. Stundenlang zerrt ihn der wildfremde Mann in der kalten Winternacht über Feldwege und Wiesen bis zu einem einsamen Grundstück, auf dem ein Wohnwagen steht. Ohne Toilette, ohne Wasser, nachts kommen die Ratten. Fast drei Monate überlebt der kleine Junge, bevor er durch Zufall gerettet wird. Dies ist seine Geschichte.

»Wie ‚Schmetterling und Taucherglocke' – aber mit Happy End.«

SUNDAY TIMES

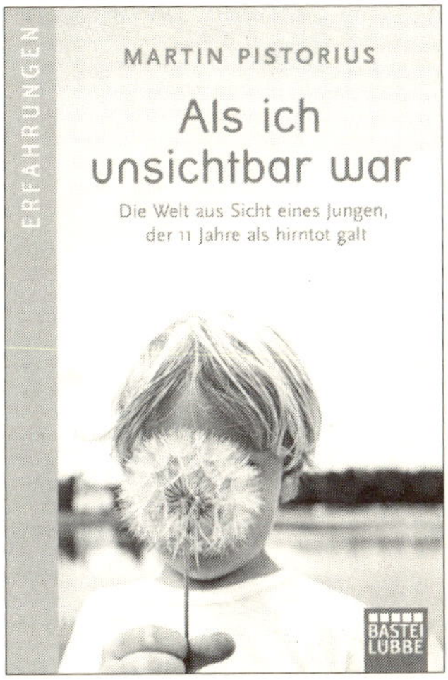

Martin Pistorius
ALS ICH UNSICHTBAR WAR
Die Welt aus der Sicht eines Jungen, der 11 Jahre als hirntot galt
Aus dem Englischen von Axel Plantiko
344 Seiten
mit zahlreichen Abbildungen
ISBN 978-3-404-60356-5

Martin ist zwölf, als ihn eine rätselhafte Krankheit befällt: Er verliert seine Sprache, die Kontrolle über seinen Körper, ist nach wenigen Monaten völlig hilflos. Die Ärzte sagen seinen Eltern, er werde für immer schwerstbehindert bleiben. Was niemand ahnte: Im Kokon seines Körpers verbirgt sich ein schrittweise erwachender Geist und eine zutiefst lebendige Seele.
Martin Pistorius erzählt bewegend und absolut authentisch, was ihn in den elf Jahren der Hilflosigkeit am Leben gehalten hat.

Bastei Lübbe